“十二五”国家重点图书
住院医师查房医嘱手册丛书

实用心外科查房医嘱手册

主　　编　杨传瑞

副 主 编　崔永超

编者名单（按姓氏汉语拼音排序）

程智广　崔永超　高　翔　郭建中
李大连　厉文华　孟　兵　杨　峰
杨传瑞　张宏涛

北京大学医学出版社

SHIYONG XINWAIKE CHAFANG
YIZHU SHOUCE

图书在版编目（CIP）数据

实用心外科查房医嘱手册/杨传瑞主编．—北京：北京大学医学出版社，2012.5

（住院医师查房医嘱手册丛书）

ISBN 978-7-5659-0308-3

Ⅰ.①实…　Ⅱ.①杨…　Ⅲ.①心脏外科学-手册　Ⅳ.①R654-62

中国版本图书馆 CIP 数据核字（2011）第 249218 号

实用心外科查房医嘱手册

主　　编： 杨传瑞

出版发行： 北京大学医学出版社（电话：010-82802230）

地　　址：（100191）北京市海淀区学院路 38 号　北京大学医学部院内

网　　址： http：//www. pumpress. com. cn

E - mail： booksale@bjmu. edu. cn

印　　刷： 北京瑞达方舟印务有限公司

经　　销： 新华书店

责任编辑： 仲西瑶　**责任校对：** 金彤文　**责任印制：** 张京生

开　　本： 889mm×1194mm　1/32　**印张：** 10.25　**字数：** 297 千字

版　　次： 2012 年 5 月第 1 版　2012 年 5 月第 1 次印刷

书　　号： ISBN 978-7-5659-0308-3

定　　价： 38.00 元

《住院医师查房医嘱手册丛书》编委会

丛书主编 王　宇　首都医科大学附属北京友谊医院外科主任医师、教授，首都医科大学普通外科学系副主任，北京市消化疾病中心首席外科专家，首都医科大学附属北京友谊医院专家委员会委员

张淑文　首都医科大学附属北京友谊医院感染暨急救医学内科主任医师、教授、博士生导师，首都医科大学中西医结合系秘书长，中国中西医结合急救委员会副主任委员

编　　委（按姓氏汉语拼音排序）：

段　婷　段美丽　龚　民　洪　旭
靳家玉　李　昂　李虹伟　蔺　莉
刘　藏　刘文虎　屈　翔　田　野
童笑梅　王　红　王　薇　王　昭
王炳强　王浩彦　王宁宇　杨传瑞
张澍田　张忠涛

编写秘书：王海曼　刘　庚

主编简介

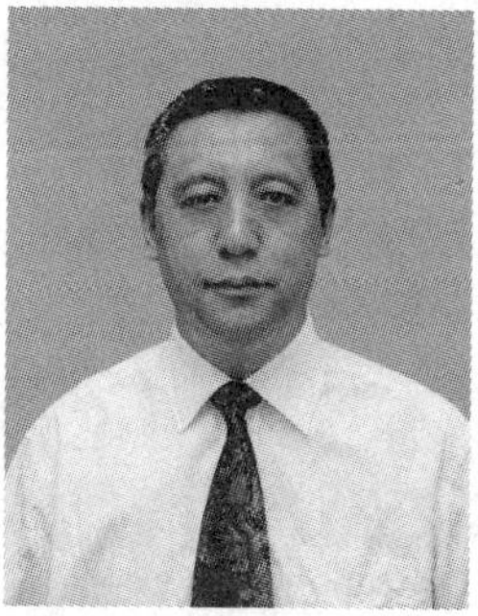

杨传瑞，男，主任医师，教授，医学博士，研究生导师，现任首都医科大学附属北京友谊医院心血管外科主任。先后师从我国著名心脏瓣膜外科专家蔡用之教授，我国心胸外科学会主席、著名心脏血管外科专家孙衍庆教授，并曾在德国学习交流一年。对先心微创外科、瓣膜病和大血管疾病的外科术式进行创新和改良，效果良好；已完成冠状动脉手术约1500台，连续375例无住院死亡。研制并发明多项手术器械并获得多项国家专利。在科研工作中获得包括国家科技进步二等奖在内的多个奖项。在国内外重要期刊发表数十篇专业论文。在中国医师学会、中华医学会等重要团体任职。培养研究生数名。

获得奖项：

（1）主动脉夹层动脉瘤外科治疗的实验与临床研究。国家科技进步二等奖（1995年12月）证书编号：15-2-014-03

（2）停循环上腔静脉逆行灌注，延长脑保护时间脑代谢机制基础与临床应用研究。北京市科学技术进步三等奖　1994年8月

（3）深低温停循环经上腔静脉连续性逆行灌注脑保护的基础与临床研究。卫生部科技进步三等奖　1994年5月

（4）钛镍记忆合金环在主动脉外科应用的基础与临床研究。北京市卫生局技改一等奖　1994年8月

（5）反生理治疗——经上腔静脉逆行灌注脑保护基础与临床应用研究。北京市科技进步奖二等奖　2005年12月

社会任职：

中华医学会心血管外科北京分会委员

首都医科大学胸心血管外科学系委员
北京市朝阳区医疗事故鉴定专家
北京市医疗事故鉴定专家
中国医师协会心血管外科学分会瓣膜病学术委员会委员
中国医师协会心血管外科学分会大血管病学术委员会委员
中国医师协会心血管外科学分会心衰治疗学术委员会委员

序

临床医学是实践性、技能性很强的学科，临床医师的成长不仅要有广博的知识，而且要有扎实熟练的临床能力。住院医师培训是临床医师提高诊断和治疗能力的必需阶段，也是临床医学人才成长的特有阶段。我国不同层次医疗机构的临床医生的实际工作能力差距较大，其原因与我国缺乏完善的住院医师培养体系制度及相关教材有重要的关系。故建立和完善符合我国国情的住院医师培养制度，编纂适用于住院医师的教材是提高临床医师素质、保障医疗质量的根本措施，也是实现医疗卫生事业可持续发展的根本保证。本手册即以此为主要目的，希望对住院医师的培训、基础知识及技能的掌握起到抛砖引玉的作用。

本套丛书包括消化科、心内科、肾内科、血液科、呼吸科、内分泌科、风湿科、感染科、重症医学科、骨科、普通外科、泌尿外科、神经外科、胸外科、心脏外科、妇产科、眼科、耳鼻喉科、口腔科等各临床学科；各科内容均介绍常见病及多发病。对每种疾病的介绍，均有两大部分：其一为疾病的临床分析、诊断及相关医嘱的处理，另一部分为具体病例分析及相关问题解答。本书的特色有二：首先阅读对象比较特殊，主要针对刚刚涉入临床的住院医师；其次能够做到充分立足临床，不仅介绍疾病本身，而且涉及疾病的临床分析与实际的医嘱处理。本套丛书可作为住院医师在全方位学习基础知识与理论，以及在轮转过程中具有实用价值信息的独立资料来源。

丛书中医嘱部分采用了临床常用的缩写，说明如下：

im，肌内注射；iv，静脉注射；ih，皮下注射；iv gtt，静脉滴注；po，口服；prn，必要时；sos，需要时（限用 1 次）；st，立即执行 1 次；qd，每日 1 次；bid，每日 2 次；qid，每日 4 次；q6h，每 6 小时 1 次；qn，每晚；tid，每日 3 次；qod，隔日 1 次。

本书在编写的过程中，各科均参考大量文献资料，又结合本单位的临床经验，尽量做到简明扼要又紧扣临床。但由于水平有限，难免会出现漏洞及不尽如人意之处，敬请读者批评与指正。

王　宇　张淑文

前　言

心脏外科在诊断和治疗技术方面飞速进展，为了给心脏外科初中级医务人员提供参考和帮助，特编写了该书作为临床综合参考手册。本书中对心脏外科常见疾病的特点，手术指征，手术方法和预后分别进行了介绍，使读者对心脏外科专业有一个全面、准确的认识，同时也简要介绍了心脏外科近年来的新技术和新进展。作为一名心脏外科医生，本人已在该领域学习和工作了数十年，积累了较丰富的知识和经验。希望该书能够成为一本心脏内外科医生使用的较好的参考书。由于本人经验有限，书中的内容可能有不足之处，敬请各位同仁给予指正。

杨传瑞

目　录

第1章

先天性心脏病

第一节　动脉导管未闭

概述

胎儿的动脉导管从第六主动脉鳃弓背部发育而来，连于主动脉峡部和肺动脉分叉处，构成胎儿血循环主动脉、肺动脉间的生理性通道。通常在出生后10～20小时随肺膨胀、肺血管阻力下降，流经导管的血液减少而呈功能性关闭。多数动脉导管在出生后4周左右闭合，退化成为动脉导管韧带。如出生1年后动脉导管仍未能闭合称为动脉导管未闭（patent ductus arteriosus, PDA），为常见的先天性心脏病之一，占先天性心脏病的总发病率的12%～15%，女性约两倍于男性。本病可单独存在，约10%合并其他心血管畸形。当动脉导管未闭并存于肺血流减少的发绀型心脏病时，导管是其赖以存活的重要条件。

入院评估

一、病史询问要点

临床症状取决于导管直径、分流量及肺血管阻力：

1. 导管细小者常无症状，导管粗大、分流量大者出生后即可出现症状。

2. 导管粗大者易出现发育不良、喂养困难，反复呼吸道感染表现如活动后气急、乏力；少数并发动脉内膜炎或感染性心内膜炎，有发热、消瘦、乏力等表现。

3. 晚期可出现心力衰竭、肺动脉显著高压而有发绀、肺动脉或未闭的动脉导管破裂出血等。当病变进展到由右向左分流时，出现差异性发绀（上肢、头面部无发绀，下肢发绀）。

二、体格检查要点

1. 生命体征及发育情况：动脉导管未闭的患者需常规测量四

肢血压，以排除主动脉缩窄或主动脉弓离断，同时还需注意患者有无发绀。

2. 专科检查：最突出的体征是在胸骨左侧第 2 肋间可闻及响亮的连续性机器样杂音，占据几乎整个收缩期及舒张期，收缩末期最响并伴有震颤，向左上及背部传导。分流量大的患者可有心脏浊音界增大，心尖区有舒张期杂音（二尖瓣相对狭窄），肺动脉瓣区第二心音（P_2）亢进或分裂（常被杂音所掩盖），周围血管征（脉压增大、水冲脉、毛细血管搏动及周围动脉枪击音）。

三、门诊资料分析

1. X线检查　在分流量较大的患者，可见肺充血、肺动脉影增粗和搏动强、肺动脉总干弧凸起、主动脉弓影明显、左心室增大。近半数患者可见主动脉在动脉导管附着处呈局部漏斗状凸起，称为漏斗征。肺动脉高压时肺动脉段突出，右心室、右心房肥大。

2. 心电图检查　正常（分流量小）、左心室肥大、双室肥大及右心室肥大（分流量大）。

3. 超声心动图检查　可确诊，可见左心室内径增大、二尖瓣活动幅度及速度增加。二维超声心动图可能显示出未闭的动脉导管。彩色多普勒血流显像可探测到从降主动脉经未闭动脉导管进入肺动脉的血流。

继续检查项目

1. 心脏导管检查　肺动脉和右心室压力可能正常或略增高，心导管可能由肺动脉通过未闭的动脉导管进入降主动脉。肺动脉压显著增高者可有双向性或右至左分流，此时动脉血氧含量尤其是下肢动脉血氧含量降低。

2. 选择性心血管造影　选择性主动脉造影可见主动脉弓显影的同时肺动脉也显影，有时还可显示出未闭的动脉导管和动脉导管附着处的主动脉局部漏斗状膨出，有时也可见近端的升主动脉和主动脉弓扩张而远端的主动脉管径较细。

病情分析

一、初步诊断

诊断依赖于典型的心脏杂音、心电图、X 线检查，超声心动图可确诊。

二、临床类型

根据未闭动脉导管的形态，临床上可将其分为以下 5 型。

1. 管型 最为常见，占 75%。导管两端直径相等，管壁厚度介于主动脉和肺动脉之间。

2. 漏斗型 较多见，占 23%。呈漏斗状，位于主动脉端的管腔大于肺动脉端。

3. 窗型 较少见。导管极短，管腔粗，主、肺动脉壁紧贴，管壁很薄，手术较困难。

4. 哑铃型 少见。导管中间细两端粗，似哑铃状。

5. 动脉瘤型 极少见。导管两端细，中间呈瘤状扩张，管壁薄而脆。

三、鉴别诊断

1. 主-肺动脉间隔缺损 较罕见。杂音位置较低，收缩期多见。发绀为全身性。心音图上第一心音至收缩期杂音之间无间歇，右心导管易经肺动脉进入升主动脉。心脏超声可明确诊断。

2. 冠状动脉瘘 杂音位置较低、表浅，舒张期较收缩期响；X 线胸片上主动脉结正常或缩小；心脏超声可见异常扩大的冠状动脉；右心导管见分流水平在右心房或右心室；升主动脉造影可见扩张的冠状动脉及漏入的心腔相继显影。

3. 主动脉窦瘤破裂 病程进展较迅速，易致心力衰竭。杂音位置较低，舒张期最明显。心脏超声见高度扩张的主动脉窦突入某一心腔，并有分流；升主动脉造影见升主动脉与窦瘤破入的心腔同时显影。

4. 室间隔缺损合并主动脉瓣关闭不全 杂音位置较低、不连续，哈气样，向心尖传导。心音图见递减型舒张期杂音；右心导管见心室水平分流；升主动脉造影见造影剂由升主动脉反流至左心室，右心室同时显影；心脏超声可明确诊断。

治疗计划

一、治疗原则

宜在学龄前选择手术结扎导管或用非手术法，经导管送入微型弹簧伞或蘑菇伞堵住动脉导管即可治愈。如分流量大、症状重，可于任何年龄手术。

二、术前准备

术前常规进行心电图、X线胸片、超声心动图等检查以评价心脏畸形；行血气分析及相关术前化验。

三、术前医嘱

1. 长期医嘱

+ 心脏外科护理常规
+ 二级护理
+ 健康教育
+ 普通饮食

2. 临时医嘱（包括术前医嘱）

+ 血、尿、便常规
+ DIC初筛
+ 生化21项
+ 血气
+ 心脏三位像
+ 心电图
+ 超声心动图检查
+ 与家属谈话并签字（手术知情同意书、输血知情同意书）
+ 备皮
+ 备血
+ 术前晚7点清洁灌肠
+ 术前12小时禁食、水

四、治疗方案

1. 手术指征

(1) 动脉导管未闭确诊后，原则上任何年龄均施行手术，但最好的手术年龄为5～7岁（即学龄前）。在5岁以前，如果病情严重，不做手术难以维持生命时，也应及早手术治疗。如患者有心力衰竭，最好在心力衰竭稳定3个月后施行手术；如心力衰竭不能被控制，则应在药物治疗监控下手术治疗。如有细菌性心内膜炎时，应用大剂量静脉输入抗生素，待心内膜炎被控制3个月后手术。若心内膜炎不能被控制，则在应用大剂量抗生素的同时，施行抢救性手术治疗。

(2) 如导管细长，一般作结扎术。导管直径大于1cm，且导管长度小于0.5cm时，结扎术有可能勒破导管，宜选用切断缝合术。对于明显肺动脉高压患者，一般采用切断缝合术；结扎术后易发生再通。

2. 手术方法

(1) 动脉导管结扎法：最为常用。适用于动脉导管小于1cm，弹性好，无明显的肺动脉高压者。导管细长、有弹性者，可单纯结扎；对导管粗大、弹性较差者，可用加垫结扎法。手术切口常用左后外侧切口，根据肺动脉、喉返神经和膈神经所形成的导管三角寻找导管，充分游离导管上下缘和后壁，待动脉收缩压降至90mmHg时结扎导管。

(2) 动脉导管切断缝合法：适用于粗短的导管或伴有肺动脉高压的患者。在导管主动脉端的上、下方置降主动脉阻断带后，用导管钳分别钳夹未闭导管的主动脉端和肺动脉端，边切边用无损伤线缝合两切端。

(3) 肺动脉内缝合法：适用于术前漏诊、心内直视术中发现的动脉导管或重度肺动脉高压患者。导管开口直径小于1.0cm时，可用带垫片间褥式缝合；直径大于1.0cm时，宜采用补片修补。必要时可在深低温、停循环下进行修补。

(4) 导管钳闭法：适用于直径在1.0cm以内、管壁弹性良好者。

(5) 胸腔镜钳闭术：适用于婴幼儿动脉导管未闭患者，手术创伤小，术后患儿恢复快。

术后处理

一、一般处理

术后常规心电监护、呼吸机辅助呼吸。

二、术后医嘱

1. 术后长期医嘱（ICU内）

- 特级护理
- 禁食、水

✦ 保留导尿
✦ 会阴冲洗
✦ 口腔护理
✦ 保留闭式引流
✦ 病重
✦ 心电监护
✦ 使用抗生素

2. 术后临时医嘱（ICU内）

✦ 15％氯化钾注射液 40ml，iv gtt
✦ 10％葡萄糖酸钙注射液 20ml，iv
✦ 25％硫酸镁注射液 10ml，iv
✦ 申请床旁X线胸片检查
✦ 新鲜血浆/悬浮红细胞（必要时）

三、并发症处理

1. 出血　在操作动脉导管时最常见而又危险的并发症是动脉导管的损伤而出现大出血，多见于导管粗大、合并肺高压或心内膜炎者。熟悉局部解剖，严格手术操作是预防大出血的关键。如果发生出血，首先压迫出血部位控制出血，同时补充血容量。破口较小者，可用5－0 Prolene线缝合修补；破口大或组织质地脆弱者，应改为体外循环下修补。

2. 喉返神经损伤　为术中过分牵拉、误扎所致。熟悉局部解剖是预防的关键。

3. 导管再通　主要见于单纯结扎术后。术中应注意：尽量避免为合并肺动脉高压的病例做单纯结扎术；采用绕扎的方法，不做单纯结扎术；扎线时用力适当，以闭合导管为限。导管再通确诊后，假如分流量较大，应及时手术或介入封堵。

4. 高血压　常见于术后1～2天，原因可能与术后体循环血容量增加和神经反射有关。术后高血压一般短时期内可自行缓解，血压轻度增加者可给予镇静剂及止痛剂。血压持续增加不降者，可限制静脉液体输入量，并应用降压药物控制血压，以防止导管断端破裂和高血压脑病的发生。

5. 乳糜胸　常为术中损伤小的淋巴管所致。治疗：充分引流，禁食，加强静脉营养支持，防止水、电解质紊乱及肺不张。

6. 误扎主动脉　多见于粗大的动脉导管结扎术。在结扎动脉导管前，应试阻断几分钟，观察上下肢血压变化、尿量变化，在确认无误后牢靠结扎。

住院小结

一、疗效

动脉导管未闭的外科治疗效果是肯定的。无肺动脉高压的病例手术死亡率为零，导管粗大及合并重度肺动脉高压者死亡率约 2%。

二、出院医嘱

1. 定期复查（一般为术后 1～3 月）。

2. 适当休息，逐步恢复体力活动。

病例教学

病历摘要

女，37 岁，活动后胸闷、气短入院。查体：发育可，体型偏瘦，口唇无发绀，心律齐，心界不大，各瓣膜听诊区可闻及Ⅲ/6 级收缩期杂音。辅助检查：心脏彩色多普勒超声检查显示收缩期可见主动脉与肺动脉之间异常血流。

问题

1. 根据目前情况，该患者最可能的诊断是什么?

2. 该疾病需要与哪些疾病相鉴别?

答案

1. 学习目的：动脉导管未闭分型：

(1) 管型：最为常见，占 75%。导管两端直径相等，管壁厚度介于主动脉和肺动脉之间。

(2) 漏斗型：较多见，占 23%。呈漏斗状，位于主动脉端的管腔大于肺动脉端。

(3) 窗型：较少见。导管极短，管腔大，主、肺动脉壁紧贴，管壁很薄，手术较困难。

(4) 哑铃型：少见。导管中间细两端粗，似哑铃状。

(5) 动脉瘤型：极少见。导管两端细，中间呈瘤状扩张，管壁薄而脆。

2. 常见先天性心脏病的典型听诊变化：

（1）动脉导管未闭最突出的体征：在胸骨左侧第 2 肋间可闻及响亮的连续性机械样杂音，占据几乎整个收缩期及舒张期，收缩末期最响并伴有震颤，向左上及背部传导。

（2）房间隔缺损典型体征：胸骨左缘第 2、3 肋间可闻及Ⅱ～Ⅲ级吹风样收缩期杂音，无震颤。P_2 亢进，固定分裂。

（3）室间隔缺损典型体征：胸骨左缘第 3、4 肋间闻及响亮、粗糙的Ⅲ～Ⅳ级全收缩期杂音，伴有震颤。

第二节　房间隔缺损

概述

房间隔缺损（atrial septal defect，ASD）是指原始心房间隔在发生、吸收和融合时出现异常，导致左、右心房之间仍残留通道。为最常见的先天性心脏病之一，占先天性心脏病的 7%～10%。房间隔缺损可单独存在，也可与其他心血管畸形合并存在。

入院评估

一、病史询问要点

除较大缺损外，婴儿期基本不出现症状，通常在体检时发现有心脏杂音为首发表现。早期无症状或仅易患呼吸道感染，之后可有活动后心慌气短、易疲劳、咳嗽等症状。疾病晚期可出现活动后晕厥、右心衰竭、咯血、发绀。

二、体格检查要点

1. 一般情况　发育、营养、体重、精神、脉搏和血压。

2. 局部检查　胸骨左缘第 2、3 肋间可闻及Ⅱ～Ⅲ级吹风样收缩期杂音，无震颤。P_2 亢进，固定分裂。

三、门诊资料分析

1. X 线检查肺血多，右心房、室增大，肺动脉段凸出，主动脉结小。

2. 心电图检查　电轴右偏，P 波高，大部分伴有不完全性右束支传导阻滞，右心室肥大。

3. 超声心动图　超声心动图可查出房间隔回声中断的征象，并可确定缺损的类型和分流方向。

四、继续检查项目

心导管检查　不作为常规检查，可了解心腔各部压力和肺血管阻力，决定是否能手术，部分病例心导管可通过缺损进入左心房和肺静脉。

病情分析

一、诊断

根据心脏杂音、心电图、X 线检查及超声心动图即可确诊。

二、临床类型（继发孔）

1. 中央型最常见。与原发孔缺损的区别是，前者位于冠状窦口后上方，而后者则位于前下方。

2. 下腔型其下缘为下腔静脉开口，有下腔静脉瓣，手术中易将此瓣误作为缺损下缘缝合，导致下腔静脉血液直接回流入左心房。

3. 上腔型其上缘为上腔静脉开口，下缘为房间隔，几乎均伴有右上肺静脉异位引流。

4. 混合型。

三、鉴别诊断

1. 原发孔缺损　除有右束支传导阻滞外，尚有 1 度房室阻滞、心电轴左偏、aVF 导联主波向下。

2. 部分型心内膜垫缺损　心前区能听到二尖瓣反流的收缩期杂音，心电轴左偏，有 PR 间期延长和 aVF 导联主波向下的心电图改变。超声心动图示原发孔处房间隔回声脱失，常伴有二尖瓣前叶中间裂隙。

3. 肺静脉异位引流　部分型肺静脉异位引流常合并房间隔缺损，临床症状较重，因左向右分流量较大容易合并肺动脉高压，右心导管检查时，心导管从右心房进入右肺静脉。

4. 单纯肺动脉瓣狭窄　肺动脉瓣区可闻及收缩期喷射样杂音，P_2 降低，X 线胸片显示肺血少，心脏超声可明确诊断。

治疗计划

一、治疗原则

手术或介入闭合缺损，具体方法取决于临床类型及病变程度。

二、术前准备

常规心脏术前准备。

三、术前医嘱

1. 长期医嘱

✦ 心脏外科护理常规

✦ 二级护理

✦ 健康教育

✦ 普通饮食

2. 临时医嘱（包括术前医嘱）

✦ 血、尿、便常规

✦ DIC 初筛

✦ 生化 21 项

✦ 血气

✦ 心脏三位像

✦ 心电图

✦ 超声心动图检查

✦ 与家属谈话并签字（手术知情同意书、输血知情同意书）

✦ 备皮

✦ 备血

✦ 术前晚 7 点清洁灌肠

✦ 术前 12 小时禁食、水

四、治疗方案

1. 手术指征　小缺损在生后 1 年内有可能自行闭合，1 岁以后自行闭合的可能性很小。房间隔缺损可通过手术完全矫正，手术适宜年龄随缺损大小而异，手术年龄以 1～5 岁为理想。但缺损大的幼儿期即有充血性心力衰竭者或反复肺部感染者不应受年龄限制，应及早手术，避免引起肺动脉高压和心内膜炎。病情发展到肺动脉高压和阻力重度增高，造成右向左分流为主，则属于手术禁忌证。

2. 手术方法 心外探查注意是否合并左上腔静脉和部分型肺静脉异位引流。

手术在体外循环下进行。切开右心房后检查冠状窦开口位置，并通过缺损检查二尖瓣及四个肺静脉开口，排除三房心和肺静脉异位引流等畸形。

缺损小，左心房发育好，可直接缝合；缺损大则应补片修补。对下腔型缺损，应看清下腔静脉心房入口，以避免误将下腔静脉缝至左心房。对上腔型缺损或伴有右上肺静脉异位引流者，直接缝合缺损常会造成肺静脉入口处狭窄，故宜用补片修补。

冠状窦至三尖瓣之间的 Koch 三角区为传导系统所在部位，不宜用吸引器刺激或用器械钳夹。缝合缺损左缘应避免进针过远，以防损伤或牵拉传导束。

术后处理

一、一般处理

术后常规心电监护、呼吸机辅助呼吸。合并肺动脉高压者可强心、利尿、扩血管。

二、术后医嘱

1. 术后长期医嘱（ICU 内）

+ 特级护理
+ 禁食、水
+ 保留导尿
+ 会阴冲洗
+ 口腔护理
+ 保留闭式引流
+ 病重
+ 心电监护
+ 使用抗生素

2. 术后临时医嘱（ICU 内）

+ 15%氯化钾注射液 40ml，iv gtt
+ 10%葡萄糖酸钙注射液 20ml，iv
+ 25%硫酸镁注射液 10ml，iv

✦ 申请床旁X线胸片检查

✦ 新鲜血浆/悬浮红细胞（必要时）

三、并发症处理

1. 脑血管意外　可能由排气不充分引起。术中应尽量避免心内吸引器进入左心房内；关闭房间隔前，膨肺排气；主动脉开放前根部充分排气。

2. 病态窦房结综合征　上腔型易并发，常为术中损伤窦房结所致。心房切口和修补房缺时明确窦房结及其血供解剖位置可避免。

3. 残留房间隔缺如影响到血流动力学和心功能，应再次手术或心导管介入治疗。

4. 心律失常　大龄患者由于心功能长期处于代偿期，术前常有1度房室传导阻滞、右束支传导阻滞，术后早期有心率偏慢，给予小剂量强心药和注意休息可以自主恢复。

住院小结

一、疗效

手术疗效良好。在近10年，单纯房间隔缺损手术死亡率为零，患者心功能接近正常或较术前明显改善，改善的程度与患者手术时的年龄有关。手术越早，改善越明显。

二、出院医嘱

1. 定期复查（一般为术后1～3月）。

2. 适当休息，逐步恢复体力活动。

病例教学

病历摘要

女，17岁，活动后气短3年，胸闷半年，胸骨左缘2、3肋间可闻及Ⅱ～Ⅵ级收缩期吹风样杂音，P_2亢进，三尖瓣区可闻及Ⅱ～Ⅳ级收缩期吹风样杂音。心电图：电轴右偏，右心室肥大。X线胸片：右心房、右心室显著增大，双肺血管增多、增粗，肺充血，心胸比0.71。超声心动图：房间隔中断（中下部）约2.93cm，提示三尖瓣关闭不全（中度），中度肺动脉高压。

问题

1. 患者目前诊断？

2. 鉴别诊断及治疗原则？

答案

1. 学习目的：房间隔缺损典型体征。

胸骨左缘第 2、3 肋间可闻及Ⅱ～Ⅲ级吹风样收缩期杂音，无震颤。P_2 亢进，固定分裂。

2. 学习目的：房间隔缺损治疗原则。

小缺损在出生后 1 年内有可能自行闭合，1 岁以后自行闭合的可能性很小。房间隔缺损可通过手术完全矫正，手术适宜年龄随缺损大小而异，手术年龄以 1～5 岁为理想。但缺损大的幼儿期合并有充血性心力衰竭者或反复肺部感染者不应受年龄限制，应及早手术，避免引起肺动脉高压和心内膜炎。病情发展到艾森曼格综合征，造成右向左分流为主，则属于术禁忌证。

缺损小，左心房发育好，可直接缝合；缺损大则应补片修补。对下腔型缺损，应看清下腔静脉心房入口，以避免误将下腔静脉缝至左心房。对上腔型缺损或伴有右上肺静脉异位引流者，直接缝合缺损常会造成肺静脉入口处狭窄，故宜用补片修补。

第三节 室间隔缺损

概述

室间隔缺损（ventricular septal defect，VSD）是室间隔在胚胎期发育不全造成的左、右心室之间的异常交通，引起心室水平左向右分流的心脏畸形，是最常见的先天性心脏病，约占先天性心脏病的 20%。室间隔缺损可作为单独疾病发生，也可能是其他复杂畸形的一部分，如法洛四联症、大动脉转位、三尖瓣闭锁等。

入院评估

一、病史询问要点

症状的轻重与缺损大小有关。缺损小，分流量小，常无明显症状；缺损较大，分流量也大，导致患者发育差，活动后出现心慌、气促，常有反复呼吸道感染，严重者可有充血性心力衰竭。随着肺动脉阻力的增加，最终形成艾森曼格综合征。

二、体格检查要点

1. 一般情况发育、营养、体重、精神、脉搏和血压。

2. 局部检查　可在胸骨左缘第3、4肋间闻及响亮、粗糙的Ⅲ～Ⅳ级全收缩期杂音，伴有震颤，P_2 常亢进。当肺动脉压力逐渐增高，收缩期杂音逐渐减弱，严重时甚至消失，而 P_2 越来越响亮。

三、门诊资料分析

1. X线检查：X线表现与缺损的大小及其分流量多少有关。小型缺损者胸部X线平片无明显变化，肺纹理正常或稍增粗、增多。中、大型缺损有大量分流者肺纹理明显增粗、增多，肺动脉段突出，左、右心室增大。并发重度肺动脉高压者，肺动脉段呈瘤样扩张，肺门血管呈“残根状”，肺血流量减少。

2. 心电图：小型缺损的心电图多为正常或左心室高电压。中、大型缺损的心电图示左心室肥厚，并随着肺血管阻力的逐步增高，心电图也由左心室肥厚转变为双室肥厚。

3. 超声心动图表现为通过室间隔的血流和室间隔回声中断，可明确显示缺损的大小和位置。

四、继续检查项目

心导管检查：不作为常规检查。能更好地判断缺损的部位、直径、分流量，并了解心腔各部压力和肺血管阻力，以便对病情、手术适应证选择及手术方法的决定等提供进一步的资料。

病情分析

一、诊断

根据心脏杂音、心电图、X线检查及超声心动图即可确诊。

二、临床类型

1. 膜部缺损　最常见，约占80%，又可分为单纯膜部缺损、膜周部缺损和隔瓣后型缺损。

2. 漏斗部缺损　少数合并主动脉瓣脱垂和关闭不全。

3. 肌部缺损　极少见。

三、鉴别诊断

1. 轻症肺动脉瓣狭窄　鉴别点为肺动脉瓣狭窄，杂音常在胸骨左缘第 2、3 肋间，伴有震颤、P_2 减弱。心电图示右心室肥厚；X 线示肺血少；右心导管无血氧差别而有右心室-肺动脉压力差。超声心动图可明确诊断。

2. 房间隔缺损　其杂音位置较高且柔和，大多无震颤，大分流量者可听到相对性三尖瓣狭窄的舒张期杂音。心电图和 X 线检查多为右心房和右心室肥大；超声心动图上缺损的部位不同。右心导管检查时，导管能经缺损进入左心房则可明确房间隔缺损的诊断。

3. 心内膜垫缺损　其心尖部可闻及二尖瓣关闭不全的收缩期杂音，左心室造影也可见二尖瓣反流征象。心脏超声可确诊。

4. 动脉导管未闭或主-肺动脉间隔缺损　两者之间的鉴别有赖于超声心动图或右心导管检查及升主动脉造影。

治疗计划

一、治疗原则

手术或介入闭合缺损，具体方法取决于临床类型及病变程度，以手术治疗为主。

二、术前准备

常规心脏术前准备。

三、术前医嘱

1. 长期医嘱

+心脏外科护理常规

+二级护理

+健康教育

+普通饮食

2. 临时医嘱（包括术前医嘱）

+血、尿、便常规

+ DIC 初筛

+生化 21 项

+血气

+心脏三位像

+心电图

+超声心动图检查

+与家属谈话并签字（手术知情同意书、输血知情同意书）

+备皮

+备血

+术前晚7点清洁灌肠

+术前12小时禁食、水

四、治疗方案

1. 手术指征

(1) 小的缺损有可能自行闭合，可暂不手术，但需注意定期复查以了解病情演变。有症状的小缺损及中等大小的缺损应尽早手术。大型缺损合并肺动脉高压者，只要还是以左向右分流为主，未出现艾森曼格综合征，应尽早手术治疗。漏斗部缺损一般不能自愈，长期存在可能导致主动脉瓣关闭不全，应尽早手术。室间隔缺损合并其他心内畸形加重室间隔缺损的血流动力学改变，如房间隔缺损、动脉导管未闭、房室瓣关闭不全等，应尽早手术。

(2) 婴儿期出现持续性的充血性心力衰竭，经内科治疗无效者，应行紧急手术治疗；发育明显落后于年龄、存在持续呼吸窘迫或反复肺部感染者，应尽快手术；室间隔缺损较小、症状不严重者，手术年龄可推至2～3岁左右。

2. 手术方法

在体外循环下手术。

(1) 常用手术切口

①右心房切口：除干下型和部分肌部缺损不适用外，其余类型缺损均可采用。

②右心室切口：几乎所有类型室间隔缺损均可用此切口。一般多在右心室前壁少血管区切开，尽量缩短切口长度，减少心肌损伤。因为会损伤右心室心肌，应尽量少用。

③肺动脉切口：适合于干下型室间隔缺损。

(2) 修补方法

①直接缝合法：适用于缺损＜5mm，边缘有较完整纤维环者，采用间断褥式带垫片缝合方法。

②补片法：缺损直径大于5mm，边缘为肌性组织者采用补片法。漏斗部缺损不论大小均采用补片修补。方法为带垫片双头针间断缝合，涤纶片置于右心室面，干下型缺损修补时上缘垫片放于肺动脉瓣窦内。亦可采用连续缝合。

（3）注意事项：注意传导系统的解剖路径，避免术中损伤。修补高位室间隔缺损时注意避免对主动脉瓣的损伤，以免出现主动脉瓣关闭不全。

术后处理

一、一般处理

术后常规心电监护、呼吸机辅助呼吸。合并肺动脉高压者可强心、利尿、扩血管。

二、术后医嘱

1. 术后长期医嘱（ICU内）

+特级护理
+禁食、水
+保留导尿
+会阴冲洗
+口腔护理
+保留闭式引流
+病重
+心电监护
+使用抗生素

2. 术后临时医嘱（ICU内）

+15%氯化钾注射液40ml，iv gtt
+10%葡萄糖酸钙注射液20ml，iv
+25%硫酸镁注射液10ml，iv
+申请床旁X线胸片检查
+新鲜血浆/悬浮红细胞（必要时）

三、并发症处理

1. 完全性房室传导阻滞　分暂时性和永久性两种。暂时性完全性房室传导阻滞多为缝线处水肿、出血压迫邻近的传导束或术中牵拉损伤所致，可采用激素治疗，减轻水肿。同时用心外膜临时电起搏方法维持心率，一般2周左右可恢复窦性节律。如1个月后仍未恢复窦性节律，多为缝线直接损伤传导束所致，产生永久性完全性房室传导阻滞。部分患儿在发生传导阻滞后，恢复正常窦性心律，以后再出现完全性房室传导阻滞，多为传导束周围纤维化、瘢痕组织形成所致。上述两种情况均需安置埋藏式永久性起搏器。

2. 主动脉瓣关闭不全　多为术中损伤主动脉瓣叶所致。尤其是漏斗部室间隔缺损伴主动脉瓣脱垂者，脱垂的瓣叶将部分缺损挡住，缝线极易损伤。一旦发生，需立即拆除相关的缝线，修补损伤的瓣叶。

3. 三尖瓣狭窄或关闭不全　多为缝合膜周型缺损时，未靠近三尖瓣隔瓣根部所致。对以上部位缺损，在修补完成后，需注水观察三尖瓣关闭的情况，必要时需拆除有关部位的缝线，并作相应的整形。

4. 残余分流　常发生于大型缺损、缝线撕脱、缝线未将隔瓣下与缺损边缘之间关闭以及缝线间距过大等。术中应检测修补是否完善，可通过肺膨胀试验，检查补片周围有无漏血。有条件时可用术中经食管超声（TEE）检查修补效果。残余分流量少、无症状者，可暂不手术，有闭合的可能性；较大量残余分流引起呼吸、循环系统症状者，需及时手术。

住院小结

一、疗效

近期疗效与患儿手术时的年龄、体重、营养状况、缺损的类型、是否合并肺血管病变及其他心内畸形有关。单纯室间隔缺损死亡率低，约1%以下。

二、出院医嘱

1. 定期复查（一般为术后1～3个月）。

2. 适当休息，逐步恢复体力活动。

病例教学

病历摘要

男，14岁，自幼感冒频繁，活动后胸闷、气短入院。查体：

一般情况可，口唇无发绀，双肺听诊呼吸音粗，双肺底可闻及少量湿性啰音，心律齐，心界大，胸骨左缘Ⅱ～Ⅳ肋间可闻及收缩期粗糙杂音。辅助检查：超声心动图：主动脉，肺动脉增宽，左心房、左心室增大，室间隔与左心室后壁呈逆向运动，室间隔连续中断，断口1.8cm，可见红色彩流通过断口，从左心室向右心室探及收缩期湍流，两室间压差37mmHg。可见三尖瓣反流，面积4.1cm^2，估测肺动收缩压93mmHg，余瓣膜未见反流，房间隔连续完整。

问题

1. 患者超声心动图提示什么？

2. 该疾病晚期表现是什么？

答案

1. 学习目的：室间隔缺损各项辅助检查及典型结果。

X线典型表现：肺动脉段明显突出，肺血管影增粗，搏动强烈，左、右心室增大，左心房亦增大，主动脉弓影较小。

典型超声心动图：室间隔回声中断，彩色多普勒显示心室水平收缩期分流。

2. 学习目的：室间隔缺损病理生理改变。

在有室间隔缺损的患者，左、右心室的容量均有增加，除右心房外（在左心室-右心房型缺损，右心房亦受累），其余3个腔的容量与心脏做功均增加。在肺循环通畅的情况下，虽然右心室、左心室甚至左心房均因容量负荷增加而扩大，但左心室反应较大，首先出现心腔扩大与心肌肥厚，继之可出现心室功能不全，左心室舒张末压升高先后引起左心房压升高、肺静脉压升高、肺毛细管压升高，并使肺动脉压升高、右心室后负荷升高，而导致右心室压升高，右心室肥大。由于左心房压力升高，使肺静脉血回心受阻，导致肺间质液体有不同程度增加；另一方面，由于间质水肿和肺血管周围水肿，肺的顺应性减低。肺血管的病变均可因血流量增加而逐渐恶化，结果都会使肺动脉阻力逐步升高。到了晚期左向右分流变为双向分流，临床出现发绀，即所谓艾森曼格综合征。当双向分流出现后，肺循环与体循环的血流量相差不大，两个循环系统的压力与血流量几乎维持在一种平衡状态，此时，左、右心室的容量负荷可以正常，但右心室的阻力负荷显著加重，心电图显示右心室肥厚。随着血管器质性病变的演进，双向分流更可转变为自右向左分流为主，肺循环血流量减低，左心室血流量亦减少，左心室为自右向左分流所代偿，故容易发生心力衰竭而死亡。

第四节　法洛四联症

概述

法洛四联症（tetralogy of Fallot，TOF）的诊断源于Fallot提出的四种病理解剖：①肺动脉狭窄；②室间隔缺损；③主动脉骑跨；④右心室肥厚。在发绀型先天性心脏病中占首位，为50%～90%，占先天性心脏病的10%～15%。本病的平均死亡年龄为12岁，严重病例多在2岁内死亡。该病最早由Arther Fallot于1888年对其四种病理解剖作了较完整的描述，故临床上称之为法洛四联症。

入院评估

一、病史询问要点

法洛四联症的临床表现很大程度上取决于肺动脉狭窄的程度，狭窄程度越重则临床表现越重。

1. 发绀　是法洛四联症的主要症状。大多数患儿在生后3～6个月出现，也有在儿童和成人时期才出现。发绀在运动和哭闹时加重，静息时减轻。

2. 呼吸困难和活动耐力差　多数在出生6个月后出现。

3. 蹲踞　是法洛四联症的特征性姿态，在儿童多见。其机制是蹲踞时使体循环血管阻力和静脉回流增加，从而使右向左分流减少，肺部血流增加，改善缺氧、呼吸困难及发绀。

4. 缺氧性发作　在婴幼儿及儿童时期多见。患儿在哭闹或有其他因素使体循环阻力增加时，可使动脉血氧严重降低，导致缺氧性昏厥，发绀加重，甚至昏迷、抽搐死亡。

二、体格检查要点

1. 一般情况　发育、营养、体重、精神、脉搏和血压

2. 局部检查

（1）发绀：为本病最突出体征。多在婴幼儿期即有发绀，但在生后最初几个月中可能因动脉导管未闭而不出现发绀，或仅在哭闹进食时出现；也有一部分患者因为肺动脉狭窄程度不重或侧支丰富，发绀不明显。

（2）生长发育缓慢：主要发生在严重肺动脉狭窄的病例。

（3）杵状指（趾）：多发生于发绀出现后数月至 2 年，逐渐加重，其严重程度与缺氧有关，也表明肺动脉狭窄和主动脉骑跨的严重性。

（4）心脏体征：胸骨左缘第 2 或 3、4 肋间可闻及Ⅲ～Ⅴ级喷射性收缩期杂音，有时伴有震颤。P_2 减弱甚至消失，系因肺动脉狭窄、肺部血流减少所致。

三、门诊资料分析

1. 实验室检查

（1）红细胞计数、血红蛋白和红细胞比容均升高，并与发绀程度成比例。血红蛋白多在 200g/L 左右，严重者可达 250g/L 以上。

（2）严重发绀患者的血小板计数和血纤维蛋白原明显减少，有时凝血酶原时间延长。

（3）动脉血氧饱和度下降。

（4）尿蛋白有时阳性，多见于成人法洛四联症，特别是有高血压者。

2. X 线检查有两个特点：（1）肺纹理细小，肺动脉段凹陷。肺纹理代表肺血流量的多少。支气管侧支循环丰富者，肺门纹理增浓，肺实质纹理呈细网状；肺动脉段凹陷越明显，肺动脉及其分支发育越差。（2）右心室肥厚，心尖上翘，心脏呈“靴形”。

3. 心电图检查均显示电轴右偏，右心室肥大，部分伴有不完全性右束支传导阻滞。法洛四联症的心电图的特点在于经历多年后右心室肥厚无进展，而单纯性肺动脉狭窄者则有进行性加重。

4. 超声心动图

（1）M 型超声心动图检查可发现主动脉增宽，主动脉前壁和

室间隔的连续中断及主动脉骑跨。

(2) B超检查可显示室间隔缺损的大小、位置，主动脉骑跨的程度，主、肺动脉的直径，右心室流出道的狭窄程度及右心室室壁的厚度。

(3) 多普勒检查可测量肺动脉的反流程度及跨右心室流出道的压差。

四、继续检查项目

1. 心导管检查及心血管造影　早期对所有需要手术的四联症患者都要求作心导管及造影检查，随着超声检查技术及手术、体外循环技术的改进与提高，该检查并非对所有四联症患者都为必需。在下述情况时应考虑行心导管及造影检查：

(1) 临床为重症四联症患者（Hb＞200g/L，SaO_2＜70%，Ao骑跨50%以上）。

(2) 疑有一侧肺动脉缺如或肺动脉闭锁者。

(3) 与大动脉转位、右心室双出口等复杂心脏畸形鉴别不清者。

(4) 临床及超声诊断不明者。心导管及造影检查通过测量压力、血氧饱和度及摄片以确定诊断。

通过检查应了解以下情况：①右心室流出道梗阻的程度和部位；②肺动脉及左、右肺动脉的发育情况、直径，是否有一侧肺动脉缺如；③室间隔的位置、大小及数目；④主动脉骑跨的程度和主动脉瓣与二尖瓣是否相连；⑤是否合并动脉导管未闭、房间隔缺损等心脏畸形；⑥冠状动脉的分支、走行及起源情况。

2. CT血管成像和MRI检查　可对主、肺动脉和左、右肺动脉直径进行准确的测量，并可直观地观察肺动脉的形态及其与主动脉的关系、右心室流出道狭窄的部位和程度。

病情分析

一、诊断

如患儿生后早期即出现发绀、活动能力降低、蹲踞等症状；胸骨左缘第2～4肋间闻及收缩期杂音，P_2减弱；红细胞计数、血红蛋白增高；X线胸片示肺纹理细小、靴形心等，即可做出诊断。确诊需做超声心动图检查、心导管检查及心血管造影。

二、鉴别诊断

法洛四联症应与下列发绀型先天性心脏病相鉴别：(1) 大动脉转位；(2) 三尖瓣闭锁；(3) 法洛三联症；(4) 右心室双出口；(5) 单心室合并肺动脉狭窄；(6) 永存动脉干伴肺动脉狭窄。诊断靠超声心动图、心导管和心血管造影检查相鉴别。

治疗计划

一、治疗原则

手术治疗是法洛四联症患者缓解症状和治愈的唯一方法。

二、术前准备

1. 常规心脏术前准备。

2. 术前应保证足够的液体摄入，避免缺氧发作。对于有频繁缺氧发作患儿，可预防性口服普萘洛尔。缺氧发作时需吸氧，屈曲下肢，口服普萘洛尔，纠正酸中毒，必要时可使用缩血管药物，以提高体循环压力，增加肺血流量，减轻发绀。

3. 新生儿可用前列腺素 E 延迟动脉导管闭合时间，促进肺动脉发育。

4. 合并心力衰竭者，积极纠正心力衰竭。

三、术前医嘱

1. 长期医嘱

✦心脏外科护理常规

✦二级护理

✦健康教育

✦普通饮食

2. 临时医嘱（包括术前医嘱）

✦血、尿、便常规

✦ DIC 初筛

✦生化 21 项

✦血气

✦心脏三位像

✦心电图

✦超声心动图检查

✦与家属谈话并签字（手术知情同意书、输血知情同意书）

+备皮

+备血

+术前晚7点清洁灌肠

+术前12小时禁食、水

四、治疗方案

1. 手术指征

手术方法有姑息性手术（分流术）和根治术两类。手术宜早期施行。周围肺动脉发育差（McGoon指数<1.2或Nakata指数<120mm^2/m^2）、左心室发育小者（左心室舒张末期容积指数≤30ml/m^2）为手术的相对禁忌证，可行姑息性手术。

2. 手术方法

（1）姑息性手术

主要有锁骨下动脉-肺动脉吻合术（Blalock-Taussig分流术）、降主动脉-左肺动脉吻合术（Potts分流术）、上腔静脉-右肺动脉吻合术（Glenn分流术）、闭式漏斗部切除和肺动脉瓣切开术（Brock手术）、升主动脉-右肺动脉吻合术（Waterston分流术）以及肺动脉瓣切开或漏斗部肌肉切除术。目前此类姑息性手术已较少在临床应用，仅用于肺动脉发育差的病例。

（2）根治性手术

①右心室流出道梗阻的解除：切开右心室，切除部分粗大的壁束和隔束，解除漏斗部狭窄，使漏斗间隔向后移，扩大右心室流出道。

②室间隔缺损的修补：应补片修复，用间断带垫片水平褥式或连续缝合补片。在修补室间隔缺损周缘时，达到圆锥乳头肌后，应特别注意，仅能浅缝，以免损伤传导束。

③右心室流出道重建：应根据具体情况行单纯流出道补片、跨肺动脉环补片加宽、右心室-肺动脉人工血管或同种异体带瓣大动脉重建等手术。

（3）合并畸形的矫治手术

①房间隔缺损：四联症矫治后修补房间隔缺损。

②动脉导管未闭：可在转流后立即心外结扎或切开肺动脉缝合。但在灌注停跳液时，应用手指压住未闭动脉导管，防止灌注

肺发生。

③冠状动脉畸形：术前应对冠状动脉情况详细了解，术中遇到畸形冠状动脉，应避开畸形动脉进行手术。可以采取肺动脉和右心室流出道分别补片，也可考虑冠状动脉下方补片，必要时应用带瓣管道连接肺动脉及右心室流出道。

术后处理

一、一般处理

术后常规心电监护、呼吸机辅助呼吸，强心、利尿、扩血管。

二、术后医嘱

1. 术后长期医嘱（ICU 内）

+特级护理

+禁食、水

+保留导尿

+会阴冲洗

+口腔护理

+保留闭式引流

+病重

+心电监护

+使用抗生素

2. 术后临时医嘱（ICU 内）

+15%氯化钾注射液 40ml，iv gtt

+10%葡萄糖酸钙注射液 20ml，iv

+25%硫酸镁注射液 10ml，iv

+申请床旁 X 线胸片检查

+新鲜血浆/悬浮红细胞（必要时）

三、并发症处理

1. 低心排综合征　是术后最常见的并发症，除血容量不足外，产生原因多为心内畸形矫治不满意、心肌损伤、左心室功能差。术后应常规使用正性肌力药物，增强心肌收缩力，改善循环。必要时应考虑二次手术。

2. 残余分流　发生率较单纯室间隔缺损修补术高，明显残余分流需要再次手术者在3%～5%，与心肌肥厚及修补技巧有关。如残余分流量较大，影响患者心肺功能或有明显血红蛋白尿应考虑再次手术。

3. 灌注肺　术中肺侧支循环血管过度灌注是主要原因。此外，残余分流以及左心引流不畅也是原因之一。处理方法是采用PEEP，延长呼吸机辅助呼吸时间，适当提高血液胶体渗透压，激素治疗等。

4. 心律失常　术后早期多因心肌创伤、缺氧、酸中毒、电解质紊乱等原因引起，以室上性心动过速为多见，可给予相应治疗。若合并完全性房室传导阻滞，经药物治疗无效，放置心脏起搏器。

5. 肾功能不全　由于长期缺氧，肾功能有不同程度的损害，因此术中要注意保证肾的灌注。术后维持血容量充足和有效灌注血压。若出现肾功能不全，要尽早进行腹透或血透。

6. 肺动脉瓣关闭不全　常见于右心室流出道跨环补片或肺动脉瓣切开术后，严重者可致右心衰竭，对远期效果有一定影响，术中补片应合适，严重时可行肺动脉瓣置换术。

住院小结

一、疗效

近年来法洛四联症根治术死亡率已明显下降。手术死亡率为2%～5%。绝大多数患者术后疗效很好，发绀、低氧血症等症状立即消失，杵状指（趾）逐渐恢复正常。术后20年存活率可达90%，30年存活率可达80%左右。

二、出院医嘱

1. 定期随访。

2. 适当休息，逐步恢复体力活动。

病例教学

病历摘要

女，8岁，近日有咳嗽、咳痰，为求进一步诊治，来我院检查。查体：一般情况可，中央性发绀，口周明显。心率116次/分，心律齐，胸骨左缘3～4肋间可闻及Ⅲ/6级收缩期杂音，P_2

无减弱，未及震颤。X线平片示：心影增大，右侧肺血多，左侧肺血少。心电图示：完全右束支传导阻滞，ST段改变。超声心动图示：右肺动脉起源于升主动脉，房间隔缺损，粗大侧支血管形成，右心房稍增大，右心室壁肥厚。

问题

1. 患者目前诊断是什么？

2. 该疾病还会出现哪些症状及体征：

答案

1. 学习目的：法洛四联症诊断及鉴别诊断。

诊断依据：①肺动脉狭窄；②室间隔缺损；③主动脉骑跨；④右心室肥厚。同时存在以上四种畸形称之为法洛四联症。

法洛四联症应与下列发绀型先天性心脏病相鉴别：(1) 大动脉转位；(2) 三尖瓣闭锁；(3) 法洛三联症；(4) 右心室双出口；(5) 单心室合并肺动脉狭窄；(6) 永存动脉干伴肺动脉狭窄。

2. 学习目的：法洛四联症症状及体征。

(1) 发绀：为本病最突出体征。多在婴幼儿期即有发绀，但在生后最初几个月可能因动脉导管未闭而不出现发绀，或仅在哭闹进食时出现；也有一部分患者因为肺动脉狭窄程度不重或侧支丰富，发绀不明显。

(2) 生长发育缓慢：主要发生在严重肺动脉狭窄的病例。

(3) 杵状指（趾）：多发生于发绀出现后数月至2年，逐渐加重，其严重程度与缺氧有关，也表明肺动脉狭窄和主动脉骑跨的严重性。

(4) 心脏体征：胸骨左缘第2或3、4肋间可闻及Ⅲ～Ⅳ级喷射性收缩期杂音，有时伴有震颤。肺动脉瓣区第二心音减弱甚至消失，系因肺动脉狭窄、肺部血流减少所致。

第五节　肺动脉狭窄

概述

肺动脉狭窄占先天性心脏病的10%～18%。狭窄可发生在肺动脉瓣膜部、瓣环、右心室漏斗部、肺动脉主干及分支，以瓣膜部狭窄为最常见。

肺动脉瓣由前、左、右3个半月瓣构成。当肺动脉瓣膜部狭窄时，瓣叶常明显增厚，瓣膜交界融合粘连，瓣叶开启受限，瓣叶开口变小。瓣膜部狭窄较重时，可致右心室肌肥厚、继发性右心室漏斗部狭窄、三尖瓣关闭不全和肺动脉主干狭窄后扩张。

入院评估

一、病史询问要点

症状取决于狭窄的程度。轻度狭窄可无症状，中度狭窄早期无症状，但随着年龄的增长，逐渐出现劳力时气短、胸闷、疲乏。若狭窄程度严重，因心排血量降低而常使患者发生晕厥及出现周围性发绀。合并卵圆孔未闭或房间隔缺损者，可出现发绀。

二、体格检查要点

1. 一般情况　发育、营养、体重、精神、脉搏和血压

2. 局部检查　胸骨左缘第2～3肋间可闻及Ⅲ级以上收缩期喷射性杂音，向左颈部传导，常可扪及收缩期震颤，P_2减弱或消失。严重肺动脉瓣狭窄合并卵圆孔未闭或房间隔缺损者可见发绀和杵状指；合并右心衰竭和三尖瓣大量反流者，可出现颈静脉充盈和搏动及肝大、腹水和水肿。

三、门诊资料分析

1. 心电图　多数病例有右心房增大、不完全右束支传导阻滞和右心室肥厚等改变，且右心室肥厚的程度与肺动脉瓣狭窄的轻重密切相关。

2. X线　新生儿和小婴儿一般均可见心影增大，右心缘影外凸，肺血减少。大龄儿童者，可见不同程度的右心房、室增大。在合并肺动脉狭窄后扩张者，胸片可见肺动脉段直立性扩张。

3. 超声心动图　目前心脏超声是本病的主要确诊方法。它可确定肺动脉瓣及瓣环内径、主肺动脉及左右肺动脉直径、右心室流出道形态及狭窄程度、右心房室容积、心肌肥厚程度、三尖瓣大小和功能状况以及其他合并畸形。根据多普勒测定的肺动脉血流速度可推算跨瓣压差的大小。

4. 心导管及心血管造影　不是本病的常规检查。但对于新生儿重症病例，特别是需要与其他严重发绀型先天性心脏病如室间

隔完整的肺动脉闭锁、严重的三尖瓣下移等作鉴别诊断时，有必要做心导管和造影，以详细了解肺动脉和右心室发育和形态、冠状动脉的起源和分布、心肺血管的压力和阻力以及右心瓣膜的功能状况等。

病情分析

一、诊断

根据心脏杂音、心电图、X 线检查及超声心动图即可确诊。

二、鉴别诊断

1. 室间隔完整的肺动脉闭锁　新生儿重症肺动脉瓣狭窄与室间隔完整的肺动脉闭锁的病理生理和临床表现十分相似，两者的肺循环血流都依赖未闭的动脉导管和其他体肺循环的侧支，均需急诊救治，但两者治疗选择不尽相同。从治疗抉择考虑，最关键的问题不是鉴别肺动脉瓣闭锁或严重狭窄，而是确认右心室发育的程度和冠状动脉的病理改变，这方面心血管造影仍是其他无创检查所无法替代的。

2. 肺动脉瓣狭窄合并室间隔缺损　室间隔缺损是肺动脉瓣狭窄最多见的合并畸形之一。合并小的室间隔缺损临床上容易被疏忽。仔细的心脏超声检查可以鉴别是否合并室间隔缺损，对疑问病例，术中应仔细探查，以避免遗漏。

治疗计划

一、治疗原则

手术或介入闭合缺损，具体方法取决于临床类型及病变程度。

二、术前准备

常规心脏术前准备。

三、术前医嘱

1. 长期医嘱

✦心脏外科护理常规

✦二级护理

✦健康教育

✦普通饮食

2. 临时医嘱（包括术前医嘱）

+血、尿、便常规

+DIC初筛

+生化21项

+血气

+心脏三位像

+心电图

+超声心动图检查

+与家属谈话并签字（手术知情同意书、输血知情同意书）

+备皮

+备血

+术前晚7点清洁灌肠

+术前12小时禁食、水

四、治疗方案

1. 手术指征

（1）右心室收缩压低于60mmHg或收缩期压力阶差＜40mmHg，无临床症状，胸部X线片及心电图检查无明显变化者暂不需手术，但需随访观察。

（2）有明显临床症状，心电图检查显示右心室肥大或伴有劳损。胸部X线片显示右心室增大，肺动脉段突出，两肺野肺纹理减少，右心导管检查显示右心室收缩压＞70mmHg或肺动脉-右心室跨瓣压力阶差＞40mmHg者均为手术指征。若心电图提示右心室肥大、劳损，即使临床症状不明显，亦应考虑手术治疗。

2. 手术方法　最基本的方法为肺动脉瓣直视切开术。

（1）在肺动脉前壁作纵向切口，切口止于瓣环上方2～3mm。

（2）术者与助手分别用镊子提起交界相邻的两个瓣叶，用小刀仔细切开融合的组织，一直切至瓣环。

（3）如交界切开后瓣口直径不够大，可进一步将切口延长至右心室流出道，切断纤维环，增加瓣口直径，必要时补片加宽。

（4）交界切开后，应探查瓣口、瓣环及右心室漏斗部，如有异常，应妥善处理。

术后处理

一、一般处理

术后常规心电监护、呼吸机辅助呼吸。

二、术后医嘱

1. 术后长期医嘱（ICU内）

+特级护理

+禁食、水

+保留导尿

+会阴冲洗

+口腔护理

+保留闭式引流

+病重

+心电监护

+使用抗生素

2. 术后临时医嘱（ICU内）

+15%氯化钾注射液40ml，iv gtt

+10%葡萄糖酸钙注射液20ml，iv

+25%硫酸镁注射液10ml，iv

+申请床旁X线胸片检查

+新鲜血浆/悬浮红细胞（必要时）

三、并发症处理

术后并发症少，少数严重并发症有：

1. 低氧血症　见于合并右心室或肺动脉发育不全的重症新生儿，严重的低氧血症可直接危及生命。对此情况术中就应有充分估计。体外循环停机后，麻醉吸入氧浓度如在50%～70%范围内，患儿动脉血氧饱和度应大于85%。如达不到则用食管超声或测压方法排除残余流出道梗阻，开放动脉导管，或加做体-肺动脉分流，以增加肺循环血流，不能单纯用纯氧吸入来提高血氧饱和度。术后发生顽固性低氧血症，首先要排除动脉导管闭合、体-肺血管阻塞等情况，必要时要加做或重做体-肺动脉分流。

2. 右心功能不全见于术前右心明显增大并且心力衰竭的晚期患者，术中要做三尖瓣成形术。术后要积极使用强心、利尿及扩血管药物，以改善心功能。

住院小结

一、疗效

单纯肺动脉瓣狭窄的手术死亡率接近0%。本病术后均有一定程度的肺动脉瓣关闭不全，但严重影响右心功能、需再次手术很少。

二、出院医嘱

1. 定期随诊。右心功能差者需继续强心利尿治疗。

2. 适当休息，逐步恢复体力活动。

病例教学

病历摘要

女，17岁，运动后出现口唇发绀，胸痛入院。查体：口唇轻度发绀，听诊双肺呼吸音清，未闻及干湿性啰音，心律齐，心界不大，胸骨左缘第2肋间闻及收缩早期喷射性杂音。超声心动图示肺动脉瓣瓣膜增厚、开放受限成拱形，肺动脉血流增快、血流呈涡流，肺动脉高压。

问题

1. 患者目前的诊断是什么？

2. 该疾病诊断要点在哪里？

答案

1. 学习目的：肺动脉狭窄诊断及鉴别诊断。

典型体征：肋骨左缘第2～3肋间可闻及Ⅲ级以上收缩期喷射性杂音，向左颈部传导，常可扪及收缩期震颤，P_2减弱或消失。严重肺动脉瓣狭窄合并卵圆孔未闭或房间隔缺损者可见发绀和杵状指；合并右心衰竭和三尖瓣大量反流者可出现颈静脉充盈和搏动及肝大、腹水和水肿。

鉴别诊断

（1）室间隔完整的肺动脉闭锁　新生儿重症肺动脉瓣狭窄与室间隔完整的肺动脉闭锁的病理生理和临床表现十分相似，两者的肺循环血流都依赖未闭的动脉导管和其他体肺循环的侧支，均需急诊救治。但两者治疗选择不尽相同。从治疗抉择考虑，最关键的问题不是鉴别肺动脉瓣闭锁或严重狭窄，而是确认右心室发育的程度和冠状动脉的病理改变，这方面心血管造影仍是其他无创检查所无法替代的。

（2）肺动脉瓣狭窄合并室间隔缺损　室间隔缺损是肺动脉瓣狭窄最多见的合并畸形之一。合并小的室间隔缺损临床上容易被疏忽。仔细的心脏超声检查可以鉴别是否合并室间隔缺损，对疑问病例，术中应仔细探查，以避免遗漏。

2. 学习目的：肺动脉狭窄治疗要点。

最基本的方法为肺动脉瓣直视切开术。

（1）在肺动脉前壁作纵向切口，切口止于瓣环上方 2～3mm。

（2）术者与助手分别用镊子提起交界相邻的两个瓣叶，用小刀仔细切开融合的组织，一直切至瓣环。

（3）如交界切开后瓣口直径不够大，可进一步将切口延长至右心室流出道，切断纤维环，增加瓣口直径，必要时补片加宽。

（4）交界切开后，应探查瓣口、瓣环及右心室漏斗部，如有异常，应妥善处理。

第六节　房室通道缺损

概述

房室通道缺损名称众多，曾被称为心内膜垫缺损、房室管畸形、房室隔缺损或原发孔缺损等。该畸形是围绕房室瓣的间隔组织不同程度的发育不良，伴有不同程度的房室瓣本身的异常。因此，房室通道缺损包括房间隔下部的缺损、心室间隔流入道部分的畸形以及形成左右心房室瓣组织的缺损。因为该畸形主要由正常房室隔结构的缺损所致，使用房室通道缺损较为妥当。房室通道缺损有多种形态，从简单到复杂可分为部分型、过渡型和完全型三大类，可伴其他心内畸形。

1. 原发孔型房间隔缺损　属部分型，出生后房间隔第Ⅰ孔持续未闭。缺损位于房间隔下部，呈半月形，下缘为房室瓣瓣环，冠状静脉窦开口位于缺损的后下方，二尖瓣和三尖瓣叶无异常，心室间隔完整。

2. 部分型房室通道缺损　此型缺损在房室通道缺损中最为常见。除原发孔型房间隔缺损外，伴有左侧房室瓣即二尖瓣前瓣叶中央部位缺裂。裂口长度不一，从瓣叶游离缘小的缺裂到整个瓣叶全长分裂。裂口边缘瓣叶组织皱缩，并有腱索附着。多数患者三尖瓣瓣叶无缺裂，瓣叶基部附着于心室间隔，两侧心室腔间无通道。二尖瓣大瓣叶缺裂产生关闭不全。

3. 过渡型房室通道缺损　如果上述部分型房室通道缺损同时伴有房室瓣下方小的心室间隔缺损，可称为过渡型房室通道缺损。该畸形有两个独立的左右心房室瓣开口。

4. 完全型房室通道缺损　此型缺损比较少见，病变复杂。形态变异亦较多。主要畸形包括心房间隔下部缺损与心室间隔膜部缺损相连接，二尖瓣和三尖瓣发育均异常，构成一个由 5～6 个瓣叶组成的共同房室瓣，左、右心房室腔互相沟通，共同房室瓣膜可伴有不同程度的关闭不全。1966 年，Rastelli 又将完全型房室通道缺损分为 A、B 和 C 三型。

房室通道缺损产生的病理生理改变主要是不同程度的左至右分流以及由其导致的肺血管病变。分流量的大小取决于病变的情况。室间隔完整且无房室瓣关闭不全的病例则仅心房水平存在左至右分流，造成的循环生理影响主要是右心室容量负荷过重，右心室搏出量及肺循环血流量增多，与继发孔型心房间隔缺损相类似。兼有左心房室瓣关闭不全者，则心脏收缩时，左心室血液反流入左心房，左至右分流量显著增多，左、右心室心搏量均增大。这类病例在早年即可呈现心脏显著增大和心力衰竭。完全房室共道病例由于室间隔也存在较大的缺损，舒张期左心房血液可流入右心室，收缩期左心室血液可流入右心房，左至右分流量更大，约 2/3 病例右心室和肺动脉压力接近于体循环压力，肺血管阻力可在出生后 1 年内迅速增高，右心衰竭更早出现。晚期病例随着肺血管阻力升高，左至右分流量逐渐减少，最终出现右至左的逆向分流。

入院评估

一、病史询问要点

1. 单纯原发孔型房间隔缺损的临床表现与一般的房间隔缺损

相似，大多数患者在出生后早年可不出现临床症状，长大后由于肺高压导致肺血管阻塞性病变即可出现劳累后心悸、气急，运动耐量降低，呼吸道感染和心力衰竭等症状。

2. 部分型房室通道病例体格生长较差且较早发生肺高压，可出现前述临床症状和心力衰竭并持续加重。

3. 完全型房室通道病例在出生后 1 年甚或 1 月内即可出现肺动脉高压，心力衰竭进行性加重，呼吸困难，周围循环灌注不良，心脏增大并可出现发绀，1 岁前死亡率高达 65%。

二、体格检查要点

1. 多数患儿生长发育迟缓。前胸廓饱满隆起，心尖搏动强，单纯原发孔型房间隔缺损表现为右心房、右心室大。并有房室瓣反流的部分型和完全型房室通道病例，则心脏明显扩大，左心室、右心室、右心房均可增大。肺循环阻力显著增高的病例，则肺门区肺血管影显著增粗而肺野外周血管影细小。

2. 心电图检查 P－R 间期延长，电轴左偏。右心室显著肥大或呈现不完全性右束支传导阻滞，左心室也肥大。

3. 超声心动图可确诊该病。对绝大部分房室通道可提供完全的术前资料。显示右心房、右心房和肺动脉内径增大。切面超声心动图检查显示房间隔下部、室间隔膜部、二尖瓣前瓣叶和三尖瓣隔瓣叶正常情况下在中心区互相连接而形成的十字交叉消失，房间隔下部和室间隔上部回声反射中断，四个心腔互相沟通。二尖瓣前移，前瓣叶在收缩期接近三尖瓣隔瓣叶而在舒张期接近室间隔。二尖瓣口舒张期呈吊桥样，左心室流出道变窄。

三、继续检查项目

右心导管检查：当临床表现指示有肺血管病变存在导致手术决策困难，或合并有其他主要心脏畸形时才做心导管检查。心房及心室水平有左至右分流，右心房血氧含量比腔静脉高，右心室血液血氧含量又可能比右心房进一步升高。肺动脉高压患者可显示右至左分流和肺血管阻力增高。并有二尖瓣裂缺者右心房压力波形可显示房室瓣关闭不全产生的 V 波升高。左心室造影可显示造影剂经心房和室间隔缺损流入右心室及（或）右心房；经房室瓣缺裂反流入左、右心房，并可显示心脏间隔缺损的大小和房室瓣畸形的情况。部分型房室通道病例，于左心室注入的造影剂先反流入左心房，再依序进入右心房、右心室和肺动脉；完全型房室通道病例，造影剂入左心室反流入左、右心房的同时也从左心室通过室间隔缺损直接进入右心室，即左、右心房和右心室及肺动脉同时显影。房室共道病例由于房室瓣瓣口位置移向心尖部和室间隔上部缺损，致使左心室流出道狭而长，在前后位左心室造影片上呈现鹅颈征象。因此选择性左心室造影检查既可鉴别第Ⅰ孔型与第Ⅱ孔型房间隔缺损，而且对鉴别部分型和完全型房室通道也很有价值。

病情分析

一、诊断

1. 病史　症状出现的早晚可提示畸形的轻重，完全型房室通道症状出现早，部分型较晚。

2. 体格检查　杂音没有特异性，P_2 亢进提示肺动脉高压较重，如有发绀，常提示已有艾森曼格综合征。

3. 辅助检查　胸片和心电图协助诊断，确诊靠超声心动图。

4. 心导管检查　不作为常规，手术决策困难时可做，主要是了解肺血管阻力。

对每一个具体病例，手术前必须明确以下问题：（1）是哪一型房室通道，是单纯原发孔房间隔缺损还是合并房室瓣病变的部分型，是过渡型还是完全型；（2）房室瓣有无关闭不全；（3）肺血管病变程度是否已构成手术禁忌。

二、鉴别诊断

依据病史、体征、胸片、ECG 特别是心脏超声检查可明确诊断，无需鉴别，主要是判断畸形本身属哪种类型。

治疗计划

一、治疗原则

房室通道畸形病例未经手术治疗者，病程发展视病变类型和功能影响的轻重程度而异。原发孔型缺损和二尖瓣仅有轻度反流的部分型房室通道病例如不伴有其他先天性心脏血管畸形，病程的自然发展过程与面积较大的继发孔型心房间隔缺损相似。10%～15%的病例在20～40岁可出现肺血管阻塞性病变。部分型房室通道二尖瓣关闭不全在中度以上者则左至右分流量大，肺动脉压升高。至少20%的病例在婴幼儿期即呈现明显症状，并在10岁以前死亡。完全型房室通道较为少见，未经手术治疗者约80%在2岁内死于肺血管阻塞性病变和充血性心力衰竭。因此，房室通道畸形只要没有严重的肺血管病变构成手术禁忌，就应考虑手术治疗。手术是唯一能获得治愈的方法。

手术时机依据病变类型而定，部分型或过渡型未合并房室瓣关闭不全者，按一般房间隔缺损处理，在学龄前手术，合并关闭不全者1岁左右手术。完全性房室通道畸形应争取在6个月之内（出生后2～4月）手术，超过2岁者由于严重的肺血管病变往往已失去手术机会或者手术效果差。房室通道畸形外科手术应力求达到以下目的：①闭合房间隔缺损，②闭合室间隔缺损；③修复房室瓣功能，使关闭不全消失又不产生瓣口狭窄；④避免损伤房室结和传导束。

二、术前准备

1. 对有明显肺动脉高压者术前间断吸氧。

2. 应用降肺动脉压药物前列腺素静脉滴注3天。

3. 控制存在的感染。

4. 其他同一般心脏手术准备。

三、术前医嘱

1. 长期医嘱

✦心脏外科护理常规

✦二级护理

✦健康教育

✦普通饮食

2. 临时医嘱（包括术前医嘱）

✦血、尿、便常规

✦DIC初筛

✦生化21项

✦血气

✦心脏三位像

+心电图

+超声心动图检查

+与家属谈话并签字（手术知情同意书、输血知情同意书）

+备皮

+备血

+术前晚7点清洁灌肠

+术前12小时禁食、水

四、手术方法

房室通道畸形由于病变复杂，手术操作需时较长，应采用低温体外循环和冷心脏停搏液；婴幼儿病例亦可应用体外循环结合深低温和停循环技术。缝补心脏间隔缺损可应用自体心包片或涤纶织片。自体心包片的优点是术后如残留房室瓣关闭不全可减少溶血，其缺点是用于修补室间隔缺损日后可能形成瘤样扩大。近年来对于房室瓣严重畸形难于修复的病例，也有人主张作瓣替换术。

手术操作技术：胸骨正中切口。切开心包时即备好修补心脏间隔缺损时使用的心包片。检查有无并存畸形。建立体外循环并降低体温。阻断升主动脉血流，在其根部注入冷心脏停搏液，同时在心包腔内注入冷生理盐水进一步局部降低心肌温度。收紧上、下腔静脉束带即可经右心房切口进行心内操作。

原发孔型心房间隔缺损缝补术：切开右心房显露房间隔缺损，缺损下缘即为房室环。缺损需心包片或涤纶织片缝补。按缺损的形态和大小修剪心包片或织片。先在二尖瓣前瓣叶基部中央部分将补片用4-0 Prolene线缝合固定于二尖瓣瓣环上，然后连续缝合缺损与补片的边缘。缝合缺损前下缘时应注意避免损伤传导组织。在房室结三角区应将缝线放置在二尖瓣前瓣叶的瓣环附着处。缺损全周与补片全部缝合即将完成时先排出残留在左心房内气体，再放松腔静脉束带排出右心房内气体。于升主动脉根部吸引排气，放松主动脉阻断钳。心跳恢复且搏动有力，体温上升到35℃以上即可停体外循环，拔除各处心腔插管及主动脉插管。心包腔及前纵隔内放置引流管，缝合胸骨及皮肤切口。

部分型房室通道畸形修复术：用4-0缝线间断缝合二尖瓣前

瓣叶裂缺，一般仅需放置缝线 3～4 针。注意避免缝合处组织张力过大以致引起瓣叶变形，加重关闭不全。裂缺边缘卷曲者平复后予以缝合以减少张力。少数病例因腱索过短或异常乳头肌导致瓣叶裂口对合不良者，可部分切开乳头肌顶部改善对合情况。缝补房间隔缺损可按照前述的操作方法。

完全型房室通道矫治术：手术修补方法有单片法、改良单片法或双片法修补。三种方法的效果没有明显差别。采用何种术式依医生习惯而定，偏向双片法的占多数。切开右心房后必须先详细辨认房室瓣和室间隔的病变情况。共同前瓣叶缺裂的病例应注意二尖瓣瓣叶的对合情况及二尖瓣前瓣叶裂缺边缘腱索附着情况，然后在二尖瓣前瓣叶基部裂缺的顶端穿过 1 针缝线。二尖瓣前瓣叶和三尖瓣隔瓣叶互相融合的病例则需在室间隔嵴的上方切开共同前瓣叶的二尖瓣与三尖瓣瓣叶连接部，显露室间隔缺损。按室间隔缺损的大小备好涤纶补片，用 4－0 或 5－0 缝线将补片连续或间断褥式缝合于室间隔嵴部的右侧面，将三尖瓣腱索留置在补片的右心室侧，二尖瓣腱索留置在补片的左心室侧。如有少数腱索妨碍织片的缝合可予切除。再将裂口两侧二尖瓣前瓣叶向上提拉使腱索绷紧，然后将瓣叶基部缝合于补片边缘，必须注意裂口两侧瓣叶对合良好，且不变形。再将三尖瓣隔瓣叶基部与补片缝合并注意两侧房室环处于适当高度。缝合二尖瓣前瓣叶裂缺，三尖瓣如有裂缺一般无需缝合。经二尖瓣口注入生理盐水，观察房室瓣关闭功能。术后约半数病例仍有二尖瓣关闭不全但较术前减轻，如仍有重度二尖瓣关闭不全则可考虑作二尖瓣替换术。三尖瓣轻度反流对心功能影响不大，但如三尖瓣瓣环过大导致重度关闭不全，则可在隔瓣叶与后瓣叶交界处作瓣环缝缩术。按房间隔缺损的形态和大小修剪心包补片或织片，用连续褥式缝线穿过二尖瓣前瓣叶基部，涤纶补片、三尖瓣隔瓣叶基部和心包补片或织片作缝合术，再按照前述方法缝补原发孔型房间隔缺损。操作过程中应注意避免损伤传导系统，也有人用一个完整的大片修补室间隔缺损和房间隔缺损（单片法）。

术后处理

一、一般处理

术后常规心电监护、呼吸机辅助呼吸。

二、术后医嘱

1. 术后长期医嘱（ICU 内）

+特级护理

+禁食、水

+保留导尿

+会阴冲洗

+口腔护理

+保留闭式引流

+病重

+心电监护

+使用抗生素

2. 术后临时医嘱（ICU 内）

+15%氯化钾注射液 40ml，iv gtt

+10%葡萄糖酸钙注射液 20ml，iv

+25%硫酸镁注射液 10ml，iv

+申请床旁 X 线胸片检查

+新鲜血浆/悬浮红细胞（必要时）

三、并发症处理

处理重点主要是预防肺动脉高压危象，术后 24～48 小时应用肌松药，镇静，过度通气。应用小剂量的多巴胺或多巴酚丁胺小于 2～5μg/(kg·min)，米力农 0.5～0.7μg/(kg·min)优化心功能。

住院小结

一、疗效及预后评估

部分型房室通道病例手术死亡率很低。完全型房室通道畸形病例，病变远较部分型房室管畸形复杂，手术操作难度较大。在我国，手术死亡率较高，而在发达国家手术死亡率低于 10%。术后主要并发症是肺高压危象，心脏传导阻滞，晚期残余或复发房室瓣反流。总的长期效果优良。术前肺血管阻力升高，严重房室瓣关闭不全，合并其他先天性心脏血管畸形等情况均增加手术治疗的危险性并影响远期疗效。

二、出院医嘱

1. 定期复查心脏超声。

2. 视病情口服强心、利尿药。

病例教学

病历摘要

男，6月龄。因咳嗽伴气喘3d入院。在外院做心脏彩超示动脉导管未闭，以毛细支气管炎治疗2d，咳喘仍较重，转来我院。查体：T37.2℃，精神欠佳，呼吸促，三凹征（＋），口唇稍发绀，两肺可闻及喘鸣音、湿啰音，HR160次/分，胸骨左缘第2肋间可闻及双期机器样杂音。腹软，肝右肋下4cm，质韧，病理反射阴性。

问题

该患者目前考虑诊断有哪些，确诊还需哪些诊断？

答案

学习目的：房室通道缺损诊断。

对于婴幼儿不明原因出现的心力衰竭表现，应首先想到复杂先心病，超声心动图可确诊。对绝大部分房室通道可提供完全的术前资料。显示右心房、右心房和肺动脉内径增大。切面超声心动图检查显示房间隔下部、室间隔膜部、二尖瓣前瓣叶和三尖瓣隔瓣叶在正常情况下在中心区互相连接而形成的十字交叉消失，房间隔下部和室间隔上部回声反射中断，四个心腔互相沟通。二尖瓣前移，前瓣叶在收缩期接近三尖瓣隔瓣叶而在舒张期接近室间隔。二尖瓣口舒张期呈吊桥样，左心室流出道变窄。

第七节　完全性肺静脉异位引流

概述

完全性肺静脉异位引流是指全部肺静脉不进入左心房，而直接进入右心房或体循环的静脉系统。左心房体积减小50%，几乎都有卵圆孔未闭或房间隔缺损同时存在，否则无法存活。发病率在先天性心脏病中占1.5%～2%。

Darling根据肺静脉畸形连接部位，将完全性肺静脉异位引流分成四型：

（1）心上型：占45%，肺静脉在左心房后方汇合后经垂直静脉引流至左无名静脉，有时引流入上腔静脉或奇静脉。垂直静脉在左肺动脉和左总支气管前方进入无名静脉，在此处受压迫可造成静脉回流梗阻。

（2）心内型：占25%，全部肺静脉直接引流入右心房或经肺静脉总干引流至冠状静脉窦。在肺静脉总干引流至冠状静脉窦之间可能发生梗阻。

（3）心下型：占25%，全部肺静脉在心脏后方汇合后经垂直静脉下行通过膈肌食管裂孔进入门静脉、下腔静脉或静脉导管等。回流血液经过高阻力肝血管床到达右心房或垂直静脉下行途中变压，均可引起肺静脉梗阻。

（4）混合型：约占5%，全部肺静脉经过多种通道进入右心房。大多数心下型和混合型在婴幼儿期死亡。完全性肺静脉异位引流患者约75%有卵圆孔未闭，25%并有房间隔缺损。右心房、右心室往往扩大肥厚，肺动脉扩张，压力增高，左心房较小。肺静脉梗阻最常见于心下型，次之为心上型，其发生率可高达50%。其他并存的心脏血管畸形有动脉导管未闭、主动脉缩窄、永存动脉干、大动脉错位、单心室、肺动脉闭锁、法洛四联症和右心室双出口等。

病理生理：完全性肺静脉异位引流的患者，全部肺静脉血液均进入右心房。右心房内部分血液又需经未闭卵圆孔或房间隔缺损流入左心房，否则出生后很快死亡。右心房接受体肺循环全部回心血液，血流量极度增多。合并卵圆孔未闭的患者，两侧心房之间的通道小，来自腔静脉与肺静脉的血液混合后仅少量流入左心房，再经左心室入体循环，因此临床上出现轻度发绀。但右侧心腔及肺循环血流量大，肺动脉压力升高，大多在出生后数月内即死于右心衰竭。房间隔缺损大，则从右心房进入左心房的血流量多，发绀明显，而肺循环高压则延迟出现，多数患者可生存1年以上。肺静脉回流梗阻者发绀程度重，肺血管淤血，肺水肿，大多在出生后数周死亡。

完全性肺静脉异位引流病例由于肺循环压力显著升高，所有患者不论年龄大小，肺小动脉均显示梗阻性病理改变。

入院评估

一、病史询问要点

1. 进食、生长发育及出生时情况

2. 呼吸系统感染情况以及发生频率

3. 有无呼吸急促和发绀症状

二、体格检查要点

1. 心前区隆起，抬举性搏动（提示右心扩大），有无发绀、杵状指（趾），肺部有无啰音，有无呼吸困难。

2. 胸骨左缘第 2 肋间有无收缩期吹风样心脏杂音，有无 P_2 亢进分裂。

3. 有无右心衰竭体征（颈静脉怒张、肝大、下肢水肿、腹水等）。

三、门诊资料分析

1. X线检查　肺血管影增多，肺野呈毛玻璃样改变，肺动脉段凸出，右心房、右心室增大，肺静脉畸形引流入左上腔静脉的患者，上纵隔阴影增宽，整个心影呈“8”字形，又称雪人征（snowman）。

2. 心电图检查　电轴右偏，右心室和右心房肥大，可有不完全性右束支传导阻滞。

3. 心脏超声检查　确诊方法之一。可查到左心房内不显示肺静脉口。右心室舒张容量负荷过重，房间隔回声中断，异常肺静脉干和合并的心脏血管畸形。多普勒检查可显示异常连接的血流和右心房至左心房分流。

四、继续检查项目

右心导管和选择性肺动脉造影：一般不作为常规检查，可发现肺静脉血汇入体静脉血的部位血氧含量升高，周围动脉血氧含量降低，右心房压力升高或正常。心房间通道较小的病例右心房压力阶差比左心房高。肺静脉梗阻患者右心室和肺动脉压力显著增高。选择性肺动脉造影可显示异常肺静脉干的行径和异常回流的部位、肺静脉梗阻情况以及合并的心脏血管畸形。

病情分析

一、诊断

1. 根据病史和心脏影像学检查，特别是心脏超声心动图，确定是否完全性肺静脉异位引流。

2. 确定肺静脉异位引流的具体部位，是否是混合型，一般超声可明确。

3. 明确肺血管是否有严重病变而构成手术禁忌，可结合年龄、胸片和心脏超声综合判断。如难以明确时需做心导管检查。

二、鉴别诊断

房间隔缺损：完全性肺静脉异位引流特别是心内型易被误诊为单纯的房间隔缺损。单纯的房间隔缺损可以发现左心房有肺静脉与之相连接，而完全性肺静脉异位引流左心房则没有肺静脉与之相连。心内型完全性肺静脉异位引流可见冠状静脉窦明显扩张。

治疗计划

一、治疗原则

完全性肺静脉异位引流一经诊断，只要没有严重的肺血管病变应立即考虑手术治疗，愈早愈好。少数肺静脉梗阻严重病情危急者需要急诊手术。因为未手术者预后极差，90%病例在出生后1年内死亡。婴幼儿合并肺静脉梗阻和房间隔缺损又很小，早期出现心力衰竭者死亡率极高。小于1岁死亡率达52%，1～2岁为20%，2岁以上为15%。

二、手术技术

手术在体外循环下将畸形连接的肺静脉重新导引至左心房，手术关键是要保证肺静脉和左心房之间吻合口的通畅，没有梗阻，没有扭曲。同时关闭房间隔缺损并根除异常连接如结扎垂直静脉。手术具体方法如下：

1. 心上型　手术径路较多，有左心房后、左心房顶、右心房途径。此处介绍经右心房和左心房顶途径。经右心房途径：右心房作一纵向切口，显露右心房腔。在房间隔缺损的右边缘剪开，扩大缺损。仔细检查左心房后壁与肺静脉总干相对称的部位，横行切开，右端近房间沟，形成一个长 2.5～3cm 的椭圆形缺口，在肺静脉总干也作相应大小切口。吻合从左顶端开始连续缝合左心房和肺总静脉切口，用涤纶补片或自体心包片缝补房间隔缺损，扩大左心房腔。关闭右心切口，结扎垂直静脉。

另外较理想的途径是左心房顶途径，将升主动脉和上腔静脉分别向两侧牵引暴露肺静脉共干，确认垂直静脉。在无名静脉水平，心包外予以结扎，避免损伤膈神经和左下肺静脉。在肺静脉干作横切口，再在左心房顶部作一平行切口，该切口始于左心耳基部。然后将肺静脉共干与左心房吻合。经右心房切口以自体心包片或人造织片关闭房间隔缺损。

2. 心内型　切开右心房，剪开扩大未闭的卵圆孔或房间隔缺损与扩大冠状窦口之间组织，形成一个大的缺口。必要时沿冠状窦口处相应的肺静脉入口向左剪开扩大引流。之后用大片涤纶片缝盖缺损和冠状窦口。全部肺静脉直接回流至右心房者，剪开扩大房间隔缺损，用涤纶片将异位引流的肺静脉开口连同扩大的缺损，缝至左心房。

3. 心下型　有两种方法；前者和心上型方法相同，吻合左心房和肺静脉总干后缝补房间隔缺损，再结扎通向腹腔的异位引流静脉。也可从心脏后面施行手术。肺静脉总干切断结扎。在近心端作一上下切口，可延伸主肺静脉总干末端。左心耳切除后，在左心房后壁作一斜切口，缝合左心房和肺静脉两切口边缘，形成一个吻合口。心脏复位后，缝补房间隔缺损。术中应达到吻合口和二尖瓣瓣口相应大小，肺静脉回流通畅。左心房腔要扩大能容纳肺部回流血液，这样可避免术后肺水肿。手术操作满意能缓解症状，明显改善心功能。效果良好。

三、术前医嘱

1. 长期医嘱

✦心脏外科护理常规

✦二级护理

✦健康教育

✦普通饮食

2. 临时医嘱（包括术前医嘱）

✦血、尿、便常规
✦DIC初筛
✦生化21项
✦血气
✦心脏三位像
✦心电图
✦超声心动图检查
✦与家属谈话并签字（手术知情同意书、输血知情同意书）
✦备皮
✦备血
✦术前晚7点清洁灌肠
✦术前12小时禁食、水

术后处理

一、一般处理

术后常规心电监护、呼吸机辅助呼吸。

二、术后医嘱

1. 术后长期医嘱（ICU内）

✦特级护理
✦禁食、水
✦保留导尿
✦会阴冲洗
✦口腔护理
✦保留闭式引流
✦病重
✦心电监护
✦使用抗生素

2. 术后临时医嘱（ICU内）

✦15％氯化钾注射液40ml，iv gtt
✦10％葡萄糖酸钙注射液20ml，iv
✦25％硫酸镁注射液10ml，iv
✦申请床旁X线胸片检查
✦新鲜血浆/悬浮红细胞（必要时）

三、并发症处理

最重要的是处理术后肺动脉高压，特别是术前就有严重肺静脉梗阻或肺动脉高压的患者。延长机械通气时间、过度通气，应用扩张肺动脉的药物，充分镇静，限制液体摄入量。术后心律失常和肺部并发症较常见，如肺动脉高压危象、急性肺水肿、低氧血症。处理见有关章节。

住院小结

一、疗效

完全性肺静脉异位引流手术死亡率 10%左右。根治术的疗效取决于年龄、畸形的类型、有无肺静脉梗阻、肺动脉高压和房间隔缺损大小等情况。90%可获治愈，手术存活下来的患者绝大部分可获得良好的长期生存。5%～10%的病例可出现残余肺静脉梗阻。术前酸中毒、肺静脉梗阻、肺血管阻力增高、小年龄、小左心室以及合并其他严重畸形、混合型和心下型是影响疗效的危险因素。

二、出院医嘱

出院后需定期复查随访。

病例教学

病历摘要

患儿，男，1 岁，因发绀半年入院。患儿出生后不久即发现口周发绀，哭闹时明显，平时体质差，易患上呼吸道感染，不能耐受剧烈活动。查体：呼吸稍促，口周四肢末梢轻度发绀。心前区隆起，未触及震颤，心音有力，胸骨左缘第二肋间可闻及Ⅱ/6 级收缩期杂音，第二心音分裂，肝肋下两横指，双下肢无水肿。

问题

1. 患者目前情况下可能考虑的诊断有什么？
2. 明确诊断需要哪些辅助检查手段？

答案

1. 学习目的：收缩期杂音可以出现在哪些疾病？

二尖瓣区：风湿性二尖瓣关闭不全、左心房黏液瘤。

主动脉瓣区：风湿性主动脉瓣狭窄、主动脉瓣钙化、肥厚性心肌病。

肺动脉瓣区：先天性肺动脉瓣狭窄、法洛四联症、先天性肺动脉缩窄、房间隔缺损。

三尖瓣区：三尖瓣赘生物、房间隔缺损、相对性三尖瓣关闭不全。

胸骨左缘3、4肋间：先天性室间隔缺损。

2. 学习目的：完全性肺静脉异位的超声心动图表现？

左心房内不显示肺静脉口。右心室舒张容量负荷过重，房间隔回声中断，异常肺静脉干和合并的心脏血管畸形。多普勒检查可显示异常连接的血流和右心房至左心房分流。

第八节　右心室双出口

概述

右心室双出口的解剖定义是指主动脉和肺动脉均起源于右心室，或一根大动脉的全部和另一根大动脉的大部分（有人定为50％以上）起源于右心室。绝大部分病例有与主动脉开口大小相当的室间隔缺损。其中约60％的室间隔缺损位于主动脉瓣下方，30％位于肺动脉瓣下方，少数病例位于主动脉和肺动脉开口下方的中间部位，极少数病例室间隔缺损与大动脉开口相距较远。大动脉位置：常见的是主动脉与肺动脉开口并排于同一平面，主动脉位于右侧。其次是主动脉开口位于肺动脉开口的右后方，主动脉开口位于肺动脉开口的右前方。房室连接：绝大部分的病例房室关系一致，右心房与右心室连接，左心房与左心室连接。少数患者合并心房异构，多脾或无脾综合征等内脏异位畸形。

右心室双出口的血流动力学变化主要取决于室间隔缺损的位置和大小，以及是否合并肺动脉狭窄及其程度：①如果室间隔缺损位于主动脉瓣下而无肺动脉狭窄时，左心室血流大部分经缺损直接进入主动脉，而右心室血液主要进入肺动脉，肺血流量增多，临床上与单纯性室间隔缺损合并肺动脉高压者相似。②如果室间隔缺损位于主动脉瓣下而合并肺动脉狭窄时，左心室血流大部分经缺损直接进入主动脉，而有心室血液一部分进入肺动脉，一部分进入主动脉，肺血流量减少，临床表现类似法洛四联症。③如果室间隔缺损位于肺动脉瓣下而无肺动脉狭窄时，左心室血液主要经缺损直接进入肺动脉，而右心室血液主要进入主动脉，临床上与完全性大动脉错位合并室间隔缺损相似，有肺充血和严重发绀。室间隔缺损大，左心室排血无阻碍，左、右心室内压力相等。室间隔缺损小，左心室排血受阻，左、右心室间存在压力阶差，左心室压力高于右心室。

入院评估

一、病史询问要点

1. 生长发育活动情况及症状出现的时间。由于右心室双出口临床表现多样，视病变类型、室间隔缺损的大小及其与主动脉、肺动脉的关系，通过室间隔缺损的左心室血流方向、肺循环血流量以及是否伴有其他心脏畸形而异，但不论病变属于何种类型，患儿在出生后早期即呈现症状。

2. 右心室双出口、主动脉瓣下室间隔缺损不伴有肺动脉狭窄为最常见类型，其临床表现与大的室间隔缺损伴肺动脉高压相似，常呈现肺血流量增多而引起的反复呼吸道感染、肺炎、发育迟缓和心功能不全。

3. 右心室双出口、主动脉瓣下室间隔缺损伴肺动脉狭窄者临床表现与法洛四联症相似，有发绀、蹲踞、杵状指（趾）和缺氧性发作。右心室双出口、肺动脉瓣下室间隔缺损者，不管有无肺动脉狭窄，早在婴儿期就可呈现发绀、呼吸困难及充血性心力衰竭。

二、体格检查要点

1. 心前区收缩期杂音，但无特异性。有无 P_2 亢进或减弱。

2. 有无发绀，杵状指（趾）。

3. 有无心力衰竭的体征。

三、门诊资料分析

1. 任何类型的右心室双出口合并有大的室间隔缺损而无肺动脉狭窄者，胸片显示心影增大和肺充血。合并有肺动脉狭窄者胸片示肺血减少。胸片缺乏特异性。

2. 心电图检查常见电轴右偏，右心室肥大或双室肥大。右心导管检查：左、右心室压力及主、肺动脉压力相似为其特征，肺血管阻力增高，因左心室射血经室间隔缺损入右心室及主动脉，故动脉血氧饱和度增高。选择性右心室造影：可见主、肺动脉同时显影。

3. 心脏超声心动图可确定诊断。可以了解室间隔缺损的具体位置，大动脉的起源以及二者相互的关系，还可了解房室瓣有无异常以及合并畸形。

四、继续检查项目

1. 虽然心导管和造影检查已不作为右心室双出口的常规检查项目，但是它仍然是诊断右心室双出口的金标准。可确定室间隔缺损大小以及它与大动脉的关系，主动脉和肺动脉的相互关系，有无肺动脉狭窄以及狭窄的部位和程度，心室的大小，房室瓣的解剖和功能，心房和心室连接的关系，有无合并畸形，有无冠脉异常。心导管检查特征为因左心室射血经室间隔缺损到右心室后再入主动脉，故右心室血氧饱和度高于右心房。选择性右心室造影见主动脉、肺动脉同时显影。未合并肺动脉狭窄的右心室双出口左、右心室压力，主动脉和肺动脉压力基本相等。

2. 磁共振和超高速 CT 检查可协助诊断，因为是无创检查，近年来受到重视，有很好的发展前景。它可弥补心脏超声心动图的不足，如对外周肺血管的观察明显优于超声。

病情分析

一、诊断

右心室双出口可通过心脏超声或心导管及造影确定诊断。病史和临床表现因缺乏特异性，不能作为确诊依据。

二、临床分型

术前明确解剖类型，而且要明确有无合并其他复杂畸形，包括腹腔内脏畸形，这对选择合适的手术方式至关重要。右心室双出口分型方法很多，Iev、Kirklin 等从外科治疗的实用性观点出发，依据室间隔缺损解剖位置与动脉干的关系分为以下类型：

Ⅰ. 右心室双出口，房室关系一致

1. 主动脉瓣下室间隔缺损伴有或不伴有肺动脉狭窄

2. 肺动脉瓣下室间隔缺损伴有或不伴有肺动脉狭窄

(Taussig-BingHeart)

3. 与两大动脉开口相关的室间隔缺损伴有或不伴有肺动脉狭窄

4. 与两大动脉开口无关的室间隔缺损伴有或不伴有肺动脉狭窄

Ⅱ. 右心室双出口，房室关系不一致

1. 主动脉瓣下室间隔缺损无或有肺动脉狭窄

2. 肺动脉瓣下室间隔缺损无或有肺动脉狭窄

3. 与两大动脉开口相关的室间隔缺损无或有肺动脉狭窄

4. 与两大动脉开口无关的室间隔缺损无或有肺动脉狭窄

治疗计划

一、治疗原则

一经诊断，应尽早进行手术治疗。除非有手术禁忌证，在手术年龄上没有限制。手术方式众多，对不同的病理类型应该采取不同的手术方案。

二、手术方法

1. 对主动脉瓣下室间隔缺损不伴肺动脉狭窄者应在低温体外循环下，切开右心室作心内隧道手术，将左心室血液经室间隔缺损及隧道引入主动脉。手术宜在 1 岁以内施行，以避免发生不可逆的肺血管病变。手术相对简单。

2. 对主动脉瓣下室间隔缺损，伴肺动脉狭窄的治疗其手术方法基本上同法洛四联症，所不同的是室间隔缺损不像四联症那样简单修补，而应该做右心室心内隧道将室间隔缺损与主动脉相连接。应切除漏斗部肥厚的肌肉，切开狭窄的肺动脉瓣膜，若瓣环狭小需作右心室流出道或跨越肺动脉瓣环的补片。

3. 右心室双出口伴肺动脉瓣下室间隔缺损不管有无肺动脉狭窄，常用的有以下几种手术方法供选择：(1) 在右心室内作一室间隔缺损与肺动脉之间的隧道，使肺动脉与左心室连接，形成生理上的大动脉错位，然后在右心房内施行改道手术（Mustard 或 Senning 术），但近年来已很少采用此法。(2) 在右心室内作一隧道，将室间隔缺损与主动脉连接，这样左心室血流排入主动脉，右心室血液排入肺动脉，如隧道引起右心室流出道梗阻则需用带瓣心外导管作右心室与肺动脉的连接。（3）大动脉调转手术。右心内隧道连接室间隔缺损和肺动脉，然后作主动脉和肺动脉换位术，是目前最常采用的术式。

4. 右心室双出口伴远离大动脉的室间隔缺损可采用心外带瓣导管或采用 Fontan 类手术包括全腔肺动脉连接。

5. 对左心室明显发育不良，房室瓣骑跨的右心室双出口者不能做双心室矫治术。符合条件者可作一个心室或一个半心室矫治术。

三、术前医嘱

1. 长期医嘱

+心脏外科护理常规

+二级护理

+健康教育

+普通饮食

2. 临时医嘱（包括术前医嘱）

+血、尿、便常规

+ DIC 初筛

+生化 21 项

+血气

+心脏三位像

+心电图

+超声心动图检查

+与家属谈话并签字（手术知情同意书、输血知情同意书）

+备皮

+备血

+术前晚 7 点清洁灌肠

+术前 12 小时禁食、水

术后处理

一、一般处理

术后常规心电监护、呼吸机辅助呼吸。

二、术后医嘱

1. 术后长期医嘱（ICU 内）

✦特级护理
✦禁食、水
✦保留导尿
✦会阴冲洗
✦口腔护理
✦保留闭式引流
✦病重
✦心电监护
✦使用抗生素

2. 术后临时医嘱（ICU 内）

✦ 15%氯化钾注射液 40ml，iv gtt
✦ 10%葡萄糖酸钙注射液 20ml，iv
✦ 25%硫酸镁注射液 10ml，iv
✦申请床旁 X 线胸片检查
✦新鲜血浆/悬浮红细胞（必要时）

三、并发症处理

同一般常规心脏术后处理。

住院小结

一、疗效

右心室双出口总的手术治疗死亡率低于 10%。主要问题是由于严重的肺血管阻塞性病变、肺动脉狭窄解除不满意、有严重的合并畸形未能得到满意的纠正和并发完全性房室传导阻滞等因素所致的低心排综合征。常见的死亡原因为低心排综合征、肺水肿、心律失常、完全性房室传导阻滞、呼吸衰竭等。对于绝大多数行双心室矫治的右心室双出口远期效果优良，手术能显著改善患者的预后。

二、出院医嘱

术后定期随诊。根据具体病情决定是否口服强心利尿药。

病例教学

病历摘要

患者，女，25 岁，孕 2 产 1，否认有药物接触史，无家族遗传病史及近亲结婚史。孕 26 周来我院做产前常规检查。超声心动图：左心室血流经过室间隔缺损处进入肺动脉及主动脉；收缩期三尖瓣口心房侧可见少量反流信号。肺动脉瓣口流速正常。

问题

患者目前诊断是什么？

答案

学习目的：右心室双出口的诊断及鉴别诊断。

1. 任何类型的右心室双出口合并有大的室间隔缺损而无肺动脉狭窄者，胸片显示心影增大和肺充血。合并有肺动脉狭窄者胸片示肺血减少。胸片缺乏特异性。

2. 心电图检查常见电轴右偏，右心室肥大或双室肥大。右心导管检查：左、右心室压力及主、肺动脉压力相似为其特征，肺血管阻力增高，因左心室射血经室间隔缺损入右心室及主动脉，故动脉血氧饱和度增高。选择性右心室造影：可见主、肺动脉同时显影。

3. 心脏超声心动图可确定诊断。可以了解室间隔缺损的具体位置，大动脉的起源以及二者相互的关系，还可了解房室瓣有无异常以及合并畸形。

第九节　三尖瓣闭锁

概述

三尖瓣闭锁是一种复杂的发绀型先天性心脏病。在发绀型先天性心脏病中继法洛四联症和大动脉错位后居第三位。三尖瓣闭锁时，三尖瓣所在部位被肌性组织或者膜状组织替代，右心房与右心室不直接沟通，有心房内见不到三尖瓣瓣膜组织和三尖瓣孔。右心室发育差可以小至数毫米内径。可合并大小不等的心室间隔缺损。三尖瓣闭锁病例，左、右心房血液均通过二尖瓣，因此二尖瓣比正常者大但形态正常，左心室肥大。肺动脉及肺动脉瓣可能正常，但亦可有肺动脉瓣膜狭窄、闭锁或流出道狭窄。三尖瓣闭锁实际上是功能单心室的一种，与之类似的有心室双入口，左心发育不良综合征等。

根据肺动脉的发育情况和大动脉的解剖关系分为八型：①ⅠA型肺动脉闭锁，大动脉关系正常；②ⅠB型肺动脉狭窄，伴小室间隔缺损，大动脉关系正常；③ⅠC型肺动脉正常伴较大的室间隔缺损，大动脉关系正常；④ⅡA型肺动脉闭锁，右侧大动脉转位；⑤ⅡB型肺动脉瓣或瓣下狭窄，右侧大动脉转位；⑥ⅡC型肺动脉正常，右侧大动脉转位；⑦ⅢA型肺动脉或肺动脉瓣下狭窄，左侧大动脉转位；⑧ⅢB型主动脉瓣下狭窄，左侧大动脉转位。

病理生理：①体循环静脉血液回流到右心房后，必须经过房间隔缺损或未闭卵圆孔进入左心房，体循环静脉血和肺静脉氧合血在左心房内完全混合，造成不同程度的动脉血氧饱和度降低。②右心室发育不良，而左心室承担两侧心室的排血功能，往往扩大并出现左心衰竭。

入院评估

一、病史询问要点

不同程度的早期发绀，缺氧发作和心力衰竭是三尖瓣闭锁患者的常见症状。大多数病例从新生儿期起即可出现发绀，劳累后气急，并可采取蹲踞体位或发生缺氧性昏厥。2 岁以上患者常出现杵状指（趾）。少数肺血流量增多的病例，发绀程度减轻，易发作肺部感染。

二、体格检查要点

胸骨左缘可听到肺动脉瓣狭窄或室间隔缺损产生的收缩期杂音，合并有动脉导管未闭者可听到连续性机器样杂音。肺血流量增多者可在心尖区听到舒张期杂音。右心衰竭时可呈现肝大、水肿、颈静脉怒张等。

三、门诊资料分析

1. 心电图 90％的病例有左心室肥大。

2. 胸部 X 线表现较多变异。肺血流减少者心影正常或轻度扩大，与法洛四联症相似。肺血流量增多者心影显著扩大。大动脉错位者心影可呈鸡蛋形。

3. 心脏超声检查示三尖瓣无回声反射，房间隔和室间隔回声中断。并可见到血流自右心房至左心房再进入左心室。右心房、左心房、左心室腔均增大，右心室小或消失。

四、继续检查项目

右心导管已不作为常规检查，可以发现导管经房缺进入左心房，右心房压力高于左心房。动脉血氧含量减少，左心房、左心室、肺动脉及主动脉的血氧含量相同。选择性右心房造影显示造影剂从右心房进入左心房、左心室，再进入肺动脉和主动脉。造影检查有时还可显示室间隔缺损、右心室腔及流出道、肺动脉和两根大动脉的相互关系及位置。如果导管能进入肺动脉，应测定肺动脉压力及阻力，对手术方式选择很重要。

病情分析

一、诊断

发绀患者如果心电图显示左心室肥厚，应高度怀疑为三尖瓣闭锁。超声心动图、右心导管和心血管造影检查可以明确诊断。

二、鉴别诊断

需与法洛四联症、Ebstein 畸形、大动脉转位、右心室双出口和单心室等鉴别。

治疗计划

一、治疗原则

三尖瓣闭锁的预后极差，约 70%患儿于出生后 1 年内死亡，90%死于 10 岁以内。一经诊断应尽早手术。

二、术前准备

同一般心脏手术术前准备。

三、术前医嘱

1. 长期医嘱

✦ 心脏外科护理常规

✦ 二级护理

✦ 健康教育

✦ 普通饮食

2. 临时医嘱（包括术前医嘱）

✦ 血、尿、便常规

✦ DIC 初筛

- 生化 21 项
- 血气
- 心脏三位像
- 心电图
- 超声心动图检查
- 与家属谈话并签字（手术知情同意书、输血知情同意书）
- 备皮
- 备血
- 术前晚 7 点清洁灌肠
- 术前 12 小时禁食、水

四、手术方法

姑息性手术，适合婴儿期病例。

1. 房间隔缺损扩大术　适合房间隔缺损小或没有房间隔缺损的病例。用带气囊导管通过房间隔缺损或穿刺房间隔进行气囊扩大或造成缺损。也可用闭式方法在房间隔造成一个缺损，解除右心房和腔静脉高压，缓解右心衰竭和缺氧。

2. 体肺循环分流术　适合肺血少，年龄小，尚不适合 Fontan 类手术的病例。常用的是改良的锁骨下动脉与肺动脉分流术，即用一段 4～5mm 内径的人造血管安放在锁骨下动脉与肺动脉之间。也可施行降主动脉-左肺动脉侧吻合术（Potts 分流术）或升主动脉-肺总动脉侧吻合术（Waterston 分流术）。后两种已很少采用。

3. 上腔静脉与右肺动脉吻合术（双向 Glenn 手术）　该术式横断上腔静脉后，将其远心端与右肺动脉作端侧吻合，其手术的优点是不增加左心室容量负荷，也不产生肺血管病变。

4. 肺动脉束扎术　适合肺循环血流量过多的三尖瓣闭锁，经内科治疗难于控制的心力衰竭者，施行肺动脉环扎术以减少肺循环血流量，改善心力衰竭和防止发生肺血管病变。

矫治性手术：所谓矫治术是指生理上的纠正而非解剖矫正。1968 年，Fontan 施行右心房肺动脉吻合术同时缝闭心房间隔缺损治疗三尖瓣闭锁获得成功，其他术式都由此演变而来（改良 Fontan 手术）。手术的目的是将体循环静脉回流的血液全部引入肺动脉，在肺内进行氧合而不依靠右心室排送血液。

Fontan手术的条件有：①肺动脉平均压力<15mmHg，如果系肺血流增多病例，只要肺血管阻力<2Wood单位/m^2，压力超过15mmHg也可考虑手术。②肺血管阻力<4Wood单位/m^2，高于此值是Fontan手术的绝对禁忌证。③左心室射血分数>0.6。④左心室舒张末期压力<12mmHg。⑤二尖瓣无关闭不全，如存在术中须纠正。⑥年龄在2～6岁最佳。⑦窦性节律，不是绝对条件。⑧肺动脉干与升主动脉直径比例≥0.75。McGoon比值大1.8，肺动脉指数大于250ml/m^2。手术方式有下列几种，其中以全腔肺动脉连接最为常用。

1. 右心房-肺动脉连接适用于ⅡB和ⅢA型三尖瓣闭锁。肺动脉干根部离断，近心端关闭，肺动脉干经主动脉后转向右侧，与右心房顶部吻合。需充分游离肺总动脉及左、右肺动脉，防止牵拉张力和扭曲，引起吻合口狭窄。2岁以内吻合口直径不能小于2cm，3岁以上应为2.5～3cm。

2. 右心房-右心室连接适用于ⅠB和ⅠC型三尖瓣闭锁。手术方法有右心房作“门”形切口，心房壁翻向右心室流出道切口，与切口下边缘作吻合，前壁用心包补片覆盖，形成通道。此外，在右心房与右心室之间安放带瓣外导管，可在体外循环下作右心室切口，切除漏斗腔内肥厚肌肉，室间隔缺损直接缝合或补片修复。经右心房切口，用补片闭合房间隔缺损。最后用涤纶织片或Gortex外管道吻合右心房与右心室漏斗部。

3. 全腔静脉肺动脉连接是目前治疗三尖瓣闭锁的常用术式。内容包括上腔静脉离断，其远端与右肺动脉上缘端侧吻合，上腔静脉近心端与右肺动脉下缘吻合。心房内隧道或心房外管道将下腔静脉血引流至肺动脉。该种术式也可分期实行，第一期行Glenn分流或半Fontan术，保留或不保留另外的肺前向分流。1～2年后再完成Fontan手术。目前资料表明分期Fontan手术死亡率和并发症较一次性Fontan手术低。

术后处理

一、一般处理

术后常规心电监护、呼吸机辅助呼吸。

二、术后医嘱

1. 术后长期医嘱（ICU 内）

+ 特级护理
+ 禁食、水
+ 保留导尿
+ 会阴冲洗
+ 口腔护理
+ 保留闭式引流
+ 病重
+ 心电监护
+ 使用抗生素

2. 术后临时医嘱（ICU 内）

+ 15%氯化钾注射液 40ml，iv gtt
+ 10%葡萄糖酸钙注射液 20ml，iv
+ 25%硫酸镁注射液 10ml，iv
+ 申请床旁 X 线胸片检查
+ 新鲜血浆/悬浮红细胞（必要时）

三、术后处理

早期采取半坐位并屈髋屈膝促进静脉回流。手术后早期以输入胶体为主维持较高的右心房压，中心静脉压一般不超过 18cmH_2O。如果超过 18cmH_2O，血流动力学不稳定，提示预后不良，需采取相应的再手术处理，如开窗术等。低心排出量综合征时，则应用多巴胺、肾上腺素或硝普钠等药物。避免使用 PEEP，尽早脱离呼吸机。术后因右心房压力增高，静脉回流受限可造成引流量增多，可用利尿药和（或）洋地黄。密切观察有无胸腔积液，如有胸内积液，采取胸腔穿刺或闭式引流治疗。

住院小结

一、疗效

术后常见并发症是低心排、右心衰竭、低氧血症和胸腔积液，尤其以胸腔积液常见，发生率高达 20%以上。少数有乳糜胸及蛋白丢失性肠病。分流手术中，以双向 Glenn 分流手术效果最好。改良 Fontan 手术早期死亡率为 10%左右。近年来下降至 5%

左右。大多数术后患者发绀消失，活动能力增强，手术效果满意。远期部分患者出现血栓栓塞、活动能力下降、心律失常。

二、出院医嘱

术后口服阿司匹林或华法林抗凝 2～3 个月。定期随访。

病例教学

病历摘要

女，3 岁，自幼出现发绀，劳累后气急，经常采取蹲踞体位，并曾发生昏厥。2 岁后出现杵状指。3 年来经常患感冒，肺炎。查体：心脏听诊，胸骨左缘可听到高调收缩期杂音。

问题

1. 根据现有情况，该患者目前诊断是什么？
2. 如需确诊，还需要什么辅助检查手段？

答案

1. 学习目的：胸骨左缘闻及收缩期杂音，见于哪些疾病？

先天性肺动脉瓣狭窄、法洛四联症、先天性肺动脉缩窄、房间隔缺损、三尖瓣赘生物、房间隔缺损、相对性三尖瓣关闭不全、先天性室间隔缺损。

2. 学习目的：三尖瓣闭锁的典型超声心动图表现。

三尖瓣无回声反射，房间隔和室间隔回声中断，并可见到血流自右心房至左心房再进入左心室。右心房、左心房、左心室腔均增大，右心室小或消失。

第十节　三尖瓣下移畸形

概述

三尖瓣下移畸形（Ebstein 畸形）是一种少见的先天性复杂畸形，病变以三尖瓣发育异常、瓣环扩大、瓣叶下移、关闭不全和房化右心室形成为主，也可合并其他心内畸形。据国内外统计，其发病率在先天性心脏病中占 1%左右。

三尖瓣下移属一种较为少见的先天性心脏病，虽然主要特征为三尖瓣下移，但每个病例的病理解剖差异较大，其病理生理改变程度及临床症状亦有不同。较为共同的病理改变为：

1. 三尖瓣隔瓣与后瓣叶基部呈不同程度的下移，可有不同程度的发育不良甚或遗留有膜样残迹。前瓣叶一般较宽、较长，附着于正常瓣环水平。但有时前瓣也可下移和发育不良。

2. 下移后出现的“房化右心室”壁薄而缺乏收缩力。右心房巨大，右心室缩小或发育不良。瓣环扩大。

3. 三尖瓣关闭不全，由瓣叶错位、瓣叶的发育不良、腱索异常和瓣环扩大造成。

4. Carpentier依据前叶的大小和活动度，下移瓣叶的轻重和房化心室的大小，右心室腔的大小分为A、B、C、D四型。

5. 大部分病例合并有房间隔缺损或卵圆孔未闭而发生右向左分流。少数病例还可合并其他心脏畸形。少数合并预激综合征。

入院评估

一、病史询问要点

三尖瓣下移的临床表现与三尖瓣关闭不全的程度和右心室功能及合并畸形密切相关。临床上，常见以活动后心悸、气急、颈静脉怒张、肝脾肿大和腹水等严重右心衰竭表现。少数因心律失常，合并有房间隔缺损或卵圆孔未闭者，因产生右向左分流而出现发绀，而右心衰竭的表现则相应较轻。注意询问患者的活动能力，有无栓塞、脑脓肿病史。

二、体格检查要点

注意有无发绀，三尖瓣区有无心脏杂音，注意心律是否整齐。有无静脉怒张，肝大和腹水，水肿。

三、门诊资料分析

1. 心电图上可出现各种心律失常。

2. 胸部X线检查可显示心影呈球形扩大，以右心房扩大明显，肺血少。

3. 超声心动图可显示三尖瓣瓣叶下移情况、前瓣叶的大小和活动度以及三尖瓣关闭不全的程度及合并畸形。心脏超声完全可以替代心血管造影。

四、继续检查项目

一般不需再检查，怀疑合并其他畸形不能明确时，可作心导管造影检查。

病情分析

一、诊断

不明原因的心律失常、心脏扩大、右心衰竭，应考虑该病的可能，胸片可提示诊断，确诊依靠心脏超声，并可准确判断右心房大小、三尖瓣环大小、瓣叶功能、有无右心室流出梗阻和卵圆孔未闭或房间隔缺损以及三尖瓣关闭不全的程度。

二、鉴别诊断

心脏超声可确诊，一般无需鉴别。

治疗计划

一、治疗原则

三尖瓣下移如果病变轻，三尖瓣关闭不全轻，心脏不扩大，心功能良好，可以随诊观察。如果有明显三尖瓣关闭不全，右心衰竭（心功能 3～4 级），明显发绀，心脏显著扩大，心律失常，都应尽早手术治疗。出生后即有症状的三尖瓣下移预后很差。症状出现晚而轻，预后相对较好。常见死亡原因是心力衰竭、猝死和反常栓塞。

二、术前准备

同常规心脏手术。

三、术前医嘱

1. 长期医嘱

+ 心脏外科护理常规
+ 二级护理
+ 健康教育
+ 普通饮食

2. 临时医嘱（包括术前医嘱）

+ 血、尿、便常规
+ DIC 初筛
+ 生化 21 项
+ 血气
+ 心脏三位像

- 心电图
- 超声心动图检查
- 与家属谈话并签字（手术知情同意书、输血知情同意书）
- 备皮
- 备血
- 术前晚7点清洁灌肠
- 术前12小时禁食、水

四、手术方法

手术的重点为矫正三尖瓣关闭不全，其次是根据房化右心室的大小决定是否处理房化的右心室以及修补合并的畸形。如有异常传导束，术中同时处理。主要手术方法有三尖瓣成形术和三尖瓣置换术两种。如果三尖瓣前瓣发育良好，选择成形术（A、B型）。瓣膜置换术适合瓣叶发育不良而无法成形的病例（C、D型），操作较简单。

三尖瓣成形的方法虽然较多，但具体操作大同小异，具体方法的选择应根据病变类型、术者的经验和偏好而定。对房化心室的处理有三种选择：纵向折叠（Carpentier，Quaegubeur）、横向折叠（Hardy，Danielson）或不折叠（Sebening，Hetzer）。对前瓣叶是否进行移位处理依具体采用的术式而定：Hardyr法、Hetzer法、Seening法、Danielson法（同时作瓣环成形）不处理瓣叶。而Carpentier法（同时作瓣环成形）和Quaegubear法需进行后瓣和部分前瓣的转移。如果右心室严重发育不良，可选择全腔肺静脉连接术（一个心室矫治术）或三尖瓣成形加双向Glenn手术（一个半心室矫治术）。极少数严重病例需要心脏移植。

对于病情严重的新生儿的三尖瓣下移畸形，可考虑Starnes手术，其手术内容包括房间隔切除，补片封闭三尖瓣口，人为造成功能性三尖瓣闭锁，然后行体肺分流术。以后再行Fontan类手术。

术后处理

术后同一般心脏手术处理，特别注意心律失常问题。

住院小结

一、疗效

手术死亡率约5%。急性心力衰竭是术后主要死因。绝大多数患者三尖瓣成形术的中远期效果良好，心功能Ⅰ～Ⅱ级，再手术率低（3%～5%）。瓣膜成形术后常见并发症主要是残余三尖瓣反流、心律失常。

二、出院医嘱

定期随访，换瓣术后需抗凝治疗。

病例教学

病历摘要

男，32岁，因心悸、胸闷伴心前区疼痛6个月余入院。无咳嗽、咳痰、血痰、气促和呼吸困难等症状。查体：神志清楚合作，无发绀和杵状指（趾），心前区无隆起，无抬举样搏动，未扪及震颤，HR 86次/分，律齐，$P_2 < A_2$，心音有力，左侧第4～5肋间可闻及Ⅱ/6级收缩期杂音，双下肢无水肿，肺、腹未见异常。室壁薄，三尖瓣前瓣明显增大，船帆样活动幅度增大，隔瓣和后瓣发育差，后瓣的位置明显下移约5cm且活动幅度减小，瓣膜关闭延迟，三尖瓣重度反流。

问题

1. 目前考虑何种诊断？

2. 该疾病治疗原则？

答案

1. 学习目的：三尖瓣下移畸形的诊断要点。

超声心动图可显示三尖瓣瓣叶下移情况、前瓣叶的大小和活动度、三尖瓣关闭不全的程度及合并畸形。心脏超声完全可以替代心血管造影。

2. 学习目的：三尖瓣下移畸形治疗原则。

手术的重点为矫正三尖瓣关闭不全，其次是根据房化右心室的大小决定是否处理房化的右心室以及修补合并的畸形。如有异常传导束，术中同时处理。主要手术方法有三尖瓣成形术和三尖瓣置换术两种。

第十一节　三房心

概述

三房心是一种罕见的心脏畸形，因胚胎期肺静脉干未能与固有左心房融合，左心房被异常纤维肌肉隔膜分为与肺静脉相连的副房及与左心耳、二尖瓣口相连的主房。单纯的病例较少，80%多合并其他的心血管畸形，最常见为房间隔缺损。

三房心的分类方法较多，临床常分为三型：

Ⅰ型：副房与真性左心房之间不相通，此型多见于婴幼儿，均早期死亡。

Ⅱ型：副房与真性左心房之间有一至数个小的通道，从外科角度又分为两个亚型。A 型与右心房不相通，临床表现类似二尖瓣狭窄症状；B 型与右心房相通，临床表现类似房间隔缺损或完全性肺静脉异常回流的症状。

Ⅲ型：副房与真性左心房存在较大的交通孔道，对血流动力学影响不大。

其他分类方法包括：根据有无肺静脉异位连接分为完全型（无肺静脉异位连接）和不完全型（有肺静脉异位连接）；同时根据其是否合并其他心脏畸形再分为单纯型和复杂型。

入院评估

一、病史询问要点

三房心的临床表现主要取决于隔膜交通孔道的大小和房间隔缺损的有无。孔道小的病例，如果无房间隔缺损，生后不久即可出现严重呼吸急促及心力衰竭。孔道较大的病例或合并有房间隔缺损者，症状出现较迟。交通口大的三房心临床上可无症状，或仅在活动后稍有气促。

二、体格检查要点

多数病例在心底部可闻及喷射性收缩期杂音和舒张期杂音，这是由于梗阻严重的孔道近远端有很高的压力阶差所致，P_2 亢进。但也可无杂音。

三、门诊资料分析

1. X线检查无特征性表现。心脏以右心室肥大为主，有明显肺循环高压但左心房不大或仅轻度增大为其特征，上腔静脉扩张，肺间质水肿，肺动脉段突出显示肺动、静脉高压征。

2. 心电图电轴右偏，右心室肥大，右心房肥大。

3. 超声心动图B型超声显示左心房内，二尖瓣上方可见到异常隔膜回声，并可见血流通过隔膜上的孔道以及房间隔缺损的大小，对诊断帮助很大，目前已代替了有创检查。

四、继续检查项目

如果心脏超声已明确诊断。一般不需常规进行心导管造影检查。心导管检查及造影：右心导管如测得肺动脉楔压增高而真正的左心房压力低或正常为其特点。约1/3病例导管进入右心房后可通过房间隔缺损或卵圆孔进入左心房，进入左心房造影可显示在房内存在异常隔膜。

病情分析

一、诊断

确诊依赖超声心动图。

二、鉴别诊断

1. 二尖瓣狭窄　血流动力学改变与三房心相似，故从临床症状和体征上较难鉴别。超声心动图检查可明确诊断，如左心房扩大，没有隔膜也无心内分流，仅显示二尖瓣狭窄病变。

2. 完全性肺静脉异常回流　X线胸部平片心影呈“8”字或“雪人”形。肺动脉造影可显示肺静脉异常连接情况。超声心动图显示异常肺静脉回流和房间隔缺损。

3. 左心房黏液瘤　黏液瘤可造成二尖瓣口的梗阻，临床症状与二尖瓣狭窄或三房心相似。超声心动图即可获得确诊。

治疗计划

一、治疗原则

三房心确诊后应尽早手术治疗，手术是治疗三房心唯一有效的方法。Ⅰ型三房心应急诊手术，否则难以生存。Ⅱ型应尽早择期手术。Ⅲ型可随诊观察，有肺静脉梗阻表现后再考虑手术。

二、术前准备

同一般心脏手术。

三、术前医嘱

1. 长期医嘱

+ 心脏外科护理常规
+ 二级护理
+ 健康教育
+ 普通饮食

2. 临时医嘱（包括术前医嘱）

+ 血、尿、便常规
+ DIC 初筛
+ 生化 21 项
+ 血气
+ 心脏三位像
+ 心电图
+ 超声心动图检查
+ 与家属谈话并签字（手术知情同意书、输血知情同意书）
+ 备皮
+ 备血
+ 术前晚 7 点清洁灌肠
+ 术前 12 小时禁食、水

四、手术方法

手术原则：单纯型切除纤维隔膜，使副房、真性左心房间血流充分通畅。复杂型要同时彻底矫治其他心脏畸形。对不完全型注意把异位连接的肺静脉完整地引流入左心房。注意闭合房间隔时保持足够的左心房空间。

手术需要在体外循环下施行，充分去除异常隔膜解除梗阻，同时修补房间隔缺损并矫治其他合并心内畸形。手术可采用以下两种心脏切口：①经右心房切口，通过房间隔进入左心房，适合伴有房间隔缺损的病例。儿童患者由于左心房较小，容易损伤二尖瓣，多采用此路径。②经房间沟左心房切口，适合不合并房间隔缺损的病例。

术后处理

一、一般处理

术后常规心电监护、呼吸机辅助呼吸。

二、术后医嘱

1. 术后长期医嘱（ICU 内）

- 特级护理
- 禁食、水
- 保留导尿
- 会阴冲洗
- 口腔护理
- 保留闭式引流
- 病重
- 心电监护
- 使用抗生素

2. 术后临时医嘱（ICU 内）

- 15%氯化钾注射液 40ml，iv gtt
- 10%葡萄糖酸钙注射液 20ml，iv
- 25%硫酸镁注射液 10ml，iv
- 申请床旁 X 线胸片检查
- 新鲜血浆/悬浮红细胞（必要时）

住院小结

一、疗效

术后并发症少。三房心的近期和远期手术效果均良好，肺动脉压术后可降至正常。

二、出院医嘱

同一般心脏手术后医嘱。

病例教学

病历摘要

患者，男，25 岁，因活动后胸闷、气促 12 小时入院。查体：发育可，口唇无发绀，心律绝对不齐，心界不大，胸骨左缘第 2、3 肋间可闻及Ⅱ～Ⅲ/6 级收缩期杂音。辅助检查：心脏彩色多普勒超声检查示左心房内隔膜样线状低回声，两侧壁回声失落，副房与真房内未见穿过房间隔的分流束，全心扩大。

问题

1. 患者出现目前症状的病因在哪里？超声结果提示什么？
2. 是否需要进一步检查明确诊断？
3. 明确诊断后下一步治疗方法？
4. 外科手术治疗预后如何？

答案

1. 学习目的：三房心的解剖学分型。

Ⅰ型：副房与真性左心房之间不相通，此型多见于婴幼儿，均早期死亡。

Ⅱ型：副房与真性左心房之间有一至数个小的通道。从外科角度又分为两个亚型。A型与右心房不相通，临床表现类似二尖瓣狭窄症状；B型与右心房相通，临床表现类似房间隔缺损或完全性肺静脉异常回流的症状。

Ⅲ型：副房与真性左心房存在较大的交通孔道，对血流动力学影响不大。

2. 学习目的：三房心手术治疗原则。

单纯型切除纤维隔膜，使副房、真性左心房间血流充分通畅；复杂型要同时彻底矫治其他心脏畸形；对不完全型注意把异位连接的肺静脉完整地引流入左心房。注意闭合房间隔时保持足够的左心房空间。

第十二节　完全性大动脉错位

概述

完全性大动脉错位是新生儿及婴儿期常见的、严重的发绀型先天性心脏病，发病率占先天性心脏病的5%。主要畸形为主动脉起源于右心室，肺动脉起源于左心室，主动脉与二尖瓣间的纤维中断。主动脉接受来自从右心室的体循环静脉血，而肺动脉接受来自左心室的肺静脉氧合血液，因而形成两个隔绝的循环系统，即右心房→右心室→主动脉→全身→体静脉→右心房为一个循环；左心房→左心室、肺动脉→肺→肺静脉→左心房为另一个循环系统。常伴有房间隔缺损、室间隔缺损、动脉导管未闭、肺动脉狭窄、房室管畸形等，否则不能存活。

临床分型：根据有无并存的心脏血管畸形，本病可分为四型：

Ⅰ型：室间隔完整（可伴有房间隔缺损或卵圆孔未闭或动脉导管未闭），约占50%左右。

Ⅱ型：伴心室间隔缺损（可能合并有卵圆孔未闭或动脉导管关闭），约占25%。

Ⅲ型：室间隔缺损完整伴肺动脉狭窄（可伴有卵圆孔未闭或动脉导管未闭），约占10%。

Ⅳ型：伴室间隔缺损及肺动脉狭窄或其他畸形，约占15%。

入院评估

一、病史询问要点

临床表现：以呼吸困难、发绀、进行性心脏扩大和早期出现心力衰竭为主。因病变类型不同，肺充血程度和体肺循环血液分流量多少不同，症状及其出现时间也不同。

Ⅰ型　患儿出生时或数日内即出现缺氧、发绀、气急、酸中毒和心力衰竭，可闻及收缩期喷射性杂音，常在出生后数日内死于严重低氧血症。

Ⅱ型　出现症状较迟，在出生后数周或数月内出现气急、发绀和充血性心力衰竭。室间隔缺损巨大者体肺循环分流量多，心脏扩大，肝大，在胸骨左下缘常有粗糙的全收缩期或喷射性收缩期杂音。

Ⅲ型　并有肺动脉瓣、瓣环或瓣下狭窄者肺血流量减少，肺高压和肺血管阻塞性病变延迟发生，出现症状较晚，临床表现与法洛四联症相似，有发绀、缺氧和酸中毒，但心力衰竭少见。

Ⅳ型　一般在1岁以后因肺动脉高压出现肺血管阻塞性病变，呈现呼吸困难、心力衰竭和进行性发绀，除有收缩期杂音外，P_2常亢进。

二、体格检查要点

1. 有无发绀，气促。

2. 心前区杂音，有无 P_2 亢进。

3. 有无右心衰体征。

三、门诊资料分析

1. 胸片检查　出生时心脏大小正常，以后日益增大，心脏轮廓呈斜置蛋形。除非伴有肺动脉狭窄，一般肺血管影纹增多。有大型室间隔缺损伴肺动脉高压则心脏显著扩大，肺血管影增多并可呈现肺水肿表现。

2. 心电图　电轴右偏，右心室肥大，并有室间隔缺损或动脉导管未闭者，则左、右心室肥大和心肌损害。

3. 超声心动图　主动脉根部水平横切面显示肺动脉位于左后方，主动脉位于右前方，起源于左心室的肺动脉分为左、右两支。主动脉则起源于右心室，肺动脉瓣比主动脉瓣开放早而关闭迟。可确定冠状动脉开口位置。

四、继续检查项目

心导管不作为常规检查。经股静脉插入导管进入右心房、右心室再进入主动脉，亦可在右心房内通过卵圆孔未闭进入左心房再经左心室进入肺动脉。右心室收缩压接近体循环压力，主动脉内血氧饱和度低。右心室造影：主动脉立即显影，如有室间隔缺损，不但可显示其大小和位置，而且左心室及肺动脉也同时显影。

病情分析

一、诊断

病史、体征没有特异性，确诊靠心脏超声。

二、鉴别诊断

1. 右心室双出口，特别是 Taussing－Bing 畸形

2. 法洛四联症

治疗计划

一、治疗原则

手术适应证：

完全性大动脉错位若不伴室间隔缺损，预后不良，未经手术者约 80％死于 1 岁以内。常见死亡原因为心力衰竭及肺部感染、

缺氧、脑出血以及红细胞增多而引起脑栓塞。

（1）生后即有严重发绀、心力衰竭、不能耐受矫治性手术时，可急诊行气囊导管扩开房间隔。如果手术失败，发绀不减轻、血氧饱和度提高不满意和心力衰竭仍不能控制，可施行部分房间隔切除术。

（2）伴室间隔缺损的大动脉错位，内科治疗不能控制充血性心力衰竭，应在生后1～2日施行肺动脉环扎术。

（3）大动脉错位伴肺动脉狭窄，施行体肺动脉分流术。

（4）目前施行根治术已没有年龄上的限制。有的病例出生后即应手术。

二、术前准备

1. 新生儿一旦确诊，立即应用前列腺素E1静脉滴注，维持动脉导管开放。若见效果，可维持24小时或数日保持动脉导管开放，血氧饱和度升高，发绀减轻。

2. 控制心力衰竭。

3. 纠正酸碱平衡异常，为进一步治疗创造条件。

4. 其他同一般心脏手术。

三、术前医嘱

1. 长期医嘱

✦ 心脏外科护理常规

✦ 二级护理

✦ 健康教育

✦ 普通饮食

2. 临时医嘱（包括术前医嘱）

✦ 血、尿、便常规

✦ DIC初筛

✦ 生化21项

✦ 血气

✦ 心脏三位像

✦ 心电图

✦ 超声心动图检查

✦ 与家属谈话并签字（手术知情同意书、输血知情同意书）

- 备皮
- 备血
- 术前晚7点清洁灌肠
- 术前12小时禁食、水

四、手术方法

1. 姑息性手术方法

(1) 球囊导管房间隔扩大术（Rashkind术）：在新生儿拟诊大动脉错位时应用气囊导管插入右心室造影，明确诊断后将导管退入右心房，经卵圆孔入左心房，经测压或测血氧证实后，注入1.5～2.0ml造影剂张开气囊，然后迅速将气囊拉回右心房或下腔静脉。这样重复操作2～3次，确保房间隔得到适当的撕裂。满意结果应是血氧饱和度升高，酸中毒纠正，左、右心房间的压差消失，再按是否有根治手术指征施行根治术。常见并发症为心脏穿破、三尖瓣和下腔静脉撕裂伤，手术死亡率约5%。

(2) 闭式房间隔切开术（Blalock-Hanlon手术）：如Rashkind术后缓解仍不满意，发绀继续加重可采用闭式手术，切除一部分房间隔的右缘，人为地造成较大的房间隔缺损，常可提供足够的左、右心房混合血而减轻症状。

(3) 体-肺动脉分流术：包括各种体-肺动脉的吻合术，适用于大动脉错位合并肺动脉狭窄的病例，改善缺氧效果较好，适用于婴幼儿，手术简单，以后再作二期手术。但是，如果吻合口过大而致分流入肺循环的血流量过多可引起心力衰竭。

(4) 肺动脉环缩术（Banding术）：适用于婴儿大动脉错位因肺血管血流量过多导致充血性心力衰竭，而又暂时不宜作矫治手术者。应用束带环缩肺总动脉50%～69%，束带长度为24mm加体重公斤数毫米。要求两端压力差为40mmHg，肺动脉压力比环扎前下降1/3，同时右心室压力比环扎前上升1/4，束扎远端的肺动脉压力降至主动脉压的1/3～1/2，左心房压力略有降低，主动脉压力略有上升。术后达到心内左向右分流量减少，肺血流量减少，使肺血管床承受压力减少，为矫治手术创造条件，主要并发症为右心室流出道或肺动脉阻塞而致右心衰竭。

2. 根治性手术

大动脉的矫正手术术式众多，分生理矫正和解剖矫正，应根据每个患者的具体情况、医生的经验等因素决定。术式主要有以下几种。最常用的是大动脉调转术。

(1) Mustard 术：为心房内改道手术。属生理性矫治术，应用心包或涤纶织物在右心房内建成屏障，置于上、下腔静脉的周围，将腔静脉的血（即体循环的静脉血）引向三尖瓣口而入后左侧心室入肺。将肺静脉血引向三尖瓣口而入前右侧心室入主动脉。虽在解剖学上使畸形更复杂，但可在血流动力学上达到生理功能的要求。并发症有腔静脉、肺静脉阻塞，心律失常，慢性心力衰竭，三尖瓣关闭不全等，近年来已很少采用此术式。

(2) Senning 术：属生理性矫治术，适合完全性大动脉转位未合并肺动脉狭窄，但已不能行大动脉水平调位的病例。应用房间隔与心房壁组织或自体心包作成心内与心外隧道，以纠正静脉血回流。与 Mustard 术的不同点为：只需较小补片作心房内隧道，有利于保存心房的发育能力，不像 Mustard 术后血流在房间隔水平通过，而是经心脏外通道，术后心房功能不受影响，腔静脉及肺静脉阻塞少见。并发症为心律失常、心力衰竭和三尖瓣关闭不全。

(3) Rastelli 术：为解剖矫治术，以内隧道将左心室的血导入主动脉，应用带瓣心外导管重建右心室和肺动脉的连续性，从而矫治右心室与肺动脉之间的梗阻。适合完全性大动脉转位合并室间隔缺损及肺动脉狭窄的大动脉转位病例，并发症主要有心外导管瓣膜钙化、梗阻、出血、心力衰竭等。手术时机 1～2 岁后合适。

(4) Switch 术：为完全性大动脉转位的解剖学矫治术，适用没有肺动脉狭窄，左心室发育好的病例。是目前应用最多的首选治疗大动脉转位的标准手术，技术要求高。有严格的年龄限制，单纯完全性大动脉转位以出生后 2 周内施行效果为佳。如果合并有室间隔缺损，也应争取在出生后 1 月内手术，超过此时间，左心室难以承担术后体循环的功能。手术要点是将主动脉与肺动脉换位，同时作冠状动脉移位再植，重建新的主动脉和肺动脉根部是一种理想、合理的手术。如果左心室功能不好，可以行二期

Switch 手术。一期先行肺动脉环缩，锻炼左心室，然后再行大动脉调位。

(5) Nikaidoh 手术：为主动脉根部带自体瓣膜的移位术，属解剖矫治，手术一般不需要冠脉再植。最适合完全性大动脉转位合并室间隔缺损和肺动脉狭窄的病例，但手术难度较大。

(6) REV 手术：适应证同 Rastelli 手术，以内隧道将左心室的血导入主动脉，游离下拉自体肺动脉，再将肺动脉与右心室连接，该手术不需带瓣外导管，而且自体组织有生长潜力，可随年龄长大，但肺动脉需有足够的长度。

术后处理

一、一般处理

术后常规心电监护、呼吸机辅助呼吸。

二、术后医嘱

1. 术后长期医嘱（ICU 内）

+ 特级护理
+ 禁食、水
+ 保留导尿
+ 会阴冲洗
+ 口腔护理
+ 保留闭式引流
+ 病重
+ 心电监护
+ 使用抗生素

2. 术后临时医嘱（ICU 内）

+ 15%氯化钾注射液 40ml，iv gtt
+ 10%葡萄糖酸钙注射液 20ml，iv
+ 25%硫酸镁注射液 10ml，iv
+ 申请床旁 X 线胸片检查
+ 新鲜血浆/悬浮红细胞（必要时）

三、并发症处理

同常规婴幼儿心脏术后处理。早期血压维持不宜过高。

住院小结

一、疗效

国内报告的手术病例少，大动脉换位手术的死亡率为10%～40%。国外大组病例的手术死亡率2%～5%，有经验的单位手术死亡率更低，术后并发症少。大动脉换位手术的近期和远期手术效果良好，手术可显著改善患者的预后。术后20年存活率80%以上。心房水平调转术的远期效果相对较差，心律失常、静脉回流梗阻、右心房室瓣关闭不全、晚期右心衰发生率较高，约20%左右。

二、出院医嘱

定期随诊，特别是心房水平调转术和带瓣导管术后的病例需长期随访。

病例教学

病历摘要

患儿，女，2个月，因呼吸困难3天，加重伴烦躁1天入院。查体：T37.3℃，R72次/分，P180次/分，体重5.5kg。精神差，点头样呼吸。全身皮肤发绀，口唇呈樱红色，吸气三凹征阳性。双肺呼吸音粗糙，闻及较多湿啰音，心率180次/分，律齐，心尖区第一心音低钝，胸骨左缘第2、3肋间闻及Ⅲ/6级以上全收缩期吹风样杂音，并向颈、背部传导。腹胀，肝肋下约3cm，质软。心脏彩超示：完全性大动脉错位，动脉导管未闭，房间隔缺损。

问题

1. 患者目前症状，考虑哪些诊断？

2. 诊断明确后，应行何种治疗手段？

答案

1. 学习目的：完全性大动脉转位生理解剖特点。

主要畸形为主动脉起源于右心室，肺动脉起源于左心室，主动脉与二尖瓣间的纤维中断。主动脉接受来自从右心室的体循环静脉血，而肺动脉接受来自左心室的肺静脉氧合血液，因而形成两个隔绝的循环系统。即右心房→右心室→主动脉→全身→体静脉→右心房为一个循环；左心房→左心室肺动脉→肺→肺静脉→左心房为另一个循环系统。

2. 学习目的：完全性大动脉转位手术根治方法。

Switch 术：为完全性大动脉转位的解剖学矫治术，适用于没有肺动脉狭窄、左心室发育好的病例。是目前应用最多的首选治疗大动脉转位的标准手术，技术要求高。有严格的年龄限制，单纯 TGA 以出生后 2 周内施行效果为佳。如果合并有室间隔缺损，也应争取在出生后 1 月内手术，超过此时间，左心室难以承担术后体循环的功能。手术要点是将主动脉与肺动脉换位，同时作冠状动脉移位再植，重建新的主动脉和肺动脉根部。是一种理想、合理的手术。如果左心室功能不好，可以行二期 Switch 手术。一期先行肺动脉环缩，锻炼左心室，然后再行大动脉调位。

第十三节　永存动脉干

概述

永存动脉干（truncus arteriosus）是一种少见的先天性心脏病。是因为胚胎期原始动脉干中止发育，左、右心室发出单一动脉干，冠状动脉、肺动脉、体动脉均发自此干。肺动脉主干与右心室无直接联系，而是从动脉干发出。其发病率占先天性心脏病的 0.4%～2.8%，男女发病率无差异。永存动脉干常伴高位室间隔缺损，大部分为漏斗部室间隔缺损。房室束一般离室间隔缺损边缘较远。传统分类法是按照肺动脉自动脉干发出的位置，将本病分为 4 型：Ⅰ型是动脉干左后壁起始处发出较短的主肺动脉，然后再分为左、右肺动脉，占 47%；Ⅱ型是左、右肺动脉起始于动脉干的后壁，占 29%；Ⅲ型为左、右肺动脉起始于动脉干的侧壁，占 13%；Ⅳ型为左、右肺动脉缺如，肺循环由起自降主动脉的支气管动脉供应。有学者认为Ⅳ型属于肺动脉闭锁或法洛四联症伴肺动脉干缺如，不应视为永存动脉干。永存动脉干的冠状动脉开口位置偏高，常有一支粗大的右冠状动脉分支横跨右心室前壁至左冠状动脉前降支。合并畸形有动脉导管未闭、左上腔静脉、完全性肺静脉异位连接、房间隔缺损等。动脉干瓣膜以三叶瓣多见，其次为四叶瓣和二叶瓣。少数合并瓣膜狭窄或瓣膜关闭不全。

入院评估

一、病史询问要点

1. 出生后早期有无呼吸急促、心动过速、易激惹及喂养困难等心力衰竭表现。

2. 有无发绀。

二、体格检查要点

1. 有无发绀。

2. 心前区有无隆起，心尖搏动明显，胸骨左缘有无收缩期震颤及收缩期吹风样杂音。在动脉干瓣膜完全开放时，常可闻及“喀喇音”。

3. 如伴有动脉干瓣膜关闭不全，则可在心前区听到舒张早期叹息样杂音，这对于永存动脉干的诊断有帮助，尤其伴有胸片肺血增多及右位主动脉弓时。

4. 第二心音常为单一音，但有约 1/3 的病例有第二心音分裂。由于持续的左向右分流的存在，患者可有周围血管征。

三、门诊资料分析

1. X线胸片　X线胸片示婴幼儿期即有明显心脏增大及肺充血，主-肺动脉段缺如，但左肺动脉的起始部常较明显（年长儿童可在左上纵隔处见“逗号”征）。孤立的右肺动脉起源于动脉干左侧时，亦可出现相似的征象。当一侧肺动脉血供来源于支气管伴行动脉或较小的未闭动脉导管时，该侧胸廓可较小，且血管分布较少。当并发主动脉弓中断时，胸片中降主动脉常较显著。

2. 心电图　常显示为左、右心室肥大，多以左心室肥大为主。电轴正常或轻度右偏。

3. 超声心动图　超声心动图检查可明确诊断，并可区分永存动脉干的类型，确定室间隔缺损的大小、位置，可显示单支血管骑跨于室间隔之上，并显示动脉干瓣膜的异常，如瓣叶数目、有无狭窄及关闭不全等。

四、继续检查项目

心导管检查及心血管造影：可提供肺动脉、主动脉及血流动力学状态等方面的资料。心血管造影检查可显示肺动脉起源、大小及分支情况。在动脉干根部注入造影剂，使冠状动脉显影，可了解冠状动脉的分布情况。右心导管检查显示右心室流出道血氧含量增高，右心室压力与体循环动脉压相等。若导管能直接进入左、右肺动脉测定压力及血氧含量，则对确定分流的位置、方向和肺血管阻力都有帮助。

病情分析

一、诊断

1. 病史　症状出现的早晚可提示畸形的轻重。

2. 体格检查　杂音没有特异性，P_2 亢进提示肺动脉高压较重，如有发绀，常提示已有肺动脉狭窄或右向左分流。

3. 辅助检查胸片和心电图协助诊断，确诊靠心脏超声心动图。

4. 心导管检查一般作为常规，如果分型及手术决策困难时必须做。可准确了解肺血管阻力。

5. CT 血管造影一定程度上可代替心血管造影。

对每一个具体病例，手术前必须明确是哪一型永存动脉干以及肺血管病变程度是否已构成手术禁忌。

二、鉴别诊断

依据病史、体征、胸片、ECG 特别是心脏超声检查可明确诊断，根据上述的临床资料多可作出诊断。但应与肺动脉闭锁、巨大动脉导管未闭、主-肺动脉窗、法洛四联症及大动脉转位合并室间隔缺损等疾病鉴别。主要鉴别手段为超声心动图、心导管检查及心血管造影。

治疗计划

一、治疗原则

永存动脉干患者的自然病史很差。约 90% 的患儿 1 岁内死亡。婴幼儿时期的死亡原因多为充血性心力衰竭，主要由于严重的动脉干瓣膜关闭不全合并大量的左向右分流所致。存活时间较长的患者有时可死于细菌性心内膜炎或脑脓肿。但多数最终死于进行性加重的肺血管病变。如果无手术禁忌证，应尽早手术治疗。

二、手术适应证

目前大多认为在1岁内甚至新生儿时即行根治术，以防止发生肺动脉阻塞性病变。肺动脉环缩术的手术死亡率高，已很少用。伴有严重心力衰竭的患者可经内科治疗后再手术。内科治疗无效的严重心力衰竭患者也应手术治疗。Ⅳ型永存动脉干也可行根治术，但常因肺血管严重病变手术效果不好。再次手术的指征是移植的管道发生梗阻；瓣膜衰败导致心力衰竭；第一次移植的管道直径小，不适应患者生长发育的需要。

不可逆性肺血管阻塞性病变，肺血管阻力大于12 Wood单位者是根治术的禁忌证。年龄较大、出现发绀、动脉血氧饱和度小于85%、肺血管阻力大于8 Wood单位者，手术危险性很大。

三、术前医嘱

1. 长期医嘱

+ 心脏外科护理常规
+ 二级护理
+ 健康教育
+ 普通饮食

2. 临时医嘱（包括术前医嘱）

+ 血、尿、便常规
+ DIC初筛
+ 生化21项
+ 血气
+ 心脏三位像
+ 心电图
+ 超声心动图检查
+ 与家属谈话并签字（手术知情同意书、输血知情同意书）
+ 备皮
+ 备血
+ 术前晚7点清洁灌肠
+ 术前12小时禁食、水

四、手术方法

胸骨正中切口，显露永存动脉干，于肺动脉发出处的上方游离动脉干以备阻断。游离出肺动脉主干及左、右分支，并在左、右分支套带，升主动脉插管尽量远离肺动脉起始部。如果升主动脉干很短，可行股动脉插管逆行灌注。上、下腔静脉插引流管，经右上肺静脉置左心房引流管。体外循环一开始就阻断左、右肺动脉，防止大量的血液灌入肺内造成灌注肺。全身降温，灌注心脏停搏液 20ml/kg，每 20min 灌注 1 次。对于婴幼儿，深低温停循环更有于操作。

1. 从动脉干上分离肺动脉。对Ⅰ型永存动脉干可直接将肺动脉自动脉干上切下来，注意避免损伤左冠状动脉开口及动脉干的瓣膜，动脉干的切口可直接缝合或以补片修补。对Ⅱ型永存动脉干和Ⅲ型永存动脉干可将左、右肺动脉开口连同相连的动脉干壁切下来，动脉干留下的缺损可直接缝合或以补片修补。

2. 室间隔缺损修补和处理并存的动脉干瓣膜的关闭不全。在右心室流出道作纵向切口，上端近动脉干瓣环，下端至右心室中部，即可显露室间隔缺损。如为干下型室间隔缺损，远离希氏束，其后下缘可用带垫片褥式缝合或连续缝合。上缘用带垫片褥式缝合于右前缘心室切口上方的深部，穿过垫片打结，使动脉干瓣膜完全位于左心室侧，扩大左心室流出道。对于膜周型室间隔缺损后下缘带垫片缝线要穿过三尖瓣根部，避免损伤希氏束，上端补片要足够大，缝在右心室前壁，以便扩大左心室流出道。如果存在动脉干瓣膜的关闭不全，经主动脉切口修复。

3. 右心室流出道与肺动脉连接用带瓣人造血管或带瓣同种异体的主动脉或肺动脉。其远端先与肺动脉端吻合，用连续缝合，先缝后壁再缝前壁。带瓣管道近端剪成斜面，修整好以备与右心室切口吻合。先从“足跟部”连续缝合，要将补片上端连续缝合在内。对于婴幼儿，缝合完毕后将左侧胸腺切除，于左侧膈神经后方将胸膜切开，关胸时心脏向左后旋转，以免关胸后心外管道受压。如果关胸困难，可延迟关胸。

术后处理

同常规婴幼儿心脏术后处理。早期血压维持不宜过高。

住院小结

一、疗效及预后评估

手术能显著改善患者的预后。其疗效取决于手术时机、病变的类型、合并畸形、术者经验等多因素，手术死亡率在4%～20%之间。手术后的中长期效果是比较满意的。部分患者远期出现瓣膜关闭不全和带瓣导管衰败、大小不匹配等问题，需要再次手术。

二、出院医嘱

1. 定期复查心脏超声。观察有无主动脉瓣膜和带瓣导管的病变。

2. 视病情口服强心、利尿药。

病例教学

病历摘要

患者男，8个月。间断性发热，伴咳嗽、喘息2天入院。既往3个月前因“支气管肺炎”在当地医院接受治疗1次；于2天前开始无明显诱因出现间断发热（体温未测），口服退热药（具体不详）后好转，并伴有咳嗽和喘息，无呕吐及腹泻。为求诊治而来我院。查体：发育中等，P90次/分，T 36.5℃，R34次/分，呼吸略促，口周发绀，咽充血。心前区隆起，可扪及震颤，第一心音减弱，第二心音较亢进，未闻及明显的心脏杂音。双肺呼吸音粗，可闻及细小水泡音及少许喘鸣音。辅助检查：胸片示心外形增大，以右心室增大为主，肺纹理增粗。超声检查示右心扩大，左心增大不明显。心底部只有一条动脉与心脏相连，骑跨于室间隔之上，骑跨率约70%。大动脉根部探及一组瓣膜，瓣膜回声增强，开放尚可，关闭欠佳，有少至中量反流。左、右肺动脉起始于主动脉后侧壁。右心室流出道呈盲端，未探及动脉瓣回声。房间隔中部回声中断约6mm，室间隔连续中断约19mm。心房水平及室间隔缺损处见双向分流，收缩期左、右心室血流均进入增宽的动脉内。

问题

1. 该患者目前诊断？

2. 疾病治疗原则？

答案

1. 学习目的：永存动脉干的诊断及鉴别诊断。

诊断依据：

1. 有无发绀。

2. 心前区有无隆起，心尖搏动明显，胸骨左缘有无收缩期震颤及收缩期吹风样杂音。在动脉干瓣膜完全开放时，常可闻及“喀喇音”。

3. 如伴有动脉干瓣膜关闭不全，则可在心前区听到舒张早期叹息样杂音，这对于永存动脉干的诊断有帮助，尤其伴有胸片肺血增多及右位主动脉弓时。

4. 第二心音常为单一音，但有约 1/3 的病例有第二心音分裂。由于持续的左向右分流的存在，患者可有周围血管征。

2. 学习目的：永存动脉干治疗原则。

永存动脉干患者的自然病史很差。约 90% 的患儿 1 岁内死亡。婴幼儿时期的死亡原因多为充血性心力衰竭，主要由严重的动脉干瓣膜关闭不全合并大量的左向右分流所致。存活时间较长的患者有时可死于细菌性心内膜炎或脑脓肿。但多数最终死于进行性加重的肺血管病变。如果无手术禁忌证，应尽早手术治疗。

第十四节　室间隔完整的肺动脉闭锁

概述

室间隔完整的肺动脉闭锁（pulmonary atresia with intact ventricular septum，PAIVS）是指心房、心室和大动脉关系正常，无室间隔缺损的先天性肺动脉瓣闭锁，可合并不同程度的右心室和三尖瓣发育不良，并伴冠状动脉循环异常。肺动脉闭锁分膜性闭锁和肌性闭锁两类。肺动脉主干的大小、位置可接近正常或有不同程度的狭窄。几乎全部病例的肺血流均来自未闭的动脉导管，肺血减少。半数以上的病例造影发现心肌窦状间隙开放，成为右心室和冠状动脉间的异常通道。有时汇成一条粗大的管道与前降支或右冠状动脉相通。极少数有冠状动脉近端狭窄或闭锁，远端心肌由右心室供血，称依赖右心室的冠脉循环。若右心室内压力突然下降（手术重建右心室流出道），会造成部分或全部心肌坏死。故存在依赖右心室的冠脉循环与否是制定手术方案时主要考虑的问题之一。

入院评估

一、病史询问要点

生后有无发绀，呼吸窘迫、严重缺氧。

二、体格检查要点

1. 发绀体征。

2. 有无心尖搏动增强及左心室抬举性冲动。

3. 有无单一的第二心音，一般无动脉导管未闭杂音，三尖瓣关闭不全时可闻及收缩期杂音。

三、门诊资料分析

1. 胸部X线检查　肺血少，肺野清亮，肺门阴影小。心影大小不一，肺动脉段平直或凹陷。

2. 心电图　电轴正常或右偏。右心室肥厚图形。

3. 超声心动图　心脏超声可明确诊断。能确定闭锁的性质（膜性或肌性）和右心室、三尖瓣的形态学变化。可确定三尖瓣反流的大小、肺动脉瓣处有无前向血流、有无冠状动脉瘘等。但超声心动图不能确定有无依赖右心室的冠脉循环。

四、继续检查项目

心导管及造影检查。超声拟诊PAIVS时常规行心导管及造影检查，以便确定诊断，并明确有无冠状动脉瘘、冠状动脉狭窄及依赖右心室供血的左心室面积。同时测定各腔室压力、三尖瓣反流、肺动脉解剖和心室功能。

病情分析

一、诊断

出生后发绀，有左心室抬举性搏动应怀疑本病。如果心脏无杂音，胸片肺血少，肺动脉段凹陷，则高度怀疑PAIVS。心脏超声结合心导管及造影检查可确诊。近年来，随着超声诊断技术的提高，可以在胎儿期对该病进行诊断。

对具体病例，手术前需要明确以下问题：①右心室发育情况；②三尖瓣发育情况，有无反流；③肺动脉瓣闭锁的性质、长度；④肺动脉发育情况；⑤动脉导管的位置、大小；⑥有无冠状动脉瘘和依赖右心室的冠脉循环；⑦有无异常冠状动脉。

二、鉴别诊断

本病应与重症肺动脉狭窄、法洛四联症、三尖瓣闭锁、大动脉转位等鉴别。主要依靠超声和心导管检查。

治疗计划

一、治疗原则

如不接受外科治疗，室间隔完整的肺动脉闭锁预后极为不良。半数的患儿在出生后2周内死亡，近90%的患儿在6个月内死亡。死亡原因多为严重的缺氧和代谢性酸中毒。

二、手术技术

术前静脉应用前列腺素E1（PGE1）保持动脉导管开放，剂量0.05～0.1μg/(kg·min)。纠正代谢性酸中毒：常用碳酸氢钠。根据病情酌情使用正性肌力药物，常用多巴胺等药物。

PAIVS没有统一的术式，手术治疗要个体化，部分病例可行Ⅰ期根治手术，部分要分期手术。每种术式只适用于一部分患儿。少数可将介入技术和外科手术结合治疗PAIVS。Ⅰ期手术是增加肺血流，减轻发绀，促进患儿生长，促进右心室和三尖瓣发育，为将来根治术创造条件。

常用Ⅰ期手术方法有Rashkind手术、体动脉肺动脉分流术、心室流出道重建术（包括肺动脉瓣切开＋跨环补片术）。

常用根治手术有：①两个心室修复术，适合右心室及三尖瓣发育好的病例（Z值大于－2）；②单心室修复术（Fontan或全腔静脉肺动脉连接术）；③一个半心室修补手术。

Ⅰ期手术目的是建立可靠的肺血供应，右心室减压。但以下情况禁行右心室减压术：(1) 有较多依赖右心室的冠脉循环供血的心肌。若行右心室减压，则大面积心肌因缺乏右心室供血而坏死。一般认为冠状动脉3大分支中有1支以上由右心室供血，右心室减压则为禁忌。这些患者Ⅰ期手术只能是分流术，以期最终能接受单心室修复术或心脏移植术。(2) 右心室扩大伴严重三尖瓣关闭不全（如 Ebstein 畸形）：行右心室减压术后肺动脉瓣和三尖瓣反流可导致严重右心衰竭。这类患者Ⅰ期手术也只能是分流术。右心室流出道重建只能在三尖瓣成形术后进行。（3）当三尖瓣环直径<9mm，或右心室腔<8ml/m^2，或三尖瓣环 Z 值≤4。在任何情况下不要闭合房间隔缺损，防止产生急性右心功能不全。

Ⅰ期手术步骤：

1. Rashkind 手术　心导管检查确诊 PAIVS 时，若房间隔缺损小，可行此手术扩大房间隔。

2. 分流术常用改良 Blalock-Taussig 手术。术前纠正酸中毒，静滴 PGE1，麻醉后置桡动脉、颈内静脉插管。

（1）切口：胸骨正中切口或右前外侧切口。对以后拟行 Fontan 手术的患儿一律采用正中切口，以减少远期经胸壁的侧支循环的形成。且一旦血流动力学不稳定时，还可迅速建立体外循环。切口上缘达胸骨切迹，以利显露无名动脉和右锁骨下动脉。

（2）劈开胸骨后行胸腺次全切除术，仅保留胸腺左叶或向颈部延伸部分。心包仅在大血管处切开。游离动脉导管，套阻断带备用。

（3）游离无名动脉和右锁骨下动脉，用侧壁钳将其阻断，沿长轴纵形剪开右锁骨下动脉，用 7-0 聚丙烯线与直径 4mm 的 Gore-Tex 血管作单层连续端一侧吻合（<3.5kg 新生儿用 3.5mm 血管）。

（4）行人造血管与肺动脉吻合。阻断肺血流期间以及分流通道建立前，不阻断动脉导管，以免肺血减少。吻合结束，开放阻断钳后，阻断带暂时阻断动脉导管，若动脉 SaO_2>85%，则可结扎导管。

3. 右心室流出道重建

（1）切口：正中切口，胸腺次全切除术。

（2）取长方形心包片（宽 1.5～2cm），也可用人造血管片。若右心室面有异常血管横过时，则用同种带瓣血管作外管道。心包片可用 0.6%戊二醛浸泡 10～15min 备用。游离动脉导管，放置阻断带。

（3）主动脉及右心房（单根）插管，建立体外循环，使手术在心脏跳动状态下进行。也可停跳心脏手术。转机后体温保持在34℃左右。

（4）切开肺动脉、瓣膜交界、瓣环以及漏斗部。切开漏斗部时勿穿透室间隔。心包片加宽流出道和肺动脉，用聚丙烯线将心包片与右心室心内膜作单层连续吻合。

（5）行改良 Blalock-Taussig 手术。若 SaO_2 满意，也可先行手术。分流通路在停机前数分钟开放，以防肺循环窃血。开放时灌注压降低则证明分流通路通畅。

（6）停机后若 $SaO_2>75$，PaO_2 为 35～45mmHg，心排血量满意，可结扎动脉导管。否则撤去阻断带，增加肺血流，以克服暂时性肺阻力增加引起的肺血减少。保持导管开放可防止术后严重低氧血症的发生。在右心耳插管处放置心房监测管，作为术后监护和静脉内高营养的通路。如果术前评估右心室和三尖瓣发育良好，能提供足够的肺血流，极少情况下可单独行流出道重建术，不作分流术。

Ⅱ期根治性手术：

在Ⅰ期手术的基础上，阻断体肺动脉水平和心房水平的分流，最大限度地减少发绀对发育中的心脏和中枢系统的影响。

1. 两个心室修复术　即解剖根治术。对拟行该手术的患儿Ⅰ期手术后 6～12 个月行心导管检查，阻断分流通路后，若 SaO_2 维持在较高水平，可用手术或心导管闭合分流通路。试闭合房间隔缺损，若右心房压力不超过 15～18mmHg，SaO_2 不变，则用手术或介入方法闭合房间隔缺损。如果闭合分流通路时患儿不耐受，应放弃双心室修复而考虑行单心室修复术。

2. 一个半心室修复术　闭合房间隔缺损同时，将上腔静脉与右肺动脉吻合，补充右心室射血不足，有两种方法：①切断右肺动脉，近端缝合，远端与上腔静脉外侧吻合，保留上腔静脉与右心房的连接。这样右心房血可经三尖瓣、右心室入左肺，也可直接入右肺。②切断上腔静脉，头端与肺动脉吻合。保证肺动脉的完整性，使右心室血可同时进入双肺。这两种方法均不能使全部体静脉血进入右心室。目前还不清楚何者优越。但对不能闭合房间隔缺损的患儿来说，可作为一种选择。

3. 单心室修复术包括全腔肺动脉连接术和改良 Fontan 手术。理论上，凡不适于双心室修复的患儿均可采用此手术，以达到生理性矫治的目的。受限因素仅是患儿的年龄。一般认为Ⅰ期手术后 1～2 年即可行该手术。其优点为术后流入右心室的血为动脉血，对存在依赖右心室冠脉循环的患儿来说十分有利。单心室修复适用于：①Z 值≤－4 者；②Ⅰ期手术不能闭合房间隔缺损者；③右心室冠状动脉瘘合并大于 1 支冠状动脉阻塞者。

三、术前医嘱

1. 长期医嘱

+ 心脏外科护理常规
+ 二级护理
+ 健康教育
+ 普通饮食

2. 临时医嘱（包括术前医嘱）

+ 血、尿、便常规
+ DIC 初筛
+ 生化 21 项
+ 血气
+ 心脏三位像
+ 心电图
+ 超声心动图检查
+ 与家属谈话并签字（手术知情同意书、输血知情同意书）
+ 备皮
+ 备血
+ 术前晚 7 点清洁灌肠
+ 术前 12 小时禁食、水

术后处理

同一般心脏手术后处理。右心室血流重建和分流术后注意血流动力学变化，特别是要注意观察是否有分流量过大的指征：脉压增大、心排血量低、少尿、末梢循环不良、代谢性酸中毒等。单独 SaO_2 升高（＞90％）可能表示三尖瓣功能良好，并不一定说明分流量过大。心导管试验性阻断分流通路可能是唯一的鉴别方法。

Ⅱ期手术行二个心室修复者应严密观察有无右心衰竭，右心衰竭的出现是行房间隔缺损再通或行一个半心室修复术的指征。

住院小结

一、疗效

早期手术死亡率约20%。近来由于手术技术和对本病认识的不断提高，国外有些医疗中心手术死亡率已降至8%，远期生存率升至84%。早期死亡的原因为右心衰竭和缺氧。晚期为心律失常和失蛋白性肠病等，以改良Fontan手术多见。姑息手术的早期死亡的主要因素是分流术后吻合口大小不当、右心室腔与冠状动脉之间的心肌-冠状动脉窦交通、右心室高压、年龄及左心室功能。根治术的早期死亡原因是左室功能不全。

二、出院医嘱

1. 定期随访
2. 心功能支持

病例教学

病历摘要

患儿，女，50天，全身皮肤黄染40余天，伴颜面及四肢发绀、呼吸急促、发热、无呛咳、抽搐、昏迷等来院就诊。查体：吸气性三凹征阳性，心率160次/分，心脏听诊可闻及双期机器样杂音肝肋下4cm，剑突下未及。入院后行超声心动图示：房室间隔连续完整，主动脉由左心室发出，肺动脉由右心室发出，且与主动脉呈环绕关系。右心室腔发育不良，腔室扩大、室壁增厚。在肺动脉根部见隔膜样带状回声，无瓣膜开放及关闭活动。在主-肺动脉外侧壁，彩色多普勒探及一细小的以红色为主的五彩血流信号与肺动脉腔相通并绕向右心室流出道。

问题

1. 患者目前诊断是什么？
2. 患者应行何种治疗及治疗方案？

答案

1. 学习目的：室间隔完整的肺动脉闭锁诊断及鉴别诊断。

诊断依据：

1. 发绀体征。

2. 有无心尖搏动增强及左心室抬举性冲动。

3. 有无单一的第二心音，一般无动脉导管未闭杂音，三尖瓣关闭不全时可闻及收缩期杂音。

超声心动图心脏超声可明确诊断。能确定闭锁的性质（膜性或肌性）和右心室、三尖瓣的形态学变化。可确定三尖瓣反流的大小、肺动脉瓣处有无前向血流、有无冠状动脉瘘等。但超声心动图不能确定有无依赖右心室的冠脉循环。

本病应与重症肺动脉狭窄、法洛四联症、三尖瓣闭锁、大动脉转位等鉴别。主要依靠超声和心导管检查。

2. 学习目的：室间隔完整的肺动脉闭锁治疗原则。

如不接受外科治疗，室间隔完整的肺动脉闭锁预后极为不良。半数的患儿在出生后 2 周内死亡近 90%的患儿在 6 个月内死亡。死亡原因多为严重的缺氧和代谢性酸中毒。

第十五节　左心发育不良综合征

概述

左心发育不良综合征（hypoplastic left heart syndrome, HLHS）是一组严重的先天性心血管发育异常，其特征为左半心显著发育不良，右半心扩大，心肌肥厚，多有粗大动脉导管，右心室搏出的血液经动脉导管大量进入主动脉。本组畸形的解剖学表现为左心房和左心室发育不良、主动脉瓣、二尖瓣口狭窄或闭锁以及升主动脉发育不良。此病虽然较为少见，但是新生儿出生后死亡的主要原因之一。HLHS 主要表现为左心室功能不全，致使左心房和肺静脉压力显著升高，肺动脉阻力随之上升。室间隔多完整，右心室收缩压高达主动脉水平。患儿体循环、肺循环和冠状循环的泵血均由右心室负担，而左心室则无功能。治疗难度极大，需分期手术。

入院评估

一、病史询问要点

1. 出生时有无发绀、呼吸困难。

2. 出生后有无进行性加重的充血性心力衰竭。

二、体格检查要点

1. 生命体征。脉搏弱，血压低，发绀。

2. 右心室心前区搏动明显增强。

3. 胸骨左缘可闻及中等强度的收缩中期杂音，第二心音增强。

4. 肺部啰音，肝进行性肿大。

三、门诊资料分析

1. 胸部X线片显示心脏增大，外形如球状，右心房段膨隆。因肺血增加，肺门血管影增多、模糊。少数肺静脉回流受阻者，心影不大，肺部严重淤血水肿，肺野呈弥漫性、模糊、网状改变。

2. 心电图表现为电轴右偏，右心房肥大及右心室肥厚，P波高尖。V_5、V_6导联R波低，S波深。V_1导联T波多直立，V_5、V_6导联T波倒置，与冠状动脉供血不足有关。

3. 心脏超声心动图可直接见到升主动脉细小，根部直径小于5mm。主动脉瓣闭锁或发育不良。左心室腔很小，壁厚，舒张末期内径小于9mm或左心室与右心室舒张末期内径之比小于0.6，严重者左心室腔消失。二尖瓣发育不良，活动异常，前瓣活动幅度小于5mm。右心房和右心室则明显增大。彩色多普勒可测到经房间隔的左向右分流及经动脉导管的右向左分流。以上表现可确诊左心发育不良综合征。

四、继续检查项目

心导管不作为常规检查。右心导管可从动脉导管的主动脉端注射造影剂，造影剂逆行进入，可清楚显示细小的升主动脉。右心室造影可观察右心室功能，排除明显的三尖瓣关闭不全。

病情分析

一、诊断

病史、查体和胸片可提示诊断，心脏超声确定诊断。

二、鉴别诊断

无。

治疗计划

一、治疗原则

HLHS的治疗有三个选择：一是仅支持治疗，患儿常很快死亡；二是施行分期重建手术；三是心脏移植。本节主要讨论分期手术。

此病的治疗牵涉到新生儿科、心脏内科、重症监护、心脏外科等多个学科快速有效的协作，必须密切配合才有可能给患儿提供手术机会，任何环节的小成功都会让患儿失去生命。因此，该手术的成功与否已被认为是心脏外科乃至整个医院相关学科实力最高水平的体现。

二、术前准备

新生儿期内科处理的基本目标是，除呼吸循环系统以外，必须保持其他所有器官系统的功能基本正常。如果达不到这一要求，手术几乎不能成功。然后转送到心血管外科。

1. 目前临床上在患儿确诊之前早期滴注前列腺素E使动脉导管保持开放。

2. 必须避免吸入高浓度氧。滴注碳酸氢钠积极治疗代谢性酸中毒，如果血钠水平过高，可改用THAM。

3. 如果患儿脉搏仍然微弱或脐动脉测定的血压很低，应仔细检查前列腺素E是否已经进入血流。回血良好的脐静脉插管通常是新生儿期最安全的静脉途径。如果医务人员肯定前列腺素E已经确切、足量输入，则应考虑滴注多巴胺维持血压。

4. 病情严重的患儿转送前应该进行气管内插管。滴注前列腺素E的患儿在转送途中容易发生窒息，而在车辆上进行气管内插管比较危险。

5. 维持正常体温和血糖水平。但轻度低温对于存在缺血性病变的患儿中枢神经系统有保护作用，因此不必过分积极地进行复温。避免血糖过高。

患儿应在以新生儿和婴儿心脏内外科为专业特长的ICU内进

行抢救和治疗。讨论和决定是否经心导管进行心脏瓣膜球囊扩张术，是否需要对限制性房间隔缺损施行球囊扩张术，是采用心脏移植还是分期重建以及手术时机。在ICU内处理HLHS的关键是调节肺血管和体循环血管的阻力，保持体循环血流和肺循环血流的平衡。大多数患儿用室内空气（FiO_2：0.21）进行通气治疗即可达到上述指标。在ICU内的其他处理包括静脉滴注前列腺素E，超声心动图检查确定动脉导管仍然通畅后，剂量可减至0.05μg/(kg·min)。滴注小剂量多巴胺［<5μg/(kg·min)］以增加心排血量，特别是肾血流。败血症患儿应进行血、尿和气管分泌物的细菌培养和药敏试验，以选用适当抗生素。注意营养支持，可用鼻胃管补充营养。如有缺血性肠道病变，鼻饲高热量饮食可导致坏死性肠炎。发现血便应立即停止鼻饲，使用抗生素治疗，并改为肠道外营养支持。

三、术前医嘱

1. 长期医嘱

+ 心脏外科护理常规
+ 二级护理
+ 健康教育
+ 普通饮食

2. 临时医嘱（包括术前医嘱）

+ 血、尿、便常规
+ DIC初筛
+ 生化21项
+ 血气
+ 心脏三位像
+ 心电图
+ 超声心动图检查
+ 与家属谈话并签字（手术知情同意书、输血知情同意书）
+ 备皮
+ 备血
+ 术前晚7点清洁灌肠
+ 术前12小时禁食、水

四、手术治疗

1. 手术适应证

HLHS是一种致命的疾病，患儿通常在出生后1个月内死亡，1年内全部死亡。除非由于经济条件或技术条件的限制，都应建议进行手术治疗，而且越早越好。由于新生儿期生理性肺循环阻力升高，是Fontan手术的禁忌证，手术必须分期进行。一期手术将右心室转换成体循环压力泵，并重建没有梗阻的从右心室到体循环的血流，肺循环暂由体-肺分流维持。二期手术闭合主-肺动脉分流，行双向Glenn或半Fontan术。三期是完全Fontan术，重建肺循环。

究竟是矫治术还是心脏移植术作为HLHS的首选治疗，至今仍存在争论。建议先作Norwood手术，后作Fontan手术。若升主动脉内径小于2.5mm，施行新生儿心脏移植可能效果更好。一般在Ⅰ期手术后4～8个月，如患儿无症状，可进行心导管检查。如心血管造影结果满意，可施行中期双向Glenn分流术，一般在1～2岁时施行Fontan手术或开窗式Fontan手术。

2. 手术方法

（1）Norwood Ⅰ期手术：手术为减状性重建术，目标是为最后的Fontan手术做好准备。必须避免过大的压力负荷（重建的主动脉弓压力阶差）或过重的容量负荷（分流管过粗造成肺血流走多），尽量减少肺血管阻力（避免肺血流过多，或由限制性房间隔缺损引起的肺静脉梗阻），保持肺动脉的最佳发育状态。如果没有三尖瓣结构异常，这种方法也可避免心室扩张和心室容量负荷。

患儿进入手术室时采用室内空气进行通气治疗，以保持基本正常的$PaCO_2$，避免过度通气。经脐动脉导管监测动脉压。用大剂量芬太尼进行麻醉诱导和维持，泮库溴铵作肌松剂。手术一般在深低温循环下行心内矫治术。因体循环血流依赖于经动脉导管的右向左分流，体外循环转流开始前，动脉血$PaCO_2$必须维持在40～45mmHg，以避免肺血管阻力过度减小。该手术主要内容是重建主动脉，切除房间隔以及建立控制性的体肺分流。

（2）中期手术：双向腔静脉-肺动脉（Glenn）分流术。

该手术目的是将体肺动脉分流术转换成腔静脉-肺动脉分流术，可减少心室的容量负荷，不会引起肺动脉高压等肺血管改变，并且可作为将来 Fontan 手术或全腔静脉-肺动脉连接手术的一部分。

（3）Fontan 类手术（或开窗式 Fontan 手术）：见有关章节。

（4）心脏移植：是治疗 HLHS 的方法之一。

术后处理

一、Norwood Ⅰ期手术手处理

Ⅰ期手术患儿进入 ICU 后，体循环和肺循环血流之间的平衡经常发生波动，因此应随时注意调节通气治疗和其他治疗。患儿在 ICU 治疗的最初 24～48 小时内，宜继续应用维持量麻醉。可能是由于滴入芬太尼使肺血管反应性降低，突发意外事件（如气管内吸痰后的肺萎陷）明显减少。在 24～48 小时后，病情逐渐稳定，可考虑停用维持量芬太尼和肌松剂。

术后早期必须谨慎使用正性肌力药物。患儿很难耐受大剂量肾上腺素。如多巴胺不足以达到增强肌力的作用，一般可加用氨力农，而不宜使用肾上腺素。如术前有代谢性酸中毒，即使比较轻微，也应及早使用碳酸氢钠。需要持续使用正性肌力药者，要注意分析心排血量的病因，如主动脉弓梗阻。主动脉弓梗阻的超声心动图表现无特异性，由于手术中切除了胸腺，空气进入纵隔，胸部引流管等异位均可造成声学伪影，因此超声心动图诊断并不可靠。必要时应进行心导管检查，以排除主动脉弓梗阻、分流管或房间隔水平的残余梗阻。

患儿术后数日至数周常有轻到中度充血性心力衰竭，必须继续住院治疗。一般在 ICU 内的时间为 7～10 天，平均住院时间为 20 天。

如有长时间患儿喂养困难或依赖通气治疗，必须考虑影响循环稳定的血流动力学原因。常见原因是由导管周围的改变和纤维化引起的主动脉弓梗阻。超声心动图对此部位显示不清，应认真考虑进行心导管检查。如血管造影发现主动脉弓重建部位狭窄性改变，即使只有较小的压力阶差（如 15～20mmHg），也应进行适当的处理（手术纠正或球囊扩张）。

二、双向上腔静脉肺动脉分流术及 Fontan 的术后处理

采用一般心内直视手术后常规处理方法。大多数患儿在 24 小时内拔除胸部引流管。常用小剂量多巴胺。床头抬高有利于上半身静脉回流。处理有关并发症如胸腔积液等。

三、术后医嘱

1. 术后长期医嘱（ICU 内）

+ 特级护理
+ 禁食、水
+ 保留导尿
+ 会阴冲洗
+ 口腔护理
+ 保留闭式引流
+ 病重
+ 心电监护
+ 使用抗生素

2. 术后临时医嘱（ICU 内）

+ 15％氯化钾注射液 40ml，iv gtt
+ 10％葡萄糖酸钙注射液 20ml，iv
+ 25％硫酸镁注射液 10ml，iv
+ 申请床旁 X 线胸片检查
+ 新鲜血浆/悬浮红细胞（必要时）

术后处理

同常规婴幼儿心脏术后处理。早期血压维持不宜过高。

住院小结

Norwood Ⅰ期手术早期死亡率在有经验的从事新生儿心脏直视手术的医疗机构为 35％左右，随经验的积累，效果不断改善。其他医院则较高，甚至高达 100％。我国仅见个别成功报道。大多数死亡发生在术后 6 个月之内。升主动脉过细（直径小于 2mm）可能是Ⅰ期手术后晚期死亡的重要因素。大约 10％的患者在 Norwood Ⅰ期手术后发生明显三尖瓣关闭不全，是Ⅰ期手术后导致死亡的危险因素。在右心室和重建的升主动脉之间极少存在

收缩期压力阶差。大多数患者经手术扩大主动脉弓后，心血管造影表现正常，但有10%～15%的患者主动脉弓远端狭窄。

中期的双向腔静脉肺动脉分流术或半 Fontan 手术成功率高，在超过 100 例以上的报道中，最好的高达 98%。Fantan 手术的早期成功率也达 90%以上。

心脏移植只有为数不多的几个医疗机构为 HLHS 的新生儿开展心脏移植，经验较少。几个医疗机构的早期存活率很高。2 年存活率 75%。很多患儿停用了类固醇。存活者心功能均良好，但需长期口服免疫抑制剂。如供心问题和术后排异问题能解决，将是最为有效的根治术。

病例教学

病历摘要

患儿，男，4 月龄，因咳喘 15 天入院。患儿生后喂养困难，2 个月时出现口周青紫，哭闹时加重，之后反复发热，咳喘。查体：体温正常，P136 次/分，体重 4kg，发育营养差，面色苍白，口周青紫，哭闹时全身青紫，尤以头面部明显；双肺呼吸音粗，偶可闻及干啰音；心音有力，HR 136 次/分，律齐，心尖区闻及Ⅲ级收缩期吹风样杂音；肝右肋下 2.5cm，脾未扪及。实验室检查：RBC 4.15×10^{12}/L，WBC 4.0×10^{9}/L。心电图：轴心显著右偏，P 波高尖，右心室肥厚，右侧心前区心室波呈 qR 型，T 波直立。

问题

患儿目前诊断及依据？

答案

学习目的：左心发育不全基本病理生理变化。

左心发育不良综合征指一组心血管畸形，其特征为左半心明显发育不良，右半心扩大，心肌肥厚，动脉导管则往往粗大，右心室搏出的血液大量经导管进入主动脉，由此引起一系列血流动力学和临床表现。临床确认该病主要依靠超声心动图检查。

第十六节　矫正型大动脉错位

概述

矫正型大动脉错位（corrected transposition of the great arteries，CTGA）是一种较少见的先天性心脏病。病理解剖特点是正常解剖学心房与心室连接不一致，即右心房通过二尖瓣与解剖左心室相连，并连接到肺动脉；左心房通过三尖瓣与解剖右心室相连，连接到主动脉。如心脏无其他畸形可维持正常生理循环。矫正型大动脉错位常有合并畸形：①室间隔缺损；②肺动脉狭窄；③房间隔缺损，有时为卵圆孔未闭；④其他：左侧房室瓣关闭不全等。矫正型大动脉错位另一病理解剖特点是传导组织异常。正常位置的后房室结纤维不能下达室间隔，前房室结位于右心耳与右侧房室环的右心房连接处，发出希氏束穿过纤维三角。传导组织自肺动脉瓣口前方的上缘下行，如合并室间隔缺损，则在其前缘的左心室面下行，在室间隔的膜部和肌部之间分为左、右束支。修复室间隔缺损时易于损伤传导组织。

入院评估

一、病史询问要点

矫正型大动脉错位如不合并其他心脏畸形，血流动力学得到自然矫正，患者无临床症状和病理体征，也无需外科处理。合并心脏畸形时，出现相应的症状。

二、体格检查要点

合并畸形的体征，如室间隔缺损、肺动脉狭窄等。

三、门诊资料分析

1. 胸部X线片可显示心脏的位置及心腔的大小。若显示为右旋心，心脏左上缘为主动脉时，应想到矫正型大动脉错位。

2. 心电图可发现有无房室传导阻滞及预激综合征。有报道40％～50％的患者有1～2度房室传导阻滞。

3. 超声心动图可确定矫正型大动脉错位的类型，有无其他合并心脏畸形，如室间隔缺损、房间隔缺损、肺动脉狭窄等。

四、继续检查项目

心导管检查和心血管造影不作为常规检查。可测定功能右心室和肺动脉间的压差，有无合并肺动脉狭窄及有无肺动脉高压等。

病情分析

一、诊断

超声心动图可确诊，房室连接不一致，同时大血管连接亦错位。

二、鉴别诊断

合并室间隔缺损和肺动脉狭窄时类似法洛四联症。

治疗计划

一、治疗原则

没有合并心内畸形的矫正型大动脉错位一般无需手术治疗。手术目的在于修补心内合并畸形。如果手术单纯处理心内合并畸形，实际属于生理矫治，而不是解剖矫治，因为术后患者的解剖右心室承担体循环功能，远期存活不理想。故近年来，建议作解剖矫治，即让解剖左心室承担体循环功能，提高远期效果。

二、治疗方案

1. 生理性矫治手术最常见的手术有室间隔缺损修补术，肺动脉狭窄矫治术，三尖瓣置换术。其中室间隔缺损修补时注意传导系统走行，在缝合室间隔缺损左上缘时，与修补单纯室间隔缺损时方向相反，因此应远离室间隔缺损边缘。矫正型大动脉错位合并室间隔缺损及肺动脉狭窄时，手术方法与四联症根治术相同。即剪开狭窄的肺动脉瓣，疏通右心室流出道，然后修补室间隔缺损，根据肺动脉的发育情况及右心室流出道的宽度予以心包补片加宽。合并肺动脉闭锁时，用带瓣外管道，也可应用同种异体主动脉（带瓣）行右心室与肺动脉吻合术。选用带瓣管道直径要够粗，避免扭曲。

2. 解剖矫治术为双调转手术（double switch），共同的手术先决条件是解剖的左心室压力应接近体循环压力。具体有两种方法：Senning 手术加动脉水平调转，适合有室间隔缺损无肺动脉狭窄的病例。Senning 手术加 Rastelli 手术，适合有肺动脉狭窄的病例。

三、术前医嘱

1. 长期医嘱

+ 心脏外科护理常规
+ 二级护理
+ 健康教育
+ 普通饮食

2. 临时医嘱（包括术前医嘱）

+ 血、尿、便常规
+ DIC 初筛
+ 生化 21 项
+ 血气
+ 心脏三位像
+ 心电图
+ 超声心动图检查
+ 与家属谈话并签字（手术知情同意书、输血知情同意书）
+ 备皮
+ 备血
+ 术前晚 7 点清洁灌肠
+ 术前 12 小时禁食、水

术后处理

同常规婴幼儿心脏术后处理。早期血压维持不宜过高。

住院小结

手术并发症有传导阻滞、静脉梗阻、残余室间隔缺损等。手术死亡率 10%左右。传统的生理矫治手术 1 年存活率 84%，10 年存活率 69%，主要死亡原因是三尖瓣瓣膜置换，右心功能不全和完全性传导阻滞。解剖矫治术总的远期效果要好于生理矫治手术。

病例教学

病历摘要

男，47 岁。晨起时无明显诱因突发胸闷，症状呈持续性，无症状性加重及减轻，能忍受，可坚持日常工作及家务劳动，不伴出汗，无头昏、头痛、胸痛、放射痛、心慌、气促、咳嗽、咳痰、发热、畏寒、腹胀、腹痛等不适。患者平日身体健康情况良好，来我院就诊。体检测 BP 90/60mmHg，听诊心前区Ⅲ～Ⅳ级收缩期杂音。心电图检查见：1 度房室传导阻滞，完全性左束支传导阻滞，Ⅲ和 aVF 导联呈 QS 型。

问题

患者目前诊断及依据？

答案

学习目的：矫正性大动脉错位的诊断及治疗原则。

超声心动图可确定矫正型大动脉错位的类型，有无其他合并心脏畸形，如室间隔缺损、房间隔缺损、肺动脉狭窄等。生理性矫治手术最常见的手术有室间隔缺损修补术，肺动脉狭窄矫治术，三尖瓣置换术。解剖矫治术为双调转手术，共同的手术先决条件是解剖的左心室压力应接近体循环压力。

第2章

主动脉窦瘤破裂

概述

主动脉窦瘤破裂是由于先天缺乏正常弹性组织或中层肌组织缺乏变薄，在主动脉压力作用下主动脉窦逐渐向外突出成瘤样改变称主动脉窦瘤。当某种因素引起主动脉内压力骤然升高时，窦的顶部逐渐变薄破裂，并与相邻的心腔相通形成主动脉心腔瘘，称为主动脉窦瘤破裂，可产生一系列血流动力学变化和临床改变。成年人发病率较高，通常发病突然并且进展迅速。根据病因可分为先天性和后天性主动脉窦瘤破裂，先天性主动脉窦瘤破裂常可伴有其他先天性心脏疾病，发生在右冠状动脉窦占75%，无冠状动脉窦占25%，发生在左冠状动脉窦仅见于少数个案报道。

主动脉窦瘤破裂引起的病理生理改变包括以下几方面：①从主动脉到心腔产生大量分流；②主动脉瓣瓣叶移位或脱垂引起的关闭不全；③舒张压降低、脉压增宽及冠状动脉供血不足；④瘤体突入右心室流出道引起排血受阻；⑤破入心包腔可引起急性心脏压塞。

入院评估

一、病史询问要点

1. 是否有活动后突然出现剧烈的胸痛、易于疲劳、呼吸困难、心悸和气促。

2. 是否有急性心力衰竭临床表现：肝大、腹水及下肢水肿等。

二、体格检查要点

心脏杂音：窦瘤破裂的特征性杂音是诊断本病的重要依据。心前区可闻及高调、粗糙、表浅的连续性杂音伴震颤，杂音范围较广。杂音最响处表示破口位置。胸骨左缘2～3肋间为右心室腔，胸骨下部或剑突处偏向右者为破入右心房或三尖瓣下。可有水冲脉和股动脉枪击音。

三、门诊资料分析

1. 心电图 多呈右心室肥大伴劳损或左心室肥大伴劳损。

2. X线检查 心影增大，肺纹理增多。

3. 彩色多普勒超声心动图 可见主动脉窦扩大，常有主动脉瓣关闭不全。绝大多数可见窦瘤破入心腔的部位，同时注意观察有无赘生物。

四、继续检查项目

1. 心导管检查 在右心房或右心室水平由左向右分流。

2. 心血管造影 显示窦瘤破入心脏的部位。

病情分析

一、诊断

心脏听诊新发现心前区存在高调、粗糙、表浅的连续性杂音伴震颤，并有疲劳、呼吸困难、心悸、胸痛和（或）充血性心力衰竭病史、脉压增大者应高度怀疑窦瘤破裂可能，超声心动图检查通常可以确诊。

二、鉴别诊断

1. 动脉导管未闭 患儿刚出生就有心脏杂音，位置较高，超声心动图检查可以明确诊断。

2. 冠状动脉心腔瘘 超声心动图检查可探查到相应的冠状动脉异常增粗、瘘口大小及所在心腔位置。心血管造影或选择性冠状动脉造影可以明确诊断。

3. 室间隔缺损合并主动脉瓣脱垂 可能与未破裂的窦瘤同时存在，主动脉瓣关闭不全是结果，超声心动图可明确诊断。

三、分型 依据临床发病特点可分为三种形式。

1. 逐渐出现症状 此种类型最为多见，约占45%，表现为活动后呼吸困难，患者多不能说出最初出现症状的确切时间，可能原因为破裂时破裂口较小，而后逐渐扩大。

2. 突然出现症状 窦瘤破裂突然出现症状者约占35%，主要表现为突发的心前区疼痛和呼吸困难，这种疼痛类似于心肌梗死，疼痛向胸骨下放射并不常见，有时也可在上腹部，这可能是急性肝充血所致。另外，少数患者可有血流上冲头部及血管崩裂感。这类患者一般破裂可能性较大，发病多存在诱因，如重体力劳动、剧烈活动或突然用力。还可发生在严重车祸后或行心导管检查时。较为罕见的诱因是细菌性心内膜炎。多数患者发病后经休息或内科治疗后，可有一段明显的症状缓解期，甚至以后相当一段时间内无任何症状。

3. 无症状出现　窦瘤破裂而无症状的患者约占 20%，仅在做其他检查时无意中被发现，破裂口往往较小，且长期处于稳定。

治疗计划

一、治疗原则

1. 手术适应证　一旦诊断明确，应及时手术。如出现内科治疗难以控制的心力衰竭，应急诊手术。合并感染性心内膜炎者，如心功能良好，基本控制感染后应尽早手术；如心功能进行性恶化或出现急性心衰，应限期或急诊手术。注意：主动脉窦瘤未破裂且又无临床症状时可不手术，定期复查。

2. 主动脉窦瘤的介入治疗　近年来随着内科介入技术和封堵器的不断进步，文献报道部分主动脉窦瘤破裂患者可以通过内科介入的方法来治疗。为此类患者提供了一条低风险、低并发症、低花费、高生活质量的治疗方法。

二、术前准备

术前准备同一般心脏手术，如有条件可准备术中食管超声，主动脉瓣受累、关闭不全时，应做好可能行瓣膜置换准备。

三、术前医嘱

1. 长期医嘱

✦ 心脏外科护理常规

✦ 二级护理

✦ 健康教育

✦ 普食

2. 临时医嘱

✦ 血、尿、便常规

✦ DIC 初筛

✦ 生化 21 项

- 血气
- 肌酐及肌酐清除率（>60 岁）
- 胸部正侧位
- 心电图
- 空腹血糖、餐后 2 小时血糖
- 超声心动图检查
- 头颅 CT（>60 岁）
- 与家属谈话并签字（手术知情同意书、输血知情同意书）
- 次日全麻体外循环下行主动脉窦瘤破裂修补术
- 备皮
- 备血
- 术前晚 7 点清洁灌肠
- 放置胃管（术晨）
- 术前 12 小时禁食、水
- 青霉素皮试

四、手术方法

1. 手术目的　闭合窦瘤，除去囊袋，消除左向右分流，解除梗阻和压迫，防止复发，并避免损伤周围的重要组织结构，如冠状动脉开口、主动脉瓣和传导组织，同时还应修补室间隔缺损、补片加固窦壁防止复发，纠正主动脉瓣关闭不全，矫治伴发畸形。

2. 手术方法　常规消毒、铺单，经胸骨正中切口开胸建立体外循环。手术切口可选择：①经起始腔，即主动脉切口；②经终末腔，即右心室、右心房或肺动脉切口；③联合切口。采用主动脉切口需注意有可能导致术后主动脉窦扭曲变形和主动脉瓣关闭不全。

对于单纯的主动脉窦瘤破裂，窦瘤直径<0.5cm 的可以直接缝合；窦瘤直径>0.5cm 的以聚四氟乙烯补片修补，从外口纵行剪开瘤壁，距内口 0.3～0.5cm 处行环形剪除，保留内口周围瘤壁，4-0 或 5-0 滑线连续缝合聚四氟乙烯补片闭合内口后，内口周围瘤壁再连续缝合加固。窦瘤切口应与主动脉瓣环平行，缝合或修补窦瘤时进针方向应与主动脉长轴平行，这样可有效避免术后主动脉瓣环扭曲的发生。

对于合并干下型室间隔缺损患者，可采用“乒乓球拍”同时封闭室间隔缺损和窦瘤口，对轻、中度脱垂的主动脉瓣可起到上托作用。

对于轻度主动脉瓣关闭不全，术中多无需特别处理；如果停跳液灌注不良，则需切开主动脉瓣探查，必要时成形或换瓣。对于中重度主动脉瓣关闭不全，脉压差>60mmHg的患者，必须同期处理，主动脉瓣关闭不全主动脉瓣成形采用Tusler悬吊法。是否需要换瓣需根据主动脉瓣病变程度以及术者经验决定，必要时需放宽换瓣指征。

3. 术中注意事项

(1) 一般采用主动脉和窦瘤破入心腔双切口，行窦瘤破裂修补术或同时作主动脉瓣成形术。如破裂口较大，需用补片修补。瘤体较大者，应切除部分瘤壁。

(2) 主动脉窦瘤破入右心室，应注意探查和修补常并存的室间隔缺损。

(3) 修补破裂的窦瘤时，应防止过度牵拉主动脉瓣或瓣环，以免引起或加重主动脉瓣关闭不全。

(4) 合并明显的主动脉瓣关闭不全或亚急性细菌性心内膜炎者，应作主动脉瓣置换术。

(5) 注意加强心肌保护。

术后处理

一、一般处理

单纯窦瘤修补术与其他一般心脏畸形修补术后一样，通常恢复顺利，无需特殊处理。但对手术前有明显心力衰竭尤其是合并严重主动脉瓣关闭不全的重症患者，常需静脉应用正性肌力药、扩血管药和延长呼吸机辅助时间。对于有感染性心内膜炎的患者，应积极选择强力广谱抗生素，并加强支持疗法。一旦血培养或术中所取赘生物培养出结果，就应及时选用敏感抗生素正规治疗，一定要用足疗程。

二、并发症处理

1. 低心排综合征　早年由于手术技术或心肌保护技术不佳，患者术后较易出现低心排综合征。近年来随着认识和技术水平的提高，发生率显著减少。但对于那些病情重、病变复杂、就诊晚以及心功能差的患者，仍可发生低心排综合征。需静脉应用正性肌力药、扩血容药、补充血容量、适当利尿以及延长呼吸机辅助时间。

2. 心脏传导阻滞　希氏束及其分支靠近修复的区域，术中有可能损伤。如发生Ⅱ度以上房室传导阻滞，常规静脉滴注异丙肾上腺素及糖皮质激素，必要时实行心外膜心脏起搏。若术后1个月仍不恢复，则需植入永久性心脏起搏器。

3. 主动脉瓣关闭不全加重　此项为少见并发症，主要与手术矫治不当有关。术中食管超声应用可及时查出并判定产生原因，一旦发现多需重新处理，必要时行瓣膜成形术或瓣膜置换术。

4. 主动脉窦瘤复发　少见，需要再次手术修复。

三、术后医嘱

1. 术后长期医嘱（ICU内）

+ 特级护理
+ 禁食、水
+ 保留导尿
+ 会阴冲洗
+ 口腔护理
+ 保留闭式引流
+ 病重
+ 心电监护
+ 泮托拉唑40mg入壶，bid
+ 果糖二磷酸钠10g，qd
+ 静脉使用抗生素

2. 术后临时医嘱（ICU内）

+ 羟乙基淀粉130/0.4氯化钠注射液500ml，iv gtt
+ 5%葡萄糖注射液500ml，iv gtt
+ 15%氯化钾注射液40ml，iv gtt
+ 10%葡萄糖酸钙注射液20ml，iv
+ 25%硫酸镁注射液10ml，iv
+ 申请床旁X线胸片检查

✦ 新鲜血浆/悬浮红细胞（必要时）

住院小结

一、疗效及预后评估

未行手术治疗的主动脉窦瘤破裂患者大多1年内死亡，死因主要为急性左心功能衰竭。通常主动脉窦瘤修复术效果良好，80%～90%患者术后心功能明显改善。术后早期死亡率为0%～4%，远期疗效满意。影响手术疗效的主要因素有患者术前心功能，对合并主动脉瓣畸形、瓣叶脱垂和关闭不全的处理是否妥当以及修复窦瘤时是否因技术不当而产生或加重主动脉瓣关闭不全。较为严重的关闭不全则需再次手术进行瓣膜置换。室间隔缺损修补后残余漏和主动脉窦瘤复发亦需要再次手术修复。

二、出院医嘱

1. 主动脉窦瘤修复术患者出院后一般需全休1～3个月，术前心功能差、病情重者，还需强心、利尿、扩血管治疗。

2. 术后1个月左右复查胸片、心脏彩超，了解心脏缩小情况、术前肺血增多是否改善、有无室间隔缺损修补、有无主动脉窦瘤修复术后残余漏以及主动脉瓣反流情况。

3. 行主动脉瓣成形患者术后需长期随访，定期复查心脏彩超，如主动脉瓣关闭不全逐渐加重，需要考虑行主动脉瓣置换术。

4. 行主动脉瓣置换的患者术后抗凝药物的使用、凝血状况的监测、随访、复查参见有关章节。

病例教学

病历摘要

患者，男性，28岁。于3天前提重物时突然感到心悸、胸闷，休息后未见缓解，之后喘憋症状逐渐加重，不能平卧，双下肢及下腹部明显水肿，收入病房。查体：急性病容，T37.1℃，P100次/分，R25次/分，BP 105/50mmHg，心尖搏动明显，约在左第6肋间锁骨中线外3cm处，并可扪到明显震颤。听诊双肺呼吸音粗，在胸骨左缘第2～4肋间可听到粗糙连续性杂音。肝肋下约3cm。心脏多普勒超声示右冠状动脉窦瘤样扩张，大小约21.4cm×31.3cm，可见宽约0.7cm的开口与右心室相通，全心扩大，左心室64mm、左心房49mm、右心房67mm、右心室31mm，三尖瓣轻中度反流，估测肺动脉压约55mmHg，LVEF 60%。病情危重，需急诊手术治疗。

问题

1. 该患者如需诊断，应排除什么病变？
2. 手术治疗的适应证和禁忌证是什么？
3. 术中有哪些注意事项？

答案

1. 学习目的：主动脉窦瘤破裂的鉴别诊断。

答：患者诊断为主动脉窦瘤破裂。主动脉窦瘤破裂的连续性杂音有一定的特征性，但需要与其他心底部病变产生的杂音相鉴别，其中包括动脉导管未闭、室间隔缺损伴主动脉瓣关闭不全、主肺动脉间隔缺损、冠状动静脉瘘和肺动静脉瘘等疾病。

2. 学习目的：主动脉窦瘤破裂的手术适应证和禁忌证。

答：主动脉窦瘤破裂的手术适应证：①主动脉窦瘤合并室间隔缺损、主动脉瓣关闭不全等畸形时；②主动脉窦瘤已破裂；③主动脉窦瘤未破裂，但因窦瘤囊较大，引起明显的右心室流出道狭窄而导致梗阻者；④患者全身状况可以耐受全麻体外循环手术。

主动脉窦瘤破裂的手术禁忌证：①窦瘤较小且未发生破裂；②患者一般情况差，不能耐受全麻体外循环。

3. 学习目的：主动脉窦瘤破裂术中应注意事项。

答：主动脉窦瘤破裂手术修补时术中应注意以下几点：①仔细探查主动脉三个窦的情况，辨清破裂的主动脉窦及破入的心室腔，明确破裂的内口；②注意探查主动脉瓣的情况，有无关闭不全，修补术后主动脉瓣关闭是否满意；③合并室间隔缺损时修补室间隔缺损和窦瘤时应将窦瘤的下缘缝合确实，避免窦瘤根部与左心室间的残余分流及主动脉瓣反流；④手术缝线一定要缝在正常组织上，不要缝在瘤壁上以免术后发生残余分流或复发；⑤主动脉窦瘤破裂患者往往伴有主动脉瓣关闭不全，术中心肌保护应注意心脏停搏液的灌注情况，必要时可采用经冠状窦逆行灌注法，同时注意防止心脏膨胀。

第3章

心脏瓣膜疾病

心脏瓣膜病是指由于炎症、先天性畸形、缺血性坏死、黏液样变性、退行性变、创伤等原因引起的单个或多个瓣膜的瓣膜结构（包括瓣叶、瓣环、腱索或乳头肌）的功能或结构异常，导致瓣口狭窄和（或）关闭不全。心室和主、肺动脉根部严重扩张也可产生相应房室瓣和半月瓣的相对性关闭不全。其中二尖瓣病变最常见，其次为主动脉瓣。风湿性心脏瓣膜病主要累及40岁以下人群。我国风心病的人群患病率在20世纪70年代成人为0.19％～0.9％，80年代和90年代分别为0.199％和0.25％，已有所下降。近年来老年人的瓣膜黏液样变性、退行性变和瓣膜钙化引起的瓣膜病发病率呈上升趋势。

第一节　二尖瓣狭窄

概述

二尖瓣狭窄是二尖瓣瓣叶增厚，交界粘连、融合，瓣下腱索挛缩所致二尖瓣口开放幅度变小或梗阻，引起左心房血流受阻。二尖瓣狭窄最常见的病因是风湿性二尖瓣狭窄，是急性风湿热侵犯心脏后所遗留的慢性心脏病变，占患者总数的80％～90％。其他原因包括先天性畸形、二尖瓣瓣环或瓣下钙化、感染性心内膜炎合并较大的赘生物、心脏肿瘤、结缔组织疾病和心内膜的纤维化等。女性患者多于男性，男女比例为1∶(2～3)。

入院评估

一、病史询问要点

1. 有无心悸、胸痛、夜间阵发性呼吸困难、端坐呼吸、咳嗽、咳粉红色泡沫痰、疲倦、食欲缺乏、双下肢水肿、声音嘶哑等症状及其发生时间。

2. 有无血栓栓塞史，劳累后有无气急、咯血、痰中带血和咳嗽、脑栓塞、肢体末梢疼痛以及不明原因的腹痛病史。

3. 既往有无风湿热或游走性多关节痛、咽痛等病史，有无阿司匹林用药史，女性患者需了解是否合并妊娠。

二、体格检查要点

1. 一般情况　有无二尖瓣狭窄面容（颧部潮红，口唇轻度发绀）；有无肝大、腹水、下肢水肿和颈静脉扩张；有无心率快、血压偏低；有无栓塞、中枢神经系统和肢体运动障碍体征；有无脉搏不规律。

2. 心脏检查应注意以下几点：

注意是否有心前区隆起、收缩期抬举性搏动、胸骨左缘第3肋间浊音区的向左扩大，是否有房颤心律、心尖区舒张中晚期递增型隆隆样杂音，并以左侧卧位或活动后向左侧卧位时明显，第一心音、二尖瓣开放拍击音、P_2 是否亢进，有无分裂，能否听到肺动脉瓣相对关闭不全产生的柔和高调吹风样舒张早中期杂音（Graham-Steel 杂音）。双肺是否有干湿啰音。

3. 全身检查　注意是否有慢性感染病灶，如慢性牙周炎、中耳炎、鼻窦炎等。

三、门诊资料分析

1. 血常规检查　如有感染，可有白细胞增高。

2. 胸部X线检查　早期患者多无异常改变。病变较轻者左心房扩大、肺部轻度淤血；病变较重者主动脉结缩小，肺动脉圆锥突出，左心房和右心室增大，心影左缘平直，X线特征为“梨形心”。肺门影加深，右下肺动脉增宽，肺淤血，肺动脉压增高，肺野中可见含铁血黄素斑点沉着。右侧肋膈角可见细直的水平线，称为“肋膈角线”，是由于肺静脉高压而产生小叶间隔水肿所致。钡剂食管造影右前斜位片可见左心房扩大，食管下段受压后移。

3. 心电图　病变较轻时，心电图可正常。随着病变进展心电图改变为左心房增大的P波（P波增宽并出现切迹），称之为二尖瓣型P波。病变继续发展，出现肺动脉高压时，显示心电轴右偏，病变晚期出现心房颤动。

4. 超声心动图　是诊断二尖瓣狭窄的可靠方法。M型超声检查发现二尖瓣前后叶同向活动，失去E、A双峰，呈城墙样改变。二维超声可观察二尖瓣有无增厚、甚至钙化，各心房室的大小，心室壁的厚度，左心房有无血栓。多普勒超声可根据血流速度计算二尖瓣跨瓣压和瓣口面积。并可排除有无其他瓣膜病变和其他畸形。

四、继续检查项目

1. 实验室检查　患者处于风湿活动期时抗O超过750单位，红细胞沉降率增快，C反应蛋白为阳性。

2. 冠状动脉造影　年龄超过50岁患者，为排除同时合并冠状动脉病变，在手术前应行冠状动脉造影检查，常规筛查中阳性率为10%左右。

病情分析

一、诊断

根据典型的病史、体征，如心尖区听诊第一心音亢进，开瓣音和舒张中期隆隆样杂音伴X线或心电图示左心房增大，一般可考虑诊断二尖瓣狭窄，超声心动图检查可确诊。

二、二尖瓣狭窄的分型

正常成人二尖瓣瓣口面积为4～6cm^2。当二尖瓣口狭窄的程度达到2.5cm^2时则血流动力学发生变化，此时血流从左心房进入左心室时遇到阻力，血流通过瓣口时发生紊乱，临床上开始出现轻度症状。二尖瓣瓣口面积1.5cm^2以上时为轻度、1～1.5cm^2为中度、小于1cm^2为重度狭窄，维持人体最基本活动所需的最小二尖瓣瓣口面积为0.5cm^2。伴有心房颤动、大左心房（直径>55mm）、栓塞病史或心排量降低的患者易发生体循环动脉栓塞。

根据二尖瓣病理改变，狭窄可分为三型：①隔膜型；②隔膜漏斗型；③漏斗型。了解狭窄的分型有利于治疗方法的选择。

根据术中直视下的瓣孔缩小的程度，可分为三种：①轻度狭窄，在1.2cm；②中度狭窄，在0.8～1.2cm；③重度狭窄，在0.8cm以内。

三、鉴别诊断

1. 左心房黏液瘤　杂音往往间歇性出现，随体位改变而改变，超声心动图检查可确诊。

2. 二尖瓣瓣环及瓣下钙化症　老年人多见，与高血压和高血脂有关。超声心动图检查显示瓣环前后缘呈强回声团块可鉴别。

3. 二尖瓣关闭不全　多见于男性，风湿性占1/3～1/2，面颊可正常，心力衰竭症状出现较晚，心尖区杂音出现在收缩期。X线示左心房、左心室扩大。心电图提示左心室肥大，P波正常，有时宽而有切迹。超声心电图检查可见二尖瓣反流。

4. 三尖瓣狭窄　杂音最响亮的部位应在胸骨左缘与心尖之间，吸气时此杂音增强。

治疗计划

一、治疗原则

二尖瓣狭窄的治疗包括非手术治疗和手术治疗。二尖瓣狭窄患者心功能Ⅱ级以上、左心房血栓原则上均应手术治疗。手术目的是解除左心房室口狭窄和左心室充盈障碍，改善血流动力学；减轻或消除症状，提高生活质量；避免心房颤动与血栓栓塞。手术本身不能消除风湿等基础病因，而且手术后还需要一定的强心、利尿等药物治疗。

二、术前准备

1. 心理护理解除患者精神负担，术前晚给安眠药。

2. 心力衰竭患者应减少活动、注意休息、纠正水电解质紊乱，注意补充钾镁，必要时吸氧和给予镇静。

3. 强心、利尿和扩血管等药物改善心功能，静脉滴注GIK合剂，增加心功能储备。

4. 避免感染，接受有创检查后积极应用抗菌药物预防感染。

5. 营养支持对营养不良的患者，应积极加强营养支持。术前少量多次地输入新鲜血液或血浆，必要时用少量糖皮质激素增加食欲，改善全身状况，取消禁盐饮食。

6. 术前要控制好糖尿病、支气管哮喘、恶性肿瘤以及可能经血传染的疾病等，可疑心绞痛或年龄50岁以上的患者，应推荐作冠状动脉造影。尽可能对患者进行肺功能检查。

7. 向患者说明机械瓣和生物瓣的优、缺点，各有不可相互替代的优势，尊重患者及其家属的选择，同时说明瓣膜置换术后围术期和远期可能出现的问题。

8. 如计划进行二尖瓣交界分离术，需向患者说明手术的可行性和远期效果。术中如果发生瓣膜的严重撕裂，造成关闭不全，需行二尖瓣人工瓣膜置换术的可能性。

三、术前医嘱

1. 长期医嘱

+ 心脏外科护理常规
+ 二级护理
+ 健康教育
+ 低盐低脂饮食

2. 临时医嘱

+ 血、尿、便常规
+ DIC 初筛
+ 生化 21 项
+ 血气
+ 肌酐及肌酐清除率（>60 岁）
+ 胸部正侧位
+ 心电图
+ 空腹血糖、餐后 2 小时血糖
+ 超声心动图检查
+ 头颅 CT（>60 岁）
+ 与家属谈话并签字（手术知情同意书、输血知情同意书）
+ 明日全麻体外循环下行二尖瓣成形术或二尖瓣置换术
+ 备皮
+ 备血
+ 备各种型号人工二尖瓣（机械瓣或生物瓣）、二尖瓣成形环
+ 术前晚 7 点清洁灌肠
+ 放置胃肠管（术晨）
+ 术前 12 小时禁食、水
+ 青霉素皮试

四、治疗方案

1. 经皮二尖瓣球囊瓣膜成形术

（1）适应证

①中、重度单纯性二尖瓣狭窄，病理改变为隔膜型，瓣叶较柔软，无明显钙化，心功能Ⅱ级或Ⅲ级。

②二尖瓣狭窄伴轻度二尖瓣关闭不全。

③二尖瓣狭窄伴轻度主动脉瓣狭窄和（或）主动脉瓣关闭不全。

④房颤心律，但必须心腔内无血栓存在。

⑤二尖瓣狭窄伴重度肺动脉高压及不能承受外科手术的患者。

⑥二尖瓣球囊扩张术后再狭窄。

（2）禁忌证

①合并中度以上二尖瓣关闭不全。

②合并中度以上主动脉瓣关闭不全和（或）主动脉瓣狭窄。

③风湿活动：NYHA心功能Ⅳ级。

④合并感染性心内膜炎赘生物。

⑤巨大心房，脊柱和胸廓畸形。

⑥主动脉根部瘤样扩张，心脏或大血管转位。

⑦左心房内血栓或6个月内有体循环栓塞史。

⑧二尖瓣明显钙化，尤其伴瓣下结构病变的患者，病理上为隔膜漏斗型或漏斗型。

（3）手术方法

二尖瓣经皮球囊扩张术将1～2个能充气的球囊导管从股静脉送入达右心房，再经房间隔穿刺送入左心房并跨过狭窄的二尖瓣，导管到达位置后，球囊充气，扩开融合的二尖瓣交界而扩大瓣口。球囊成形术可使二尖瓣口的面积达到2.0cm左右，是缓解单纯二尖瓣狭窄的有效方法。

（4）并发症

①二尖瓣关闭不全：经皮二尖瓣球囊扩张术最常见的并发症。

②残余的房间隔缺损：发生率为20%～87%，左向右分流是扩张术操作中穿过房间隔的后遗症，它更易发生在跨瓣压差降低不理想、左心房高压持续存在的患者。

③术后再狭窄：最早见于术后3个月，2年内再狭窄率约50%，患者往往因此而难以接受。

④其他：心室穿孔、栓塞、心肌梗死及心律失常等，但比较少见。

2. 闭式二尖瓣交界分离术

(1) 适应证

年轻患者，病史较短，心功能Ⅱ级或Ⅲ级、听诊二尖瓣区有开瓣音，窦性心律，无栓塞史。超声波检查提示瓣膜狭窄主要由交界融合引起，瓣叶活动尚好，无或仅有轻度钙化，左心房无血栓者，适合做闭式扩张术。妇女妊娠中期，为避免体外循环给机体带来的损伤，可行急症和限期手术。若左心耳过小，无法做闭式分离术的患者或慢性房颤、有栓塞史及扩张术后再狭窄的患者，可采用右径闭式二尖瓣交界分离术。

(2) 禁忌证

①感染性心内膜炎。

②超声提示左心房血栓或近期有栓塞史，以及术中发现或怀疑左心耳有血栓者。

③术中手指探查感觉瓣膜交界融合处或瓣口有外露性钙化病变。

④风湿活动，一般应在控制3～6个月后手术。

(3) 手术方法

由于二尖瓣球囊扩张的应用，几乎代替了闭式手术，目前闭式手术应用较少。分离术可分为左径和右径两种。

①左径闭式二尖瓣交界分离术：取左胸前外侧切口，经第4肋间进入胸腔，在左膈神经前1～2mm切开心包，上至肺动脉干，下达膈肌。显露心尖和心耳，在心尖处选择无血管或少血管区，做一荷包缝线，套止血带备用。左心耳做一荷包缝线，套止血带备用，控制出血。剪除心耳顶端，术者的示指伸入左心房，收缩荷包缝线，探查瓣上有无反流及其程度、瓣叶活动度及柔软性、有无钙化和附壁血栓以及瓣孔大小。切开心尖荷包中心的部分心肌，扩张器头部穿透后插入左心室腔，沿流入道推送扩张器，在术者手指引导下经二尖瓣口使撑开架的前1/3经瓣口进入

左心房，并使撑开架柱朝向前外角和后内角，左手施力于扩张器的把手部，使撑开架张开，施压于交界粘连处。

②右径闭式二尖瓣交界分离术：做右胸前外侧切口，经第4肋间进入胸腔，在左膈神经前1～2mm切开心包，上至胸顶，下达膈肌，解剖房间沟，用无创钳提起切口前缘的右心房边缘，解剖房间沟达底端，上方切口处做两圈荷包缝合，内圈的直径应大于术者示指根部直径，其缝线两端套入Rumel止血器；再做下方切口的荷包缝线，内圈的直径则应大于右径扩张器头部的直径。术者左示指进入左心房，右手持扩张器，从下方切口插入左心房后，在示指尖引导插入瓣孔，如同左径法逐步扩开粘连的交界。

3. 二尖瓣置换术

(1) 适应证　适用于超声检查证实二尖瓣重度狭窄、瓣叶僵硬、严重钙化，瓣下结构病变较严重，修复困难，或同时伴有重度二尖瓣关闭不全的患者。人造瓣膜有机械瓣和生物瓣两种，根据患者个体的不同情况选择合适的瓣膜。机械瓣通常用于年龄较小、伴有房颤、左心房血栓，能够接受终生接受抗凝治疗患者。生物瓣适用于希望怀孕的孕龄期妇女，存在抗凝治疗禁忌证患者，无条件进行抗凝治疗监测的患者，年龄超过60岁和（或）合并其他疾病的二次瓣膜置换术可能性较小患者。

(2) 禁忌证

①脑栓塞：因体外循环、二尖瓣置换术后抗凝治疗均可能增加脑损害风险，此类患者一般宜在脑栓塞2～3个月之后行择期手术。

②心源性恶病质：此类患者能否耐受手术，则与充分的术前准备、正确恰当的术后处理密切相关。

③风湿活动：说明风湿性心肌炎仍持续存在。心功能稳定者，一般应在控制风湿活动后3～6个月行择期手术。若风湿活动难以控制，有心力衰竭或心功能恶化者，则应限期手术。

④小左心室：严重二尖瓣狭窄的患者，如病程很长、风湿活动反复发作，左心室严重萎缩，左心室功能受损。此类患者术后易发生低心排出量综合征与严重心律失常，手术危险性很高。

⑤严重肺动脉高压：此项已不是二尖瓣置换术的禁忌证，但

有肺小动脉梗阻性病变时，提示肺小动脉已是器质性改变。此类患者常伴有右心衰竭及功能性三尖瓣关闭不全，手术危险性高。

（3）手术方法

①常规手术方法：胸部正中切口，切开心包，探查心脏及大血管，建立体外循环。有左心房血栓者，开始体外循环转机待主动脉阻断后再放入左心房引流管，避免造成血栓脱落。经房间沟径路或右心房-房间隔径路显露二尖瓣，在二尖瓣前叶基部中点，距瓣环3mm处用尖刀切开，再逐步向两侧扩大切口，切除前后瓣叶，然后于乳头肌顶部剪断与之相连的腱索，去除病变的二尖瓣。采用双头针带垫片的2-0涤纶线，采用间断褥式外翻缝合，心房面进针，心室面出针，一般全周需缝合12～16针。缝毕反复冲洗心房、心室腔，吸尽碎屑，切除残留漂浮的细长腱索。把每对缝线依次缝于人造瓣膜的缝环上，并分成四组提起拉紧，再把人造瓣膜推下落座移去持瓣器，先分别于前、后瓣叶中点对称打结两针，然后顺序结扎每根缝线。剪去缝线，检查人造瓣膜的瓣叶开放与关闭是否灵活、有无受限。缝合瓣膜的方法，还有连续缝合或“8”字缝合。缝合时还应注意勿损伤心脏传导束和冠状动脉。

②保留二尖瓣瓣下结构的二尖瓣置换术：为更好地保护心功能，目前大多数学者提倡保留二尖瓣瓣下结构的二尖瓣置换术。

A. 完全保留自体二尖瓣的二尖瓣置换：具体有将前瓣叶腱索固定于后瓣环上、前瓣叶腱索固定于前瓣环、交界及瓣叶中部的环行切除、保留二尖瓣全部瓣下结构的二尖瓣置换技术。

B. 保留二尖瓣后瓣叶及其瓣下结构的二尖瓣置换技术。

C. 应用人工腱索的二尖瓣置换技术。

D. 保留后瓣叶或全部瓣下结构的二尖瓣置换技术。

对于二尖瓣关闭不全、瓣环扩大的病例，可采用保留全部瓣下结构；而二尖瓣严重狭窄、瓣下结构病变严重的病例，采用保留后瓣叶的瓣下结构；保留瓣下结构确实困难者，则行人工腱索代替瓣下结构。

E. 注意事项

a. 预防左心室流出道梗阻：保留前瓣叶及其瓣下结构的二尖

瓣置换有可能引起左心室流出道梗阻应注意避免。

b. 保留的瓣下结构应不影响瓣叶的活动，若替换的人造心脏瓣膜为单叶瓣时，则大开口朝向室间隔，这样碟片的开放不会受到影响。若替换的人造心脏瓣膜为双叶瓣，则两个碟片应呈前后排列，以免瓣下结构影响瓣叶的活动。

c. 充分切除瓣膜组织，保证不影响植入的人造心脏瓣膜的型号。术中保留主要腱索即可，不必留有过多的组织，以免影响植入的人造心脏瓣膜的大小。

4. 直视二尖瓣成形术

（1）适应证：主要适用于先天性二尖瓣狭窄、退行性病变、部分风湿性病变和存在抗凝禁忌证患者，不适于二尖瓣球囊瓣膜成形术和二尖瓣交界分离术者。

（2）禁忌证：同二尖瓣置换术。

（3）手术方法：手术需在体外循环下进行，心脏停搏后，沿房间沟纵行切开左心房，并分别向上下扩大左心房切口直至上、下腔静脉的左侧，显露二尖瓣。探查左心房腔内尤其左心耳内有无血栓。根据瓣膜病变的情况采用不同的方法进行二尖瓣重建。值得注意的是直视二尖瓣成形需要有很好的外科基础和手术经验才能得到比较满意的效果。

术后处理

一、一般处理

1. 术后常规　监测动脉压、中心静脉压，必要时监测肺动脉压、肺毛细血管楔压，测定心排量指数，记录尿量和引流量等。

2. 循环系统的处理　常规应用正性肌力药物多巴胺、多巴酚丁胺及米力农等，酌情应用血管扩张药物。逐步补充血容量，以补充胶体为主，限制晶体摄入量。注意防治心律失常。心脏扩大明显患者应长期应用 ACEI 类药物和 β 受体阻滞剂。

3. 呼吸系统的管理　术后常规应用呼吸机辅助呼吸，应用芬太尼或吗啡，必要时加用肌肉松弛剂保持患者安静。对于肺动脉高压者，加用 PEEP 5～8cmH_2O，并适当延长呼吸机辅助通气时间，防止缺氧，以减轻心肺负担，改善心肺功能。根据血气分析结果，调整呼吸机有关参数。清除呼吸道分泌物，保持呼吸道通畅。

4. 维持水、电解质及酸碱的平衡　术后必须严格控制晶体液摄入量，以减轻肺等重要器官组织水肿。并根据化验结果补钾，同时应适当地补充钙及镁。术后代谢性酸中毒主要由低血压和（或）缺氧引起，可用碳酸氢钠纠正，同时注意纠正原发病因。代谢性碱中毒可用盐酸精氨酸静脉滴注纠正。

5. 预防感染　术后应对留置的各种导管及引流管等进行严格的无菌护理。严格进行无菌操作。术后常规应用广谱抗生素 3～5 天，长期应用者应同时用抗真菌药物。

6. 术后早期每日查血液凝血酶原时间（PT）、活动度、国际标准比值（INR）。如患者置换的是机械瓣，需要终生口服抗凝剂治疗，INR 值维持在 1.8～2.5。如为生物瓣置换术后 4～6 个月内亦可能发生血栓栓塞，因此术后半年内要进行抗凝治疗。如有房颤，则需终生抗凝。抗凝方法：一般为术后第 1 天开始服用华法林片，首剂 5mg，第 2 天 2.5mg，第 4 天根据测定的 PT、INR 调整用药量，维持 INR 在 1.8～2.5 之间。孕龄期妇女月经期间可以适当减少华法林剂量。

7. 风湿活动的防治　一般来讲，年龄＜40 岁患者二尖瓣置换术后，应给予长效青霉素预防风湿活动，以避免风湿对心脏其他瓣膜或心肌的进一步损害。一般采用苄星青霉素，120 万单位肌内注射，每月 1 次，持续 1 年。一旦有风湿热出现，应立即加强抗感染与抗风湿活动的治疗措施。

二、并发症处理

1. 低心排出量综合征　低心排出量综合征是二尖瓣置换术后的主要并发症。常见的原因有：心肌收缩无力、代谢性酸中毒、严重心律失常、重度肺动脉高压及三尖瓣关闭不全等。低心排出量综合征的处理主要是先查明原因，在消除病因的同时进行积极的治疗。主要治疗措施包括：补足有效循环血容量，维持适当的前负荷；增强心肌收缩力，应用小剂量血管扩张药减轻心脏的后负荷，积极治疗心律失常。维持水、电解质及酸碱的平衡。药物无效时，可应用主动脉内气囊反搏（IABP）或用离心泵左心转流，支持心功能。

2. 左心室后壁破裂　二尖瓣置换术后左心室后壁破裂是一种少见的严重并发症。左心室壁破裂可分为三种类型。

Ⅰ型破裂：破裂位于左心室后壁房室沟部位，约占左心室破裂的一半。发生原因是：缝线过深或过分牵拉缝线而切割左心室后壁心肌；切除病变的瓣膜时损伤后瓣环；剔除钙化灶时损伤左心室后壁；机械瓣型号过大，导致瓣环过度伸展撕裂。

Ⅱ型破裂：破裂位于二尖瓣后乳头肌在左心室后壁的附着部。主要原因是：切除二尖瓣瓣下结构时，切除乳头肌附着部或切穿左心室壁。

Ⅲ型破裂：破裂位于左心室后壁房室沟与乳头肌附着部的中间处。发生原因是由于手术操作损伤左心室后壁薄弱处心内膜及其心肌的损伤，心脏复跳，心室压力升高使心肌的破裂口扩大导致心肌全层破裂。

左心室后壁破裂一经确诊，应立即重新建立体外循环，在心脏停搏和空虚的状态下施行破裂修补。Ⅰ型破裂常从心脏外部进行修补，先拆除人造心脏瓣膜，仔细检查裂口的部位与范围，进行精确的修补。也可以从心内腔修补，避免损伤左冠状动脉的回旋支。Ⅱ型或Ⅲ型破裂从心外修补，修补时在裂口两边用毛毡片加固进行全层连续缝合修补，以减少心肌的张力。

3. 血栓栓塞　血栓栓塞是瓣膜置换术后的严重并发症，其诱发原因虽有多种，但主要与抗凝不当、房颤、巨大左心房及左心功能下降有关。血管栓塞以脑栓塞最为常见，冠状动脉、四肢血管、肾动脉及肠系膜动脉等也可发生。脑栓塞需与脑出血相鉴别，CT检查可以明确诊断。如血栓栓塞系抗凝剂用量不足引起，应调整双香豆素类药物的用量，或加用双嘧达莫、阿司匹林等，以减少血栓栓塞的发生率。对反复出现血栓栓塞并表明与人造瓣膜有关者，应考虑重新换瓣。

4. 出血　一般为抗凝剂过量导致的出血。一旦发生明显的出血，应立即停用抗凝剂；必要时应静脉注射维生素 K_1 10～20mg，拮抗双香豆素类的抗凝作用，并针对出血病灶采取相应的治疗措施。

5. 人造瓣膜功能障碍　人造瓣膜功能障碍不论是人造瓣膜本

身的结构损坏还是由于外部因素引起的，一旦确诊，即应手术重新换瓣。

6. 人造瓣膜心内膜炎　主要表现为持续性发热、心功能不全、血管的栓塞、瓣周漏或瓣周脓肿形成等。

由于全身感染败血症或全身抵抗力低或术中污染所致，感染多发生于术后2个月内，称早期心内膜炎。血液性传播引起的感染多发生于术后2个月以后，称晚期心内膜炎，常见病原菌为链球菌或葡萄球菌。它是人造瓣膜置换术后最严重的并发症之一，术后第1年的发生率约3%，内科治疗的死亡率为50%～61%，手术治疗的死亡率为15%～38%，早期手术效果较好，故人造瓣膜心内膜炎一经确诊，应尽早手术。

7. 瓣周漏　常见原因有缝线撕裂瓣环、缝线断裂、缝合位置不当、使用人造瓣膜与瓣环不匹配等。瓣周漏患者可有心力衰竭、溶血或瓣周感染的表现，听诊心尖部全收缩期杂音，彩色多普勒超声心动图可明确诊断。瓣周漏裂口小，无临床症状的患者可暂不手术。若瓣周漏裂口较大，有临床症状时应予手术治疗，手术时可直接修补瓣周漏裂口或重新换瓣。

8. 其他并发症　如左冠状动脉回旋支损伤（常由于缝合后瓣环时进针过深所致），应做急症冠状动脉旁路移植术治疗。主动脉瓣关闭不全（缝合二尖瓣前叶基部时，误伤主动脉瓣膜）时，重新建立体外循环，拆除缝线，修补撕裂的主动脉瓣叶，必要时需行主动脉瓣置换。

三、术后医嘱

1. 术后长期医嘱（ICU内）

+ 特级护理
+ 禁食、水
+ 保留导尿
+ 会阴冲洗
+ 口腔护理
+ 保留闭式引流
+ 病重
+ 心电监护

+ 泮托拉唑 40mg 入壶，bid
+ 果糖二磷酸钠 10g，qd
+ 使用抗生素

2. 术后临时医嘱（ICU 内）

+ 羟乙基淀粉 130/0.4 氯化钠注射液 500ml，iv gtt
+ 5%葡萄糖注射液 500ml，iv gtt
+ 15%氯化钾注射液 40ml，iv gtt
+ 10%葡萄糖酸钙注射液 20ml，iv
+ 25%硫酸镁注射液 10ml，iv
+ 申请床旁 X 线胸片检查
+ 新鲜血浆/悬浮红细胞（必要时）

住院小结

一、疗效

闭式二尖瓣交界分离术后早期死亡率为 3.8%。死亡的原因为心力衰竭和严重的心律失常。存活者 98%的患者手术结果满意。术后 6 年、12 年、18 年与 24 年长期生存率分别为 94.0%、89.0%、85.0%和 78.3%。10 年复发率为 26.9%，晚期死亡率为 4.3%，晚期常见的死亡原因为进行性心力衰竭。二尖瓣球囊成形术的死亡率为 1%～2%；二尖瓣直视成形术为 1%～5%；而二尖瓣替换术为 4%～10%。手术后 90%的患者心功能可恢复到 NYHA 的Ⅰ或Ⅱ级。在二尖瓣球囊成形术和二尖瓣闭式扩张术后 3～10 年或更长的时间内，多数患者需要再次行二尖瓣手术治疗。对二尖瓣狭窄患者行二尖瓣替换术后 10 年或更多的时间内，使用 St. Jude 人工瓣的 95%患者不需要再次手术治疗。二尖瓣狭窄患者行球囊扩张术或手术治疗后，慢性心房颤动的可能性增加。Louagie 报告的一组患者中，有 36%使用生物瓣进行二尖瓣替换术的患者有心房颤动并需进行 4 年的抗凝治疗。二尖瓣直视成形术后 10 年生存率为 80%，二尖瓣替换术后 10 年生存率为 60%。二尖瓣置换手术后生存率降低的危险因素有年龄增长、冠状动脉疾患的发生和其他瓣膜心脏病。

二、出院医嘱

1. 注意调节饮食，控制体重增长过快。适量活动，避免心脏负荷过重。

2. 术后早期多平卧，以避免胸骨畸形愈合，影响美观。建议术后每年复查心电图、胸片和超声心动图。

3. 继续维护心功能。强心、利尿等治疗要在医生指导下减量或停药。部分患者仍需要长期小剂量维持。

4. 若为风湿性病变者，建议用长效青霉素 120 万单位肌注，每月 1 次，一次半年，必要时多次使用（<40 岁的患者）。

病例教学

病历摘要

患者，女性，49 岁，主因劳力性呼吸困难、心悸而入院。发现高血压 1 年，血压最高达 150/110mmHg，平时口服复方降压片，血压维持在 110～130/80～90mmHg。既往有风湿性关节炎病史，现已治愈。入院后查体：P76/min，BP120/80mmHg，R21/min。头颅大小正常，无二尖瓣病面容，口唇无发绀。颈静脉无充盈。胸廓对称，两侧呼吸运动均等。心前区无隆起，心尖搏动在左第五肋间锁骨中线内 0.5cm 处，范围为 0.5～1.5cm。在心尖搏动最明显处可触及舒张期震颤。心率 76/min，律齐，心音有力，第一心音亢进，$P_2=A_2$，于心尖部可闻及舒张早、中期隆隆样杂音，比较局限，不向其他处传导。腹软，肝脾未触及。双下肢无水肿。神经系统未见异常。辅助检查：心电图示窦性心律；超声心动图示风湿性心脏病，单纯性二尖瓣狭窄，二尖瓣口面积 1.6cm^2，左心房内径 42cm，左心房内未见血栓影，舒张期二尖瓣前、后叶呈城墙样改变，收缩期可见左心室内血流轻度反流于左心房，主动脉瓣未见异常；心脏三维片示肺动脉段圆隆；血、尿常规正常；红细胞沉降率不快；抗链 O 不高；凝血五项正常。取得家属和本人同意后准备行经皮房间隔单纯性二尖瓣球囊扩张术。

问题

1. 二尖瓣开瓣音的产生原因是什么？有什么临床意义？

2. 该患者应接受什么治疗？

3. 二尖瓣闭式扩张术后应做何处理？

答案

1. 学习目的：二尖瓣开瓣音的产生原因及其临床意义。

答：二尖瓣狭窄的患者常在胸骨左缘第三或第四肋间听到一个第二心音之后的尖锐、短促的拍击音，称为开瓣音或拍击音。其产生是由于心脏舒张开始时因左心房内压力的冲击使大瓣骤然凹向左心室所引起的一种声音。大瓣瓣膜病变较轻、柔韧性好则被冲击越骤然；反之增厚、僵硬、运动性差时声音越小。因此，临床上可用二尖瓣开瓣音来作为判断瓣膜病变轻重的标准，大多数情况下有开瓣音者多属于隔膜型，反之多为漏斗型。但也有例外，尤其是体外循环下切开心脏直视下观察，术前有开瓣音者也有不是隔膜型病变者，应结合超声心动图来综合判断病理类型。

2. 学习目的：二尖瓣狭窄的治疗方法。

答：二尖瓣闭式扩张术：适合于单纯的隔膜型二尖瓣狭窄，第一心音响亮、有开瓣音、无房颤及血栓、不伴有关闭不全患者。二尖瓣直视切开术：适合于二尖瓣狭窄病变较重或有纤维增厚钙化及瓣下结构粘连，开瓣音不清脆或有轻度反流，有较长房颤病史或血栓，肺动脉高压和右心室肥厚，尤其合并三尖瓣关闭不全者。二尖瓣置换术：重症二尖瓣狭窄，漏斗型有瓣膜钙化及瓣下结构粘连，缩短合并关闭不全或闭式扩张术后再狭窄，或合并感染性心内膜炎者。

3. 学习目的：二尖瓣闭式扩张术后处理的注意事项。

答：①强心利尿：闭式扩张术后早期应用洋地黄类强心药，增加心肌收缩力；如出现咳嗽、泡沫痰及肺部湿啰音，则应用利尿剂利尿减轻心脏负荷，同时注意补钾。②维持心率在100次/分左右为宜，如心率过快除应用强心剂外，应解决引起心率加快的原因。往往患者术后由于血流动力学的明显改善而表现心率较慢，甚至在60次/分左右，因此，适当使用多巴胺类药物调整到预计的水平较为安全。③控制输血补液：二尖瓣狭窄解除后血流动力学得到改善，循环血量突然增加，必然加重心脏负荷，术后不能单纯以失血量来计算补液量，应尽量控制液体摄入量。④加强呼吸道管理，防止肺部并发症发生，尤其有肺动脉高压及严重肺淤血患者，应特别注意，可适当选用硝普钠等扩血管药物，对肺功能较差的患者可适当应用呼吸机辅助呼吸。⑤使用抗生素，预防感染，对年轻患者应预防风湿热复发。

第二节　二尖瓣关闭不全

概述

由于二尖瓣结构在解剖和功能上的异常而造成左心室内血流部分反流到左心房称为二尖瓣关闭不全。在美国和西方发达国家，二尖瓣脱垂是导致二尖瓣关闭不全的首要原因，而在许多发展中国家，风湿性心脏病仍为引起二尖瓣关闭不全的主要原因。老年患者二尖瓣关闭不全最常见的原因是二尖瓣瓣叶的黏液样退行性变、心肌梗死后乳头肌功能障碍和二尖瓣瓣环钙化。急性严重二尖瓣关闭不全的最常见的原因则是自发性腱索断裂、急性缺血性冠状动脉综合征和感染性心内膜炎。

急性二尖瓣关闭不全导致前向血流减少，部分血液反流回心房，导致左心房压增高，严重时产生心源性休克和急性肺水肿。慢性二尖瓣关闭不全时，由于左心室的渐进性扩大，左心室和左心房的顺应性逐渐增加，前负荷增加以维持心排量。与此同时，部分血液反流回左心房，左心室后负荷降低。故在 EF 值正常时，左心室功能可能已经受到损伤。左心房与左心室逐渐扩大，一旦左心室舒张末期内径大于 6cm，就可能出现症状。病情进一步加重，肺动脉压升高，出现右心功能不全的表现。由于左心房压力升高为间歇性，故肺血管阻力增高常较二尖瓣狭窄患者轻。随左心房扩大可出现心律失常，最终发生心房颤动。另外左心房血栓和体循环栓塞发生率亦较低。

入院评估

一、病史询问要点

1. 是否有呼吸困难、乏力、疲倦、心悸或劳累后气急等心力衰竭表现。

2. 是否有风湿热、游走性关节痛病史。

二、体格检查要点

心脏检查应注意以下几点：

1. 注意是否有心前区隆起、收缩期抬举性搏动，胸骨左缘第

3肋间浊音区有无向左扩大，有无心动过速、心房颤动和水冲脉，心尖区有无收缩期杂音及程度，是否向其他部位传导。肺动脉瓣区第二心音是否亢进或分裂。双肺是否有啰音。

2. 注意是否有颈静脉怒张、肝大和压痛、腹水、双下肢水肿等。

3. 全身检查注意是否有慢性感染病灶，如慢性牙周炎、中耳炎、鼻窦炎等。

三、门诊资料分析

1. 血常规检查　如有肺部感染，可有白细胞增高。

2. 胸部X线检查　后前位片示主动脉结缩小、肺动脉段凸出。左心室扩大。右前斜位食管钡餐造影示：食管被扩大的左心房推向后方。左前斜位片上左主支气管抬高并使左右支气管夹角增大，心脏、食管和膈肌三角区缩小或消失。

3. 心电图　轻度或急性二尖瓣关闭不全患者的心电图通常正常或仅有左心房增大。在慢性中等以上的二尖瓣关闭不全患者可有房颤波、左心室肥大伴劳损，肺动脉高压者显示左、右心室肥大。

4. 超声心动图　明确瓣叶的形态，二尖瓣关闭不全的病因及严重程度、左心室内径和功能，是诊断二尖瓣关闭不全和选择手术时机及决定手术方式的可靠方法。

四、继续检查项目

1. 血液细菌培养　对可疑感染性心内膜炎患者作此检查。

2. 左心室造影　对确诊有重要意义，左心室造影可根据左心房内造影剂反流量大小估计关闭不全的程度。对于所有年龄在50岁以上或有心绞痛病史的患者，在进行外科手术前均应常规行冠状动脉造影检查，以明确有无合并冠心病。

病情分析

一、诊断

急性起病患者（如突然发生呼吸困难）心尖区出现收缩期杂音，X线心影不大而肺淤血明显并有风湿热、游走性多关节疼痛病史，如二尖瓣脱垂、感染性心内膜炎、急性心肌梗死、创伤和人造瓣膜置换术后诊断不难。慢性患者，心尖区有典型杂音伴左心房室增大，诊断可以成立。确诊有赖于超声心动图检查。

二、临床类型

1. 单纯二尖瓣关闭不全　较少见，主要是由二尖瓣瓣环扩大，部分瓣叶增厚；左心房增大使后叶向后移位，腱索延长或缩短断裂造成。

2. 二尖瓣关闭不全合并二尖瓣狭窄　主因瓣膜和瓣下结构病变较为严重，但往往以一种病变为主。

治疗计划

一、治疗原则

轻到中度二尖瓣关闭不全无明显左心室扩大征象的患者可采取保守治疗，定期随访观察、做临床评价和超声心动图检查，明确有无左心室功能障碍和肺动脉高压征象出现。有临床症状、心脏扩大和肺淤血或合并有其他瓣膜病变时均应建议接受手术治疗。

新出现的严重二尖瓣关闭不全的患者，如腱索断裂。无症状的慢性二尖瓣关闭不全新发短暂性房颤或慢性房颤的患者应手术治疗。

二、术前准备

1. 向患者说明二尖瓣成形术的意义，可能的风险以及术中术后若成形失败需行人造瓣膜置换术。

2. 同上节术前准备。

三、术前医嘱

1. 长期医嘱

+ 心脏外科护理常规
+ 二级护理
+ 健康教育
+ 低盐、低脂饮食

2. 临时医嘱（包括术前医嘱）

+ 血、尿、便常规
+ DIC 初筛
+ 生化 21 项
+ 血气

- 肌酐及肌酐清除率（＞60岁）
- 胸部正侧位
- 心电图
- 空腹血糖、餐后2小时血糖
- 超声心动图检查
- 颈动脉超声（＞60岁）
- 头颅CT（＞60岁）
- 与家属谈话并签字（手术知情同意书、输血知情同意书）
- 明日全麻体外循环下行二尖瓣成形术或二尖瓣置换术
- 备皮
- 备血
- 备各种型号人工二尖瓣（机械和生物）以及二尖瓣成形环
- 术前晚7点清洁灌肠
- 放置胃肠管（术晨）
- 术前12小时禁食、水
- 青霉素皮试

四、治疗方案

1. 内科治疗

二尖瓣关闭不全的内科治疗主要是稳定病情，降低心脏负荷和左心房压、减轻肺淤血，为外科手术做准备。主要药物为扩血管药和利尿药，必要时加用强心药物。

2. 手术治疗

（1）手术适应证

①无症状而左心室功能低下患者　轻度左心室功能障碍者应择期手术；中度左心室功能障碍的患者应尽早手术。

②有症状伴左心室功能正常患者　心功能NYHAⅠ级，不伴有肺动脉高压，左心室射血分数＞0.60和左心室收缩末径＜45mm者可暂不手术，定期做超声心动图检查随访。NYHA　心功能Ⅰ级，伴有肺动脉高压或NYHA心功能Ⅱ级以上的患者，尽管左心室功能正常，超声心动图检查射血分数＞0.60和左心室收缩末径＜45mm者也应尽快外科手术。

③有症状伴左心室功能障碍的患者　轻～中度左心室功能障

碍患者，射血分数在 0.30～0.50，左心室收缩末径 45～55mm。此种患者外科手术适应证明确。

（2）禁忌证

重度左心室功能障碍患者射血分数＜0.30，左心室收缩末径＞55mm。系统内科治疗后没有明显改善，此类患者基本已失去手术机会，手术死亡率极高，预后很差。可做内科保守治疗或心肺移植。

（3）手术方法

①二尖瓣成形术：瓣膜损坏较轻，瓣叶无钙化，瓣环扩大，但瓣下腱索无严重增厚者可行二尖瓣成形术。成形术比瓣膜置换术的病死率低，远期生存率较高，血栓栓塞发生率低；但成形术技术要求高，手术时间较长，优点常常受到外科技术和瓣膜本身病变的影响，需再次手术的概率较高。具体方法有：选择性瓣环成形技术和二尖瓣综合性修复技术。

②二尖瓣置换术：瓣膜严重损坏、瓣下腱索广泛粘连融合缩短、术后瓣膜关闭不全以及缺血后乳头肌断裂、感染性心内膜炎合并二尖瓣狭窄者、反复栓塞、合并心衰药物治疗不满意者，提倡早做换瓣手术，手术技术同前节。

术后处理

一、一般处理

1. 循环系统　心功能较差患者可适量使用血管活性药物，补充血容量以胶体液为主，限制晶体液摄入量，持续心电、血压监测，保持电解质内环境平衡。

2. 呼吸系统　术后患者常规使用呼吸机辅助通气，部分患者使用吗啡等镇静剂。根据血气化验结果调整呼吸机参数，注意勤吸痰，保障呼吸道通畅。

3. 防治心律失常　手术常规安置心外膜起搏导线，术后视患者情况使用。常用异丙肾上腺素提高心率，室上性心动过速使用毛花苷 C，室性期前收缩多使用利多卡因可消除。

4. 术后抗凝处理　同前节。

二、并发症处理

1. 瓣膜成形术后若出现关闭不全或继发狭窄，需要再次手术。

2. 低心排血量综合征　输血补液，心脏起搏增加心率，应用强心利尿及扩血管治疗，改善通气，纠正酸中毒等。如患者血压仍然偏低，考虑使用主动脉内球囊反搏，或左心辅助装置辅助治疗。

3. 左心室破裂和血栓栓塞的处理　同前节。

三、术后医嘱

1. 术后长期医嘱（ICU 内）

+ 特级护理
+ 禁食、水
+ 保留导尿
+ 会阴冲洗
+ 口腔护理
+ 保留闭式引流
+ 病重
+ 心电监护
+ 泮托拉唑 40mg 入壶，bid
+ 果糖二磷酸钠 10g，qd
+ 使用抗生素

2. 术后临时医嘱（ICU 内）

+ 羟乙基淀粉 130/0.4 氯化钠注射液 500ml，iv gtt
+ 5%葡萄糖注射液 500ml，iv gtt
+ 15%氯化钾注射液 40ml，iv gtt
+ 10%葡萄糖酸钙注射液 20ml，iv
+ 25%硫酸镁注射液 10ml，iv
+ 申请床旁 X 线胸片检查
+ 新鲜血浆/悬浮红细胞（必要时）

住院小结

一、疗效

有报道二尖瓣关闭不全成形术手术死亡率为 0%～3.7%，同期施行冠状动脉旁路移植术死亡率为 4%～5%。左心衰竭、心律失常和心肌梗死是最常见的死亡原因。关闭不全再次手术是主要的死亡原因。二尖瓣成形的远期临床效果优于二尖瓣置换，二尖瓣成形术后血栓栓塞、出血和感染性心内膜炎并发症的发生率较低。晚期死亡患者中，心力衰竭占50%。

二、出院医嘱

1. 根据患者心功能恢复情况决定服用强心、利尿药物时间。

2. 植入物如为生物瓣需抗凝治疗半年，有房颤患者需终生抗凝。出院第一年每隔1～2个月复查凝血酶原时间1次，以后每3个月复查一次，根据凝血酶原时间调整抗凝药物剂量。

3. 青少年风湿性心脏病患者二尖瓣置换术后，继续使用长效青霉素肌内注射，每个月1次，持续3～5年。

病例教学

病历摘要

患者，男性，26岁，主因“心悸、气短8个月，加重1个月”入院。既往体健，8个月前从7尺半高的房顶抱着三块土坯仰面坠地。伤后胸闷、胸痛、咯血、心悸。次日胸片示散在斑片状影，心影正常。9天后肺部阴影吸收，20天后见胸透心脏增大。住院前4个月出现心衰症状，胸片示心影增大。此后心衰症状进行性加重，心界明显向两侧扩大，心尖部可闻及Ⅳ～Ⅴ级粗糙、吹风样全收缩期杂音，并向腋下传导，有舒张期奔马律，P_2亢进。肝右肋下5.0cm，剑突下7.0cm，并伴有压痛，肝颈静脉回流征阳性，下肢水肿。超声心动图示左心房、右心室内径明显增大，二尖瓣后叶震颤。左心室长轴和心尖四腔心切面见二尖瓣后叶腱索断裂。胸片示心胸比率0.63，左心房、左心室、右心室均增大，并有肺淤血征象。心电图示双心室肥厚、劳损，完全性右束支传导阻滞及右心房高电压。择期行二尖瓣置换术，术中见二尖瓣后叶腱索断裂，后叶脱垂入左心房，二尖瓣关闭不全，断裂的腱索头呈游离状态，瓣叶发育薄弱，左心房增大不明显，三尖瓣轻度反流。镜下见活动性风湿性心脏瓣膜炎。

问题

1. 二尖瓣关闭不全的病因有哪些?

2. 二尖瓣关闭不全的诊断标准是什么?

3. 术中直视下判断是否能行二尖瓣成形术的标准?

4. 二尖瓣置换术的并发症有哪些?

答案

1. 学习目的:二尖瓣关闭不全的病因。

答:①慢性风湿性心脏病,主要病变在部分瓣叶,特别是后瓣叶增厚挛缩,可不伴有交界粘连而主要表现为关闭不全。如左心房扩大使后叶向后移位,可使关闭不全进一步加重。②二尖瓣黏液样变性、瓣叶面积及瓣环周长均扩大,腱索延长或断裂均会引起二尖瓣脱垂及关闭不全。③冠心病等引起乳头肌缺血、梗死所致乳头肌功能障碍。④感染性心内膜炎,瓣叶组织破坏,腱索断裂或赘生物嵌顿时也可引起二尖瓣关闭不全。⑤马方综合征累及二尖瓣时,红斑狼疮、类风湿性关节炎、电离辐射损伤、类癌等也可导致二尖瓣关闭不全。

2. 学习目的:二尖瓣关闭不全的诊断标准。

答:病史和体征,入院查体时在患者心尖部闻及Ⅲ级以上的粗糙全收缩期杂音,并向腋下传导。X线胸片示左心房及左心室扩大,而右心室正常。心电图检查示心电轴左偏、逆钟向转位及左心室肥厚和劳损。心脏超声检查可见二尖瓣关闭不全的病变及反流现象以及各心腔内径测量。通常左心房和左心室扩大。一般情况下,可从心脏超声检查明确是否有二尖瓣关闭不全。有创心室造影示导管进入左心房后测压于收缩期骤然增高,压力曲线V波较高,超过a波,左心室造影时可见造影剂反流入左心房。

3. 学习目的:二尖瓣成形术的手术指征。

答:①主要病理改变为二尖瓣瓣环扩大,瓣叶及瓣下结构无明显改变;②瓣膜无钙化改变,仅瓣缘对合不严实;③感染性心内膜炎瓣叶穿孔、周围瓣叶组织坚韧者;④腱索延长,并有一定韧性或局限性腱索断裂伴瓣环扩大者;⑤二尖瓣关闭不全伴狭窄,瓣结构各部均有一定病变,但以瓣膜平面改变为主,或仅有小瓣瓣缘卷缩而瓣环又扩大者,均可以行二尖瓣成形术。

4. 学习目的:二尖瓣置换术的并发症。

答:①机械瓣瓣叶障碍:多因残留组织、腱索、换瓣线头留置过长引起;②瓣周漏:缝线断裂、清除钙化病灶时损伤瓣周组织、瓣膜型号过大、缝线未拉紧等因素造成;③缝合后瓣环进针过深损伤冠状动脉回旋支；④缝合前瓣时进针位置较高、过深损伤主动脉瓣，尤其是无冠瓣；⑤左心室流出道梗阻：过大的异种猪瓣或笼球瓣置于左心腔较小的患者，常引起低排高阻的改变；⑥缝线套住机械瓣瓣叶或瓣柱，或生物瓣的瓣脚。

第三节　主动脉瓣狭窄

概述

由于先天性主动脉瓣发育异常、炎性侵袭、退行性变、钙化沉积等原因导致主动脉瓣叶结构和形态改变，交界粘连，表现为心脏收缩时主动脉瓣叶运动异常，开放面积减小，血流在主动脉瓣叶水平受阻，出现跨瓣压差。主动脉瓣狭窄可分为先天性和后天性。先天性病因多为主动脉瓣二瓣化畸形，在血液湍流冲击损伤下，逐渐加重瓣叶增厚与钙化。后天性主要是主动脉瓣变性钙化和风湿热。随年龄增加，主动脉瓣胶原崩解，钙盐沉着后形成变性钙化、瓣叶交界融合，瓣口狭窄后血液湍流的长期冲击，引起瓣叶增厚与钙化。左心室血液排出受阻，左心室压力负荷高，可导致室壁发生严重的向心性肥厚和轻度扩张，心肌的顺应性与收缩功能下降，左心室舒张末期压升高，引起左心代偿功能不全，最终发生心力衰竭。重度主动脉瓣狭窄还可引起心肌缺血、脑血管灌注不良和晕厥等临床症状。

主动脉瓣狭窄具有显著特点：病情发展较为缓慢；主动脉病理改变为狭窄后扩张，左心室向心性肥厚；典型的三大症状为：心绞痛、头昏晕厥、活动后心悸气促和左心衰竭。该类患者发生心绞痛后平均寿命为3～5年；发生晕厥后为3年；出现心力衰竭后为1.5～2年，甚至有猝死的危险。左心室收缩末期直径≥5.0mm、左心室射血分数≤50％、左心室短轴缩短率≤25％的患者属高危患者，不但手术死亡率显著增加，而且术后心功能的恢复也受限制。

入院评估

一、病史询问要点

1. 是否以及何时出现易疲劳、活动后呼吸困难和头晕目眩等症状。

2. 是否有发热、关节痛等风湿热症状。

二、体格检查要点

1. 一般情况　发育、营养、体重情况，注意呼吸、脉搏和血压变化，观察是否有心力衰竭表现。全身检查注意是否有慢性感染病灶，如慢性牙周炎、中耳炎、鼻窦炎等。

2. 专科检查应注意以下几点：注意是否有心前区隆起、收缩期抬举性搏动、心界向左下扩大；胸骨右缘第2肋间是否可闻及粗糙、高调的收缩期增强的杂音，杂音是否向左颈部传导；是否可以触及收缩期震颤。

三、门诊资料分析

1. 胸部X线检查　左心室增大，主动脉瓣区可见钙化，升主动脉呈狭窄后扩张，晚期重症患者心力衰竭时可见肺间质水肿改变。

2. 心电图　可有左心室肥厚伴劳损，病变较轻的患者心电图可正常。

3. 超声心动图　此项检查可以明确诊断，能观察到瓣叶增厚或变形，可见钙化或结节，瓣叶活动受限，瓣口狭窄，左心室扩大及肥厚。可见主动脉血流流速增加，升主动脉与左心室之间可测出跨瓣压差、心室收缩及舒张功能下降等。评定主动脉瓣狭窄的程度，对手术治疗可提供指导意义。

四、继续检查项目

对于有以下情况患者需进行冠状动脉造影检查：年龄超过50岁，年龄在40～50岁之间，有胸痛、其他心肌缺血症状，或有冠心病高危因素。

病情分析

一、诊断

早期患者病变较轻，常无自觉症状。随着病情发展逐渐出现疲劳感，活动后心悸、易疲劳、头晕目眩等症状，严重者出现晕厥、心绞痛和左心衰竭表现。查体特殊的心脏杂音，一般即可作出初步诊断。心脏超声检查有助于确诊主动脉瓣狭窄。

二、鉴别诊断

1. 先天性主动脉瓣上或瓣下狭窄　多见于年轻患者，而主动脉瓣狭窄的患者较少在 20 岁以前发病，超声心动图可确诊。临床上有时遇到主动脉瓣狭窄合并先天性主动脉瓣上狭窄的患者，后者往往易被漏诊。

2. 原发性肥厚型梗阻性心肌病　超声心动图可发现室间隔肥厚、左心室流出道狭窄等而确诊。

3. 主动脉扩张　见于各种原因如高血压、梅毒所致的主动脉扩张。

三、临床分型

1. 根据主动脉瓣瓣口面积来分：正常成人主动脉瓣开口面积 $3.0 \sim 4.0cm^2$。瓣口面积 $>1.0cm^2$ 者属轻度狭窄，在 $0.75 \sim 1.0cm^2$ 之间者属中度狭窄，$<0.75cm^2$ 者为严重狭窄。

2. 根据跨瓣压差将其分为 3 型：轻度狭窄的跨瓣差小于 40mmHg，中度狭窄为 40～75mmHg，重度狭窄为 75mmHg 以上。

治疗计划

一、术前准备

1. 详细向患者及其家属介绍机械瓣和生物瓣的特点、可能并发症、预期生存率等瓣膜手术有关事项。

2. 注意休息，避免剧烈或竞争性运动。平卧或蹲位站起时不易过快。

3. 合并感染或拔牙时积极使用抗菌药物，防止发生心内膜炎。

4. 没有心衰症状，心脏收缩功能正常的患者，不需要药物治疗。有心衰时，治疗采取降低心脏前负荷和减少中心循环血量的原则。可以使用地高辛、利尿剂和血管紧张素转换酶抑制剂。同时应注意前负荷降低过多时，心输出量和体循环压力也会降低。

5. 合并房颤时，为了控制心室率，可以使用地高辛、胺碘酮。

6. 对于主动脉瓣狭窄引起的心衰患者，一般不主张使用 β 受体阻滞剂和其他负性肌力药物。

7. 如果患者以胸痛为主，可以谨慎使用硝酸酯类制剂和β受体阻滞剂。

8. 对于晕厥患者，除非晕厥是由于心动过缓或心动过速引起，药物的选择和治疗效果较差。

9. 术中建议经食管超声心动图检查，注意主动脉瓣环的大小。

10. 所有患者应测量四肢血压以除外可能合并的主动脉畸形，如主动脉弓中断和主动脉狭窄。

二、术前医嘱

1. 长期医嘱

✦ 心脏外科护理常规

✦ 二级护理

✦ 健康教育

✦ 低盐低脂饮食

2. 临时医嘱（包括术前医嘱）

✦ 血、尿、便常规

✦ DIC初筛

✦ 生化21项

✦ 血气

✦ 肌酐及肌酐清除率（>60岁）

✦ 胸部正侧位

✦ 心电图

✦ 空腹血糖、餐后2小时血糖

✦ 超声心动图检查

✦ 颈动脉超声（>60岁）

✦ 头颅CT（>60岁）

✦ 与家属谈话并签字（手术知情同意书、输血知情同意书）

✦ 明日全麻体外循环下行主动脉瓣置换术或主动脉瓣成形术

✦ 备皮

✦ 备血

✦ 备主动脉瓣（生物瓣或机械瓣）和换瓣线

✦ 术前晚7点清洁灌肠

+ 放置胃肠管（术晨）
+ 术前12小时禁食、水
+ 青霉素皮试

三、治疗方案

1. 手术指征　无症状的轻、中度主动脉瓣狭窄患者，每年应常规进行一次心电图、胸片和超声心动图检查。符合以下条件者应手术治疗：①有症状，跨瓣压差＞50mmHg，瓣口有效开放面积＜1.0cm^2；②冠心病需冠状动脉旁路移植术，同时合并重度主动脉瓣狭窄；③升主动脉或其他心脏瓣膜病变需外科手术；④出现劳累性呼吸困难、心绞痛、昏厥或充血性心衰等症状；⑤中度狭窄，合并严重冠心病者，同期行换瓣加旁路移植手术；⑥感染性心内膜炎，瓣叶有赘生物者。

2. 手术方法

（1）主动脉瓣置换术：采用胸骨正中切口，常规建立体外循环，并进行左心引流减压。先从主动脉根部注入心脏停搏液，心脏停搏后，经右心房冠状静脉窦灌注停搏液，心脏表面加敷冰屑维持心肌局部的深低温状态。距右冠状动脉开口上方1.5～2.0cm处横行切开升主动脉前壁与侧壁。在瓣叶的基部，应用小圆刀或剪刀先从病灶薄弱处开始，切开瓣叶与瓣环的界面，然后继续扩大，切除病变瓣膜。瓣环处遗留的钙斑可用小咬骨钳压碎取出或小刀片剥出。用生理盐水彻底冲洗左心室，测瓣器测量瓣环，并选用相应型号的人造瓣膜。应用2-0或3-0的瓣膜缝线，采用间断褥式缝合，从主动脉面进针，于心室面出针。每个瓣叶的瓣环缝合4～7针。一般先缝合无冠瓣环，其次为左冠瓣环，最后为右冠瓣环。依次把缝线穿过人造瓣膜缝环，缝毕，送瓣膜座环，依次打结。试瓣器检查瓣膜的启闭情况，确认瓣膜活动良好。采用4-0或5-0聚丙烯缝线，从切口两端并超越切口开始连续或往返外翻缝合主动脉全层，缝合主动脉切口。

术中若发现主动脉瓣环细小则可采取瓣环扩大法，其中主动脉根部后壁扩大法有Nicks法和Mannugnian法，主动脉根部前壁扩大有Konno法。

（2）主动脉瓣交界切开术：适用于交界粘连、钙化不明显的病变。先天性主动脉瓣狭窄的儿童或青年患者，瓣膜多为二瓣化，施行交界切开术后，远期仍需瓣膜替换术。

(3) Ross 手术：适用于先天性主动脉瓣狭窄的儿童或年轻(30 岁以下）患者，将自体肺动脉瓣移植到主动脉瓣位置，再用自体心包或同种肺动脉管道重建肺动脉。远期临床效果较好，避免长期服用抗凝药带来的副作用。自体肺动脉瓣移植到主动脉瓣位置后，仍可生长，该方法有优越性。远期仍存在自体肺动脉瓣和同种肺动脉管道钙化、失功的问题。

术后处理

一、一般处理

主动脉瓣狭窄患者常有左心室肥厚现象，术后处理需注意以下几点：

1. 适当延长呼吸机辅助通气时间，辅助患者呼吸功能。

2. 纠正低血钾，安置临时起搏器，同时使用抗心律失常药物。

3. 术中难以脱离体外循环机或监护室中出现药物难以治疗的低心排综合征时，应及时行主动脉内球囊反搏或心室辅助装置提高重症患者生存率。

4. 术后 48 小时开始服用抗凝药物。

二、并发症处理

1. 人工瓣功能障碍　由于机械瓣本身原因、组织或缝线卡瓣，可造成瓣膜开放或关闭受限，术后早期血栓形成亦可发生此并发症。临床表现为血压低、心脏骤停、左心房压升高、动脉波形不规则或无排血。出现此情况时应立即建立体外循环，手术探查，根据实际情况给予处理。

2. 心功能不全　术中气栓，冠状动脉开口受阻，冠状动脉微栓，心肌灌注不好，心肌阻断时间过长，术中心肌保护不好，术前患者心功能较差、高龄、心律失常等均可导致心功能不全。应加强心功能维护，适量使用正性肌力药物，必要时使用 IABP 或左心辅助装置进行辅助治疗。如冠脉开口受瓣膜影响造成心肌缺血，应再次手术。

3. 瓣周漏　选择人工瓣过小、缝线不均或缝线松脱，缝线缝在瓣叶上撕脱、没拉紧，患者自身组织异常，如白塞病或退行性病变、感染、钙化严重等因素均可导致其发生。听诊可闻及舒张期杂音，超声心动图可确诊。积极强心利尿治疗，可考虑再次手术修补瓣周漏或重新换瓣。

4. 出血　主要与外科缝合技术有关，以预防为主。患者年龄大、组织薄弱或水肿时，应在切口两侧加用自体心包加固，先连续褥式再连续外翻缝合，主动脉切口缝合要均匀、牢靠，缝合时看清切口两端。术中或术后有出血时，可能多在体外循环下进行，切忌慌乱。盲目缝合可能导致出血量增加并加重主动脉损伤。临床上有时需要在深低温停循环下修补主动脉，才能彻底止血。术后过度抗凝可导致致命的颅内或其他器官出血，应注意。

5. 与抗凝有关的血栓栓塞和出血　抗凝药剂量不足或患者自身高凝状态，可能在主动脉瓣周围形成血栓，造成瓣膜启闭失灵、机体血栓栓塞，应积极预防，一旦发生死亡率极高。患者服用抗凝药过量或凝血机制紊乱可能导致出血，应及时停药和使用止血剂，严重时需要手术止血。

三、术后医嘱

1. 术后长期医嘱（ICU 内）

+ 特级护理
+ 禁食、水
+ 保留导尿
+ 会阴冲洗
+ 口腔护理
+ 保留闭式引流
+ 病重
+ 心电监护
+ 泮托拉唑 40mg 入壶，bid
+ 果糖二磷酸钠 10g，qd
+ 使用抗生素

2. 术后临时医嘱（ICU 内）

+ 羟乙基淀粉 130/0.4 氯化钠注射液 500ml，iv gtt
+ 5%葡萄糖注射液 500ml，iv gtt

- 15%氯化钾注射液 40ml，iv gtt
- 葡萄糖酸钙注射液 10%，20ml iv
- 25%硫酸镁注射液 10ml，iv
- 申请床旁X线胸片检查
- 新鲜血浆/悬浮红细胞（必要时）

住院小结

一、疗效

心室功能较好的患者，主动脉瓣置换术早期手术死亡率为2%～17%，晚期为6%～13%。术后5年生存率为80%～85%，几乎所有患者的症状都可减轻，射血分数得到明显的改善，左心室肥厚将在数月内消失或减轻。手术死亡率主要取决于术前的危险因素，包括年龄、左心室功能及肺功能的情况。

二、出院医嘱

1. 术后视患者的心功能恢复情况是否服用洋地黄、利尿剂等药物以及服用时间。

2. 定期复查凝血酶原时间，调整抗凝药物剂量。

3. 出现血栓栓塞、出血或机械瓣膜功能障碍应及时来院处理。

病例教学

病历摘要

男性，55岁，主因“胸闷、胸痛，伴头晕、恶心、呕吐7小时”入院。既往2型糖尿病病史12年，血糖控制不好；否认高血压病史。入院查体：HR104次/分，BP 83/50mmHg，意识模糊，双肺未闻及干湿性啰音，心律齐，心界向左侧扩大，主动脉瓣听诊区可闻及Ⅲ/6级收缩期喷射性杂音，心尖部听诊区可闻及Ⅱ/6级舒张期吹风样杂音，双下肢无水肿。急查血：CK-MB 8.9ng/ml，MYO ＞ 500ng/ml，cTnI 170ng/ml。ECG示：ST（Ⅰ、Ⅱ、aVL、aVF、V_3～V_9）压低0.5～6.5mm；T（Ⅰ、Ⅱ、aVL、aVF、V_3～V_9）由直立成正负双向，左心室高电压。血糖34.7mmol/L，血气分析示：pH 7.07，P_{O_2} 146mmHg（吸氧），P_{CO_2} 25mmHg，BE -22.9mmol/L。入院诊断：冠心病，急性非ST段抬高性心肌梗死；

2型糖尿病；糖尿病酮症酸中毒。给予阿司匹林、氯吡格雷、低分子肝素、补液、静滴常规胰岛素及纠正电解质紊乱等对症治疗。4小时后血气分析示pH正常，ECG示ST段压低逐渐恢复至0.5～2.5mm，血压100/60mmHg，心肌酶谱1周内逐渐降至正常范围。住院期间UCG示：主动脉瓣环内径正常，左心室舒张末前后径46mm，室间隔厚度13mm，左心室后壁厚度13mm，左心室射血分数70%；主动脉瓣增厚，回声增强，开放明显受限；主动脉瓣前向血流速度快，峰值压差84mmHg。主动脉瓣舒张期探及少量反流，速度4.0m/s，收缩期4.6m/s。诊断：主动脉瓣钙化，重度狭窄伴关闭不全；左心室肥厚；左心室舒张功能减低。1周后冠状动脉造影示：左主干正常，前降支中段狭窄25%，第一对角支狭窄50%；左回旋支远端狭窄75%；右冠状动脉远端25%狭窄，右冠优势型；左心室稍大，室壁运动正常；EF 78%，左心室与主动脉间压力阶差70mmHg。病情稳定后，建议择期行主动脉瓣置换术。

问题

1. 主动脉瓣狭窄的病因和发病机制是什么？

2. 主动脉瓣狭窄患者有何体征？

3. 主动脉瓣狭窄需要行主动脉瓣置换术的手术适应证是什么？

答案

1. 学习目的：主动脉瓣狭窄的病因和发病机制。

答：主动脉瓣狭窄约50%为先天性主动脉瓣二瓣化畸形造成，两个瓣叶负荷增大，长时间后纤维化、钙化而导致瓣狭窄；另外，10%～30%是由风湿性炎症病变引起，长期反复的风湿活动而使瓣交界融合、瓣环及瓣叶血管化、收缩、硬化使瓣口狭窄。老年人由于退行性变致使瓣叶增厚、钙化，尤以左-右冠状交界及右-无冠状瓣交界钙化为重。其他疾病，如动脉硬化、类风湿等也是主动脉瓣狭窄的病因。

2. 学习目的：主动脉瓣狭窄的体征。

答：主动脉瓣狭窄患者于主动脉瓣区可触及收缩期震颤及心尖部抬举感。听诊于主动脉瓣第1听诊区可闻及粗糙的全收缩期杂音，杂音向右颈部传导，两肺部可有湿啰音及捻发音。有右心功能不全者可见颈静脉怒张、肝大及末梢发绀。

3. 学习目的：主动脉瓣置换术的手术适应证。

答：①有临床症状、跨瓣压差超过6.7kPa，瓣膜开口面积小于1.0cm^2，无论有无左心功能衰竭均应行瓣膜置换术；②无临床症状或症状较轻者跨瓣压差超过10kPa；③跨瓣压差在5.33～6.66kPa（40～60mmHg）之间，瓣口面积≤0.8m^2，心电图示左心室肥厚或劳损，瓣膜严重钙化者；④左心室严重劳损并伴有肺静脉高压或左心衰竭者应立即手术，以免丧失手术机会；⑤晕厥或心绞痛频繁发作有发生猝死可能，应尽快手术。

第四节 主动脉瓣关闭不全

概述

心脏舒张期主动脉内的血液经病变主动脉瓣反流至左心室即为主动脉瓣关闭不全。许多原因都可导致主动脉瓣关闭不全，根据病变作用部位可分为主动脉瓣受累为主和主动脉受累为主两种。主动脉瓣受累为主的病因有先天性主动脉瓣二瓣畸形、钙化性退行性变、风湿性病变和感染性心内膜炎等；主动脉受累为主的病因包括主动脉非特异性扩张、马方综合征和夹层动脉瘤等。

主动脉瓣关闭不全时，舒张期主动脉血流反流至左心室，左心室容量负荷增加，左心室代偿性扩大扩大和心肌肥厚。心功能代偿期间，左心室排血量常高于正常。晚期功能失代偿后可出现左心衰竭。主动脉瓣关闭不全可导致体循环供血不足，产生头晕或晕厥，甚至心慌、气短等症状，少数患者可发生肺动脉高压及全心衰竭。

入院评估

一、病史询问要点

1. 有无风湿病发作史。

2. 有无运动后心悸或呼吸困难，有无多汗、不能耐热、心绞痛症状。

3. 有无睡眠不好、心率加快、面部潮红、胸痛或阵发性高血压等。

二、体格检查要点

1. 一般情况　是否有脉压增宽；外周血管有无水冲脉、枪击音；甲床和黏膜下的毛细血管有无搏动。

2. 专科检查应注意以下几点：注意是否有心尖部收缩期抬举性搏动、心界向左下方扩大。胸骨左缘第 3、4 肋间是否可闻及舒张期泼水样杂音，杂音的性质、强度、传导方向以及是否在吸气和端坐时更加明显。

三、门诊资料分析

1. 胸部 X 线检查　急性主动脉瓣关闭不全，心影基本正常或稍有扩大，可有肺淤血或肺水肿表现。慢性主动脉瓣关闭不全，多表现为心影向左下扩大，主动脉结突出，呈“靴形”，主动脉根部扩大，心胸比例有扩大，有时主动脉瓣可见钙化。

2. 心电图　左心室肥厚，也可能出现异常 Q 波，左心室明显增大时 T 波倒置，可见到二尖瓣型 P 波。

3. 超声心动图检查　M 型超声图示时主动脉瓣在关闭时呈双线。二维扇形扫可见瓣叶的活动情况及主动脉扩张。彩色多普勒检查可发现舒张期反流，还可测出左心室大小，并反映了左心功能状态。

四、继续检查项目

左心导管：当疑有主动脉根部病变、冠状动脉病变，或其他可能合并的心脏畸形时，则有指征做此检查。如年龄较大（≥50 岁）或有胸痛症状时应常规行冠状动脉造影检查。

病情分析

诊断　根据心脏听诊主动脉瓣区有舒张期杂音，结合超声心动图检查，可以明确有无主动脉瓣关闭不全。但主动脉瓣关闭不全的病因的诊断，需要根据病史、超声心动图，必要时应用心导管造影检查才能明确。

治疗计划

一、术前准备

患者卧床休息，口服强心、利尿药物，补充蛋白质及维生素，纠正水电解质平衡。术前常规行心、肾、肺及肝功能和有关凝血方面的检查。吸烟患者应戒烟。如使用阿司匹林，应停药一周后再手术。强心利尿和抗心律失常以及冠状动脉扩张药物可用至术前。

二、术前医嘱

1. 长期医嘱

+ 心脏外科护理常规
+ 二级护理
+ 健康教育
+ 低盐低脂饮食

2. 临时医嘱（包括术前医嘱）

+ 血、尿、便常规
+ DIC 初筛
+ 生化 21 项
+ 血气
+ 肌酐及肌酐清除率（>60 岁）
+ 胸部正侧位
+ 心电图
+ 空腹血糖、餐后 2 小时血糖
+ 超声心动图检查
+ 颈动脉超声（>60 岁）
+ 头颅 CT（>60 岁）
+ 与家属谈话并签字（手术知情同意书、输血知情同意书）
+ 明日全麻非体外循环下行冠脉旁路移植术
+ 备皮
+ 备血
+ 备人工主动脉瓣（机械瓣和生物瓣）
+ 术前晚 7 点清洁灌肠（左主干病变除外）
+ 放置胃肠管（术晨）（左主干病变除外）
+ 术前 12 小时禁食、水
+ 青霉素皮试

三、治疗方案

1. 手术指征

①急性主动脉瓣关闭不全：有明显的左心衰竭临床表现，应在明确诊断后限期或急诊手术。

②急性感染性心内膜炎者发生急性主动脉瓣关闭不全，心功能显著恶化或有左心衰竭时，即使感染未能得到有效控制，也应限期或急诊手术。

③有症状的慢性主动脉瓣关闭不全。

④无症状的慢性主动脉瓣关闭不全伴有下列情况：静息时心脏超声检查 EF＜50％或 LVESV＞55mm 或 LVEDV＞75mm；左心室收缩末或舒张末直径分别为 50～55mm 和 70～75mm，而运动试验检查显示左心室功能降低。

2. 手术方法

（1）主动脉瓣置换术：见主动脉瓣狭窄一节。

（2）主动脉瓣成形术：由于主动脉瓣的闭合机制较房室瓣更为精细，所以主动脉瓣成形术难度较大，残余反流和再手术率较高。主动脉瓣成形术主要适用于先天性主动脉瓣狭窄、风湿性心脏病所致的交界粘连、室间隔缺损合并主动脉瓣脱垂所致的关闭不全。原则上由于主动脉瓣关闭不全成形技术难、不稳定，术后复发率高，特别是风湿性疾病所致的严重主动脉瓣病变时，一般不主张行主动脉瓣成形术。

常用的主动脉瓣成形方法有：脱垂瓣叶三角形切除和缝合术、交界切开和瓣缘纤维块切除术、主动脉窦折叠术和提高瓣环手术、主动脉瓣环环缩术和瓣膜折叠术等。

术后处理

一、一般处理

见相关章节。

二、并发症处理

同主动脉瓣狭窄术后并发症处理。

三、术后医嘱示范

1. 术后长期医嘱（ICU 内）

✦ 特级护理

- 禁食、水
- 保留导尿
- 会阴冲洗
- 口腔护理
- 保留闭式引流
- 病重
- 心电监护
- 泮托拉唑 40mg 入壶，bid
- 果糖二磷酸钠 10g，qd
- 使用抗生素

2. 术后临时医嘱（ICU内）

- 羟乙基淀粉 130/0.4 氯化钠注射液 500ml，iv gtt
- 5%葡萄糖注射液 500ml，iv gtt
- 15%氯化钾注射液 40ml，iv gtt
- 10%葡萄糖酸钙注射液 20ml，iv
- 25%硫酸镁注射液 10ml，iv
- 申请床旁X线胸片检查
- 新鲜血浆/悬浮红细胞（必要时）

住院小结

一、疗效

早期手术效果主要取决于病因、术前左心室腔大小和功能有无合并冠心病以及手术中有意外情况等。术后早期死亡率为2%。术后5年生存率在85%左右，90%的患者心功能可恢复到Ⅰ～Ⅱ级。术后早期主要死亡原因为室性心律失常、左心室功能不全、肾衰竭或多脏器功能衰竭。影响主动脉瓣关闭不全术后晚期疗效的最主要因素仍是左心室腔大小和功能。晚期死亡的主要与抗凝相关的出血或血栓形成有关。

二、出院医嘱

同二尖瓣狭窄行瓣膜置换术后出院医嘱。

病例教学

病历摘要

患者，男性，56岁，主因间断胸痛3年，加重25天入院。3年前于体力活动时感胸痛，部位在心前区，范围手掌大小，呈烧灼感，伴向左肩背部放射，无心悸大汗，无恶心呕吐，无咳嗽咳痰。于当地医院就诊，ECG示无明显改变，未做特殊处理，经休息5min疼痛缓解。此后间断发作胸痛，部位性质基本同前，多于夜间休息时或活动时发作，有时伴大汗并向左肩背部放射，经含服硝酸甘油后于3～5min内可缓解。其间多次就诊于当地医院，诊断为冠心病；心绞痛。经对症处理后可缓解。25天前无明显诱因上述症状加重，疼痛发作频繁，且程度较前加重。遂就诊于某市医院，考虑为不稳定型心绞痛，对症处理后仍间断发作胸痛。患者高血压病史2年，最高达190/100mmHg，未规律服药，诉有风湿性关节炎病史27年，治愈。无糖尿病史，无烟酒嗜好，母亲有高血压病史，其一兄一姐均有高血压。查体：BP 150/80mmHg，双肺呼吸音清晰，未闻及干湿啰音，心脏扩大，HR 95次/分，律齐，胸骨左缘第4肋间可闻及舒张期杂音。腹软，肝脾肋下未及，双下肢无水肿。心电图示窦性心律，Ⅱ、Ⅲ、aVF、V_3～V_5导联ST段下移0.05mV。超声心动图示左心扩大，主动脉瓣中度关闭不全，肺动脉轻度高压，二尖瓣、三尖瓣无明显异常。左心室射血分数正常，左心室壁运动正常。冠状动脉造影及肺动脉造影正常。考虑胸痛原因为主动脉瓣疾病引起心肌灌注不足。行主动脉瓣置换术后上述症消失。手术证实为风湿性心脏病，主动脉瓣受累。

问题

1. 主动脉瓣关闭不全的诊断依据是什么？

2. 主动脉瓣关闭不全需行外科手术治疗的手术适应证是什么？

3. 主动脉瓣关闭不全行主动脉瓣置换术患者术后处理原则是什么？

答案

1. 学习目的：主动脉瓣关闭不全的诊断依据。

答：①不同程度的心悸、气短病史或心绞痛、心衰病史；②主动脉瓣反流性舒张期杂音，心尖部可闻及 Austing－Flint 杂音；③脉压差增大、水冲脉、股动脉枪击音等周围血管征；④X 线表现为左心室扩大或同时左心房扩大、肺淤血；⑤心脏超声检查可见主动脉瓣关闭不全，主动脉瓣反流及左心房、左心室扩大；⑥升主动脉造影示左心室反流。

2. 学习目的：主动脉瓣关闭不全需行外科手术治疗的手术适应证。

答：临床症状较典型，病变进展较快；并存主动脉瓣狭窄的患者，左心室舒张末压超过 1.6kPa（12mmHg）；因感染性心内膜炎引起的急性主动脉瓣关闭不全，于感染控制心功能改善后，病情稳定尽早行手术治疗；症状较轻者在随访中发现心脏进行性扩大、心功能检查提示心功能进行性下降者；未出现临床症状，心/胸比＞55%、超声见舒张末内径＞55mm，左心室收缩末径＞50mm 者，均应尽早手术。

3. 学习目的：主动脉瓣置换术患者术后处理原则。

答：维护心功能，适当使用血管活性药物、利尿剂，减轻心脏负荷；适当延长呼吸机辅助呼吸时间，勤吸痰，保持呼吸道通畅；调整控制补液量及补液速度；调整水盐、酸碱平衡，处理心律失常；防止感染，对感染性心内膜炎者应根据血培养结果选用敏感的抗生素。

第五节 三尖瓣狭窄

概述

三尖瓣狭窄在临床上少见，常由风湿病所致。其他罕见病因有先天性三尖瓣狭窄或闭锁和类癌综合征等。三尖瓣狭窄单独存在者极少见，常伴关闭不全、二尖瓣和主动脉瓣病变。女性发病明显多于男性。

三尖瓣狭窄的病理生理学改变取决于三尖瓣狭窄的程度。当狭窄严重时，右心房代偿性肥大，收缩力增加，右心房和静脉压随之升高。心排血量降低，但肺动脉压并不上升。三尖瓣狭窄与二尖瓣狭窄的血流动力学互相影响，肺动脉高压很少同时并存于三尖瓣狭窄，二尖瓣狭窄所引起的肺淤血、咯血和肺部改变受到三尖瓣狭窄的限制而减轻。右心房压取决于三尖瓣狭窄的程度和右心室舒张压。当三尖瓣瓣口面积≤1.3cm²时，右心房压力可超过1.33kPa（10mmHg），右心房压力升高可导致水肿和肝大。

入院评估

一、病史询问要点

1. 是否有风湿性疾病史。

2. 是否有腹水、肝大、双下肢水肿等症状。

3. 是否有疲劳无力、厌食等症状。

二、体格检查要点

1. 一般情况　发育、营养、体重、血压和脉搏。

2. 专科检查应注意：注意是否有颈静脉怒张、心脏收缩期前搏动增强，胸骨左缘第4、5肋间舒张期隆隆样杂音，伴舒张期震颤。杂音在吸气时增强，呼气时减弱。

3. 全身检查注意　是否有慢性感染病灶，如慢性牙周炎、中耳炎、鼻窦炎等。

三、门诊资料分析

1. 胸部X线检查　右心房增大，右心缘突出，上腔静脉突出。

2. 心电图　Ⅱ和Ⅲ导联P波振幅＞0.25mV，提示右心房增大。

3. 超声心动图　二维超声心动图确诊三尖瓣狭窄具有高度敏感性和特异性，心尖四腔切面观可见瓣叶增厚，舒张期呈圆拱形。通过连续多普勒测定的经三尖瓣口最大血流速度，可计算出跨瓣压差。彩色多普勒血流显像可见三尖瓣口右心室侧高速“火焰形”射流，可为手术提供参考依据。

病情分析

诊断：具有典型听诊表现和体循环静脉淤血而不伴肺淤血及超声心动图检查结果，可诊断三尖瓣狭窄。

治疗计划

风湿性二尖瓣或（和）主动脉瓣病变时合并出现三尖瓣狭窄或（和）关闭不全，都应同期进行处理，大多数患者可行成形术，只有极少数病变严重患者需要行三尖瓣置换术。

一、术前准备

1. 心功能Ⅱ～Ⅲ级，限制钠盐摄入，应用利尿剂，控制心房颤动的心室率。

2. 其他一般同二尖瓣狭窄术前准备。

二、术前医嘱

1. 长期医嘱

+ 心脏外科护理常规
+ 二级护理
+ 健康教育
+ 低盐低脂饮食

2. 临时医嘱（包括术前医嘱）

+ 血、尿、便常规
+ DIC 初筛
+ 生化 21 项
+ 血气
+ 肌酐及肌酐清除率（>60 岁）
+ 胸部正侧位
+ 心电图
+ 空腹血糖、餐后 2 小时血糖
+ 超声心动图检查
+ 颈动脉超声（>60 岁）
+ 头颅 CT（>60 岁）
+ 与家属谈话并签字（手术知情同意书、输血知情同意书）
+ 明日手术
+ 备皮
+ 备血
+ 术前晚 7 点清洁灌肠
+ 放置胃肠管（术晨）

+ 术前12小时禁食、水
+ 青霉素皮试

三、治疗方案

1. 三尖瓣交界分离和瓣环成形术　三尖瓣狭窄常合并三尖瓣关闭不全，一般很少做单纯三尖瓣交界分离术。上述手术几乎同时都要做。应用小圆刀片切开融合的交界处，到距瓣环1～2mm处即止，避免切开瓣环。前后瓣交界处不宜切开，切开后会导致三尖瓣关闭不全加重。如瓣下腱索融合，乳头肌缩短，也可同时以小圆刀切开。然后再行瓣环成形术，避免术后三尖瓣关闭不全。

2. 三尖瓣置换术

(1) 手术适应证

①三尖瓣成形失败。

②三尖瓣畸形，特别是前瓣叶增厚、卷曲、变小。

③三尖瓣瓣下结构病变严重，如腱索乳头肌明显缩短、融合。

④感染性心内膜炎三尖瓣破坏严重，无法修复。

⑤先天性Ebstein畸形，瓣叶发育不良。

⑥胸部钝器伤，多处腱索断裂及瓣膜损坏，无法修复。

(2) 禁忌证

①全身重要脏器严重损害。

②右心功能损害至不可逆程度。

(3) 手术技术：三尖瓣病变绝大多数都可保留自体瓣膜而施行成形术，只有瓣膜损害严重、无法成形或成形失败患者才考虑三尖瓣置换术。三尖瓣血流较慢，人工瓣膜血栓发生率高，人工瓣膜功能障碍发生率较左心瓣膜高，通常行三尖瓣置换需谨慎。生物瓣发生功能障碍可能性较小，瓣膜置换时应首先考虑使用生物瓣，当使用机械瓣时应选择双叶瓣。

首先切除病变瓣膜，瓣膜边缘保留3～5mm，隔叶切除、保留均可。隔瓣部位以涤纶线加垫片褥式缝合，一定要缝在隔瓣根部，若缝在瓣环上可导致3度房室传导阻滞。其余部位一定要缝在瓣环上，采用间断或连续缝合均可。

术后处理

一、一般处理

1. 由于压力低，血流慢，换瓣术后易发生血栓栓塞。因此，INR值应维持2.5左右。

2. 术后应加强护肝治疗。

3. 其他同二尖瓣狭窄术后处理。

二、并发症处理

1. 3度房室传导阻滞　是术中损伤传导束或局部组织过度牵拉导致水肿，部分患者心肌局部水肿消退后可恢复。此并发症重点在预防。术中在隔瓣及前隔交界部位易伤及传导束，避免此并发症的方法，一是浅缝；二是从隔瓣环心房面进针，心室面出针；三是当缝合时绕过冠状静脉窦开口，避开Koch三角。一旦发生则应安置临时起搏器，如不能恢复窦性心律，应安置永久起搏器。

2. 低心排综合征　可能的原因有患者术前心功能太差、术中心肌保护不好或联合瓣膜病心肌缺血时间过长所致。主要临床表现为血压低、尿少、末梢凉。使用血管活性药物治疗，必要时可用IABP辅助治疗。

3. 血栓形成造成人工瓣膜机械障碍　其发生率高于左心人工瓣膜，此并发症一旦发生需要紧急手术治疗。

三、术后医嘱

1. 术后长期医嘱（ICU内）

- 特级护理
- 禁食、水
- 保留导尿
- 会阴冲洗
- 口腔护理
- 保留闭式引流
- 病重
- 心电监护
- 泮托拉唑 40mg 入壶 bid
- 果糖二磷酸钠 10g qd
- 使用抗生素

2. 术后临时医嘱（ICU 内）

- 羟乙基淀粉 130/0.4 氯化钠注射液 500ml，iv gtt
- 5%葡萄糖注射液 500ml，iv gtt
- 15%氯化钾注射液 40ml，iv gtt
- 10%葡萄糖酸钙注射液 20ml，iv
- 25%硫酸镁注射液 10ml，iv
- 申请床旁 X 线胸片检查
- 新鲜血浆/悬浮红细胞（必要时）

住院小结

一、疗效

主动脉瓣和（或）二尖瓣病变行瓣膜置换同时积极进行三尖瓣功能性关闭不全瓣环成形术对改善手术疗效与远期临床效果尤为重要。国内张宝仁等报道二尖瓣、主动脉瓣与三尖瓣联合病变的外科治疗手术死亡率为 2.1%，5 年生存率为 80.72%。有报道 60 例三尖瓣置换术病例，手术早期死亡率为 27%。

二、出院医嘱

同二尖瓣狭窄出院医嘱。

第六节　三尖瓣关闭不全

概述

三尖瓣关闭不全多见于风湿性心脏病左心瓣膜病变引起的继发性改变，也可见于创伤、感染、肿瘤、退行性变以及右心室心肌梗死造成的器质性改变，如风湿性瓣膜病、肺栓塞、原发性肺动脉高压等。先天性因素引起的三尖瓣结构异常在先天性心脏病部分已有论述。

三尖瓣反流的严重程度取决于心脏收缩时三尖瓣环内径大小、右心室收缩力和肺循环阻力大小以及瓣叶的病变程度。大量三尖瓣反流时，前向血流量减少，心排血量减少，右心房容积增大，颈静脉出现搏动，右心衰竭时可出现全身水肿和肝脾肿大。

入院评估

一、病史询问要点

1. 是否有活动后心悸气短、肝大、下肢水肿等症状。

2. 是否有吸毒、发热或外伤病史。

二、体格检查要点

1. 一般情况 发育、营养、血压和脉搏。

2. 专科检查应注意以下几点：

(1) 注意是否有颈静脉扩张伴明显的收缩期搏动、右心室搏动呈高动力冲击感。在胸骨左下缘或剑突区的高调、吹风样和全缩期杂音、肝收缩期搏动、腹水和全身水肿。

(2) 注意其他瓣膜听诊区是否有杂音。

3. 全身检查注意是否有慢性感染病灶，如慢性牙周炎、中耳炎、鼻窦炎等。

三、门诊资料分析

1. 胸部X线检查 右心房明显增大，右心室、上腔静脉扩大，可有胸腔积液。

2. 心电图 P波高尖，右心室肥厚。

3. 超声心动图 可以明确诊断，了解瓣膜有无增厚、腱索有无断裂、瓣口大小以及反流程度，为手术提供依据。

4. 右心导管及右心室造影 适用于超声检查不能确诊的疑难病例，如右心室型心内膜心肌纤维化病导致的三尖瓣关闭不全。造影可显示右心房压力升高，a波、c波增大，造影剂自右心室反流至右心房以及原发性病变的特征性改变，如心内膜心肌纤维化病的右心室心尖闭塞等。

病情分析

诊断：具有典型听诊表现和体循环静脉淤血及超声心动图检查结果，可诊断三尖瓣关闭不全。

治疗计划

一、术前准备

心功能较差患者术前应积极认真进行全身准备，其中包括改善心功能，强心利尿，改善营养状况，鼓励饮食，静脉输入高营养，应用生长激素，锻炼呼吸肌，改善呼吸功能，练习咳嗽咳痰，待心功能及一般状态改善后择期手术。

二、术前医嘱

1. 长期医嘱

+ 心脏外科护理常规
+ 二级护理
+ 健康教育
+ 低盐低脂饮食

2. 临时医嘱（包括术前医嘱）

+ 血、尿、便常规
+ DIC初筛
+ 生化21项
+ 血气
+ 肌酐及肌酐清除率（>60岁）
+ 胸部正侧位
+ 心电图
+ 空腹血糖、餐后2小时血糖
+ 超声心动图检查
+ 颈动脉超声（>60岁）
+ 头颅CT（>60岁）
+ 与家属谈话并签字（手术知情同意书、输血知情同意书）
+ 明日手术
+ 备皮
+ 备血
+ 术前晚7点清洁灌肠
+ 放置胃肠管（术晨）
+ 术前12小时禁食、水
+ 青霉素皮试

三、手术时机

单纯三尖瓣关闭不全者，由于三尖瓣病例病程较长，进展缓慢，可以多年没有症状或症状较轻，可定期随访，不需要手术。如随访心脏增大明显，出现心力衰竭症状，心功能Ⅱ～Ⅲ级，应手术治疗。心功能进一步恶化，再行手术会增加手术风险，心功能Ⅳ级患者术前应认真准备，包括休息、加强营养、强心利尿，待心功能改善后择期手术治疗。

四、手术技术

1. 三尖瓣成形术：由于右心压力低，血流慢。换瓣术后易发生血栓栓塞，故应争取做成形术，常用方法有：①DeVega瓣环成形术；②二瓣化成形术；③人工瓣环固定术；④三尖瓣狭窄切开与瓣环成形术。

2. 三尖瓣置换术：手术技术同三尖瓣狭窄。

术后处理

一、一般处理

同三尖瓣狭窄术后处理。

二、并发症处理

同三尖瓣狭窄术后并发症处理。

三、术后医嘱

1. 术后长期医嘱（ICU内）

+ 特级护理
+ 禁食、水
+ 保留导尿
+ 会阴冲洗
+ 口腔护理
+ 保留闭式引流
+ 病重
+ 心电监护
+ 泮托拉唑 40mg 入壶，bid
+ 果糖二磷酸钠 10g，qd
+ 使用抗生素

2. 术后临时医嘱（ICU内）

+ 羟乙基淀粉 130/0.4 氯化钠注射液 500ml，iv gtt
+ 5%葡萄糖注射液 500ml，iv gtt
+ 15%氯化钾注射液 40ml，iv gtt
+ 10%葡萄糖酸钙注射液 20ml，iv

- 25%硫酸镁注射液 10ml，iv
- 申请床旁X线胸片检查
- 新鲜血浆/悬浮红细胞（必要时）

住院小结

一、疗效

同三尖瓣狭窄临床效果。

二、出院医嘱

同三尖瓣狭窄出院医嘱。

病例教学

病历摘要

患者，男性，42岁，胸部刀刺伤44天，受伤当日于当地医院接受右心室破裂修补术，活动后心悸，气短。查体：一般情况可，平卧位颈静脉稍充盈。左胸前外侧可见剖胸止血切口瘢痕。左第5肋弓处可见长约2cm刀伤瘢痕，心率89次/分，律齐，血压118/65mmHg。胸骨左缘4、5肋间及剑突附近闻及Ⅲ级收缩期杂音，肝不大，双下肢无水肿。心电图示：窦性心律。X线检查示：右心房、室轻度增大，心胸比0.55，左第5肋弓处骨折。超声心动图示：三尖瓣前瓣腱索断裂，三尖瓣收缩期可见重度反流，充满右心房腔。诊断：外伤性三尖瓣关闭不全（重度），心功能（NYHA）3级。在全身麻醉低温体外循环，阻断升主动脉下手术，见心包腔粘连严重，于右心室前壁刀伤贯通处遗留约2cm×2cm大小心包未强行分离，左心室面因有原心包切口未作分离，只完全打开左侧纵隔胸膜。常规建立体外循环，右心房切口，见三尖瓣前瓣乳头肌完全断裂，将断裂的前乳头肌用涤纶线双头针原位固定，然后将三尖瓣前叶用2根涤纶线双头针带垫片与相对应的三尖瓣隔叶边对边缝合，应用三尖瓣软成型环缩环，注水试验满意，并在心脏跳动下经右心房切口观察三尖瓣无残余反流。患者恢复顺利，术后住院11天，出院前经胸超声心动图检查示：三尖瓣微量反流，无三尖瓣狭窄迹象。手术后3个月复查心脏彩超示三尖瓣反流消失。

问题

1. 三尖瓣关闭不全的病因和发病机制是什么?

2. 治疗原则是什么?

3. 外伤性三尖瓣关闭不全的外科治疗时机和手术方式是什么?

答案

1. 学习目的:三尖瓣关闭不全的病因及发病机制。

答:三尖瓣关闭不全多由肺动脉高压及三尖瓣扩张引起。常见于显著二尖瓣病变及慢性肺心病、累及右心室的下壁心肌梗死、晚期风湿性或先天性心脏病肺动脉高压引起的心力衰竭、缺血性心脏病、心肌病。较少见者,如:风湿性三尖瓣炎症病变后瓣膜缩短变形,常合并三尖瓣狭窄;先天性 Ebstein 畸形;感染性心内膜炎所致的瓣膜毁损;三尖瓣脱垂,此类患者多伴有二尖瓣脱垂,常见于马方综合征;亦可见于右心房黏液瘤、右心室心肌梗死及胸部外伤后。后天性单纯的三尖瓣关闭不全可发生于类癌综合征。因类癌斑块常沉着于三尖瓣的心室面,并使瓣尖与右心室壁粘连,从而引起三尖瓣关闭不全,此类患者多同时有肺动脉瓣病变。三尖瓣关闭不全时常有右心明显扩大。

2. 学习目的:三尖瓣关闭不全的治疗原则。

答:单纯三尖瓣关闭不全而无肺动脉高压,又非继发于感染性心内膜炎或创伤者,一般不需要手术治疗。积极治疗其他原因引起的心力衰竭,可改善功能性三尖瓣反流的严重程度。二尖瓣病变伴肺动脉高压及右心室显著扩大时,纠正二尖瓣异常,降低肺动脉压力后,三尖瓣关闭不全可逐渐减轻或消失而不必特别处理。病情严重的器质性三尖瓣病变者,尤其是风湿性而无严重肺动脉高压者,可施行瓣环成形术或人工心脏瓣膜置换术。其治疗原则:减轻心脏负荷,加强心肌收缩力;防治感染及风湿活动;手术治疗和支持对症处理。

3. 学习目的:外伤性三尖瓣关闭不全的外科治疗时机和手术方式。

答:外伤性三尖瓣关闭不全的手术时机一直没有定论。研究表明长期右心室容量负荷增加不仅造成心肌收缩速率减低,同时造成左心室舒张末压升高、左心室功能损伤，可能是由于右心室压增加造成室间隔左移，左心室几何形态长期被改变，室间隔运动僵硬造成。重度三尖瓣关闭不全最终将引起心肌不可逆性损害。随着病史时间的延长，瓣叶质量会发生变化，前叶缺如、隔叶卷曲并与室间隔粘连、断裂的腱索缩短、融合，右心室扩大，引起瓣环严重扩大，导致三尖瓣成形难度加大、成功率降低。三尖瓣损伤应尽早手术治疗。

外伤性三尖瓣关闭不全最有效的治疗是外科手术，手术方法包括三尖瓣成形和瓣膜置换，由于三尖瓣成形理论、技术和材料的进步，三尖瓣成形术的成功率越来越高，效果也越来越好。而三尖瓣置换改变了右心室几何形态和功能，且换瓣治疗还有耐久性和抗凝等问题，因此，多数学者采用三尖瓣成形术治疗三尖瓣关闭不全。

第4章

主动脉疾病的外科治疗

第一节　主动脉缩窄

概述

主动脉缩窄是指先天性胸主动脉局限性狭窄，管腔变小甚至闭塞，血流受阻。主动脉狭窄多发生在动脉导管或动脉导管韧带附近，有时狭窄可发生在左锁骨下动脉近端。

主动脉缩窄是一种常见的先天性心脏病，发病率占所有先天性心脏病的7%～14%，我国比较少见，占0.52%～1.6%，男女比例为4∶1～5∶1。本病自然预后不良，25%在2岁以前死亡，半数死于50岁以前，能生存在60岁的仅占2%。死亡原因主要是动脉瘤破裂、高血压和心力衰竭等并发症。

入院评估

一、病史询问要点

询问有无头痛、头晕、耳鸣、眼花、气急、心悸、颈动脉搏动感、下肢发凉、易疲乏、间歇性跛行等症状。

二、体格检查要点

1. 一般情况　发育、营养、体重、精神、血压、脉搏。

2. 局部检查注意以下内容：

(1) 注意有无下肢发育障碍及其他先天性畸形，比较上下肢、左右肢的脉搏强度及血压差别，运动时血压有无改变，下肢有无苍白、发凉和发绀。

(2) 检查心底部、左背部及肩胛间区有无杂音、震颤或异常搏动。心脏听诊有无收缩期杂音，如有连续性杂音，应疑有其他合并畸形。

三、门诊资料分析

1. 实验室检查

（1）血生化　若出现充血性心力衰竭时，可出现血尿素氮升高，电解质及酸碱平衡紊乱。

（2）血气分析　可出现上肢氧分压高于下肢血氧分压。

2. 心电图检查

（1）1岁以内的患儿，心电图表现为右心室肥大或左、右心室肥大。

（2）儿童期后或成人患者多为左心室肥大，少数伴有肺动脉高压者可呈现右心室肥大。

3. 胸部X线检查

（1）了解有无左心室增大、主动脉球部阴影扩大及肋骨下缘虫蚀样切迹。

（2）主动脉峡部凹陷呈“3”字形征。

（3）在第3～7肋骨下缘处可见血管切迹影。

4. 超声心动图检查

可显示主动脉缩窄部位，并可探测狭窄远近端的压力阶差。

四、继续检查项目

（1）主动脉造影：可显示缩窄的部位、程度与范围，且可测出狭窄远近侧压力。

（2）胸部增强CT或MRI：可作多方位、多角度的主动脉缩窄图像的三维重建，对正确诊断及制订手术计划有重要价值。磁共振血管成像可以比较清晰地显示狭窄部位、长度及与主动脉分支血管的关系，为最有效的无创检查方法。

病情分析

一、诊断

成人型主动脉缩窄多于查体时发现高血压或以高血压就诊，根据上肢高血压、下肢低血压、背部肩胛区连续性血管杂音、桡动脉搏动强、股动脉搏动弱等，可初步诊断该病。超声多普勒、MRI、CT检查即可明确诊断。

对于婴儿型主动脉缩窄，因常合并心内畸形而使主动脉缩窄漏诊，临床上一旦发现患儿上下肢动脉搏动不一致，有差异性发绀，即应怀疑此病。确诊有赖于超声多普勒、MRI、CT和心血管造影检查。

二、临床类型

1. 根据缩窄病变发生部位与动脉导管（或动脉导管韧带）相互关系分为：

（1）导管旁型：缩窄段位于动脉导管处

（2）导管后型：缩窄段位于导管的远端

（3）导管前型：缩窄段位于导管的近端

2. Bonnett 分型

（1）成人型

（2）婴儿型

3. 是否合并其他心血管畸形

（1）单纯型

（2）复杂型

治疗计划

一、治疗原则

主动脉缩窄一经诊断明确，均应手术治疗，手术的最佳年龄是6～16岁。年龄小、狭窄处血管吻合口不够大者，长大后易再狭窄；成人血管脆性增加，手术较为困难，且高血压等继发性病变已难恢复。

二、术前准备

1. 积极治疗充血性心力衰竭。

2. 注意纠正水、电解质和酸、碱平衡紊乱。

3. 危重新生儿术前静滴前列腺素，保持动脉导管开放。

4. 依据影像学资料制订明确的手术方案，备妥手术所需材料，备足库血、血小板及促凝血制品、止血药。术前静滴广谱抗生素，预防感染。

三、术前医嘱

1. 长期医嘱

✦ 心脏外科护理常规

✦ 二级护理

✦ 健康教育

✦ 低盐低脂饮食

2. 临时医嘱

- 血、尿、便常规
- DIC初筛
- 生化21项
- 血气
- 肌酐及肌酐清除率（>60岁）
- 胸部正侧位
- 心电图
- 空腹血糖、餐后2小时血糖
- 超声心动图检查
- 颈动脉超声（>60岁）
- 头颅CT（>60岁）
- 与家属谈话并签字（手术知情同意书、输血知情同意书）
- 明日全麻体外循环下行主动脉缩窄矫治术
- 备皮
- 备血
- 术前晚7点清洁灌肠
- 放置胃肠管（术晨）
- 术前12小时禁食、水
- 青霉素皮试

四、手术治疗

1. 手术指征

（1）上肢高血压，上下肢收缩血压差≥50mmHg，或主动脉缩窄处管径直径减少50%以上应立即手术。

（2）单纯性主动脉缩窄，如上肢收缩压≥150mmHg，应立即手术。

（3）婴幼儿出生后，如出现过心力衰竭，经积极非手术治疗心力衰竭完全消退，可将手术推迟到合适年龄；如心力衰竭不能完全控制，应立即手术治疗。

（4）复杂型主动脉缩窄，通常伴有充血性心力衰竭。先矫治主动脉缩窄；积极治疗下观察2～3天，如情况无好转，应立即进行其他畸形矫治。也可考虑同期手术。

2. 手术适应证

(1) 诊断明确，原则上应手术治疗。上肢高血压，上、下肢收缩期压差6.7kPa (50mmHg) 或主动脉缩窄处管腔直径减少50%以上，为手术适应证。

(2) 婴幼儿单纯主动脉缩窄，虽无心力衰竭，如上肢收缩压>20.0kPa (150mmHg)，应尽早手术。如有心力衰竭，内科治疗无效，也应立即手术。

(3) 新生儿主动脉缩窄合并室间隔缺损，如室间隔缺损大或出现心力衰竭，应紧急手术。先解除主动脉缩窄，观察48小时，如室间隔缺损缩小，病情好转，则择期行修补术；但如室间隔缺损无缩小，则行修补术。也可行主动脉缩窄矫治和肺动脉带缩术，二期修补室间隔缺损。如合并中、小型室间隔缺损，一般主张行分期手术，也有报告经胸骨正中切口，行同期矫治术。

(4) 合并动脉导管未闭时应同期手术。

2. 手术禁忌证　主动脉缩窄患者合并主要脏器的不可逆性功能损害、心肌损害、主动脉发育不良和广泛的主动脉粥样病变或钙化。

3. 手术方法　根据患者年龄、病情、主动脉缩窄段的矫治方法等，选用常温麻醉或低温麻醉 (鼻咽温度32～33℃)，上下肢分别测压。当侧支循环不足或主动脉阻断时间较长时为防止脊髓和肾功能遭受缺血、缺氧性损害，采用左心转流。具体手术方法如下：

(1) 缩窄段切除及对端吻合术　适用于导管后型，缩窄段较短 (<2.5cm)，侧支循环较丰富的病例。左后外第4肋间切口，在常温麻醉阻断下切除缩窄段并将其断端对端吻合，一般不会发生脊髓缺血性损害。阻断弓部 (左颈总动脉和左锁骨下动脉之间)、左锁骨下动脉和缩窄段远端降主动脉，游离要充分，以免吻合口张力过大。切除缩窄段，将断端直接吻合，用4-0 Prolene线全周连续缝合法或后壁间断前壁连续缝合法。吻合口完成后，在吻合口远端动脉插入细针头开放远端主动脉阻断钳排气。然后缓慢开放近端主动脉阻断钳，以防止去钳休克和心室纤颤的发生。如开放后出现血压下降、心缩无力或心跳缓慢应重新

阻断主动脉钳，应用血管收缩药物使血压上升，心缩有力后再逐步开放阻断钳。主动脉阻断时，应用快作用的降压药物，如硝普钠，保持上肢血压在80～90mmHg（10.6～12 kPa），并在去钳前停用。

（2）缩窄段切除及人工血管移植术　适用于缩窄段短，缩窄上下主动脉管壁组织良好。术中一定要将缩窄处隔板样组织一并切除。

（3）纵切横缝吻合术　适用于局限性缩窄，缩窄上下虽有扩张，但为正常的主动脉管壁。术中腔内隔板样组织一并切除。

（4）左锁骨下动脉-降主动脉吻合术　适用于缩窄段较长，左锁骨下动脉粗大时。将左锁骨下动脉下翻，防止扭曲，与缩窄远端降主动脉行端-侧吻合。

（5）缩窄段主动脉补片扩大成形术　纵行切开缩窄段，切除缩窄处隔板结构，选用菱形人造血管补片加宽主动脉，但此方法远期可能形成假性动脉瘤。

（6）缩窄段切除及人造血管移植术　适用于缩窄段长、主动脉壁有钙化或退行性病变者。移植长度2.5～14cm。采用Gore-Tex或已预凝的涤纶血管。在左心转流下行直视术。术中注意保护肋间动脉，防止脊髓损害和肾功能损害。

（7）主动脉人造血管旁路移植术　用一长段人工血管桥架于缩窄段主动脉的近段与远段，以解除近端主动脉的梗阻并恢复远端主动脉的供血。主要适用于高龄、病情重或有明显的高血压性心脏病患者。

（8）左锁骨下动脉带蒂瓣主动脉成形术　适用于6～12个月大小婴幼儿。将用左锁骨下动脉蒂瓣修成长椭圆形，下翻缝合于缩窄段及部分降主动脉段纵形切口上。

4. 术中特殊情况处理

（1）缩窄段丰富的侧支循环，被切断后应妥善结扎。

（2）肋间血管应尽可能保留。

（3）主动脉阻断和游离过程中。必须采用降压措施，常用硝普钠。将血压控制在收缩压80～90mmHg或平均压60～70mmHg。

(4) 术中缩窄段管腔内隔板要完全切除，吻合口上下主动脉要游离一定长度，使吻合口无张力存在。

(5) 防治去钳休克。如果左心转流下手术，无去钳休克之患。

术后处理

一、一般处理

1. 注意肾功能、下肢动脉搏动、下肢活动情况。

2. 控制高血压　治疗术后早期高血压，可用硝普钠治疗，保持平均压 100～110mmHg，第 2～3 天改用口服降压药物。注意上、下肢血压变化。

3. 卧床休息 2～3 周，注意局部有无假性动脉瘤形成。

4. 预防肺部并发症　如发生肺部感染，应及时控制炎症。

二、并发症的预防及处理

1. 高血压及腹痛综合征　术后腹痛较为常见，5%～10%的患者表现为剧烈腹痛。处理以胃肠减压和抗高血压药物应用为主。

2. 乳糜胸　5%左右患者可发生乳糜胸，主要在于术中预防。分离断条索状软组织时予以结扎。如有大量乳糜胸应剖胸探查。

3. 下肢瘫痪　发生率为 0.4%，主要由于侧支循环不良，术中主动脉阻断时间过长或离断的肋间动脉，过多导致脊髓神经缺血。

4. 吻合口破裂　一般在 2 周内发生。由于血压过高，吻合口张力过大和感染等引起假性动脉瘤或突发吻合口破裂出血。

5. 喉返神经麻痹　术后声音嘶哑，早期进食呛咳。

三、术后医嘱

1. 术后长期医嘱（ICU 内）

+ 特级护理
+ 禁食、水
+ 保留导尿
+ 会阴冲洗
+ 口腔护理
+ 保留闭式引流

+ 病重
+ 心电监护
+ 泮托拉唑 40mg 入壶，bid
+ 使用抗生素

2. 术后临时医嘱（ICU 内）

+ 羟乙基淀粉 130/0.4 氯化钠注射液 500ml，iv gtt
+ 5%葡萄糖注射液 500ml，iv gtt
+ 15%氯化钾注射液 40ml，iv gtt
+ 10%葡萄糖酸钙注射液 20ml，iv
+ 25%硫酸镁注射液 10ml，iv
+ 申请床旁 X 线胸片检查
+ 新鲜血浆/悬浮红细胞（必要时）

四、术后注意事项

1. 严格卧床并预防感染，保持下肢伸直并制动，患者咳嗽及用力排便时嘱其压紧穿刺点，防止穿刺点出血。

2. 卧床 24 小时后可下床活动，嘱患者多饮水，以利于造影剂排出。

3. 术中失血过多嘱患者多食高热量、高蛋白、高维生素、刺激小、易消化的饮食，有利于恢复。

4. 术后观察伤口情况，保持局部皮肤清洁干燥，常规抗感染治疗 3 天，定时测体温。

住院小结

一、疗效

近年来，主动脉缩窄早期死亡率已显著下降，目前为 1%～3%。单纯导管后型主动脉缩窄病例术后 15 年随诊生存率在 90%以上；伴有室间隔缺损者，则仅为 80%；伴有其他严重心脏血管畸形者，则下降至 40%。手术时年龄在 20 岁以上的病例远期生存率亦降低，常见的远期死亡原因有：心肌梗死、主动脉瓣病变、动脉瘤破裂以及残留狭窄或再狭窄导致的高血压和心力衰竭。

远期主动脉缩窄病变的复发或残留，多发生于婴幼儿期进行对端吻合和主动脉补片扩大成形术。随着左锁骨下动脉蒂瓣主动脉成形术，复发率大大下降。Penkoske 报道，该术后复发率 6%，而对端吻合术为 27%。

主动脉缩窄术后高血压发生率较正常人群高，正常人 20～39 岁发生率 4%，40～59 岁为 17%，而本病患者发生率为 36%和 78%；其发生除残留狭窄或复发病例外，可能与内分泌因素有关。

二、出院医嘱

1. 注意休息，避免过早地进行强烈运动。

2. 防治高血压病。

病例教学

病历摘要

患者，男性，27 岁，因上腹部疼痛、非胆汁性呕吐 3 天且逐渐加重而就诊。无出血、发热及寒战等伴随症状。入院后体格检查：体温 37.0℃，脉搏 88 次/分，节律匀齐，血压 198/88mmHg (1mmHg=0.133kPa)。肺部听诊无异常，心脏听诊可闻及收缩期杂音。腹部柔软，上腹部有深压痛；实验室检查：血常规无异常，血清淀粉酶以及脂肪酶升高，分别为 240U/L 和 218U/L。急诊室诊断为胰腺炎，给以禁食、静脉营养等相应处理，上腹部疼痛减轻，但高血压没有缓解，收缩压为 190～199mmHg，舒张压为 90～109mmHg。

问题

1. 患者如诊断为主动脉缩窄，查体时需要特别注意什么？

2. 主动脉缩窄患者胸部 X 线检查时有可能出现哪些改变？

3. 主动脉缩窄外科手术治疗目的是什么？成人主动脉缩窄的常用治疗方法有哪些？

4. 目前对于不适合外科手术治疗的主动脉缩窄患者还有哪些治疗方法？

答案

1. 学习目的：主动脉缩窄的查体的注意事项。

答：检查生命体征时检查患者下肢血压对诊断有重要价值，通常下肢血压较上肢低至少 20mmHg。

2. 学习目的：主动脉缩窄的胸部 X 线表现。

答：胸部X线检查可以发现心脏增大、因侧支循环的扩张而显示肋切迹等。至少有1/3的患者在胸部X线检查中会出现"3"字征，是由于位于狭窄部位前的升主动脉扩张，随后因主动脉狭窄而产生切迹，随后的主动脉再扩张所造成。在食管钡剂造影中可以出现反"3"字征或"E"字征，是因食管被扩张的主动脉压迫所致。

3. 学习目的：主动脉缩窄的治疗目的和方法。

答：主动脉缩窄的治疗目的是消除狭窄段，重建主动脉正常血流通道，使血压和循环功能恢复正常。

成人主动脉缩窄外科治疗的主要方法：(1) 狭窄段纵行切开，人工血管补片主动脉成型；(2) 狭窄段切除行对端吻合或人工血管置换；(3) 人工血管转流；(4) 降主动脉球囊扩张加支架支撑。术式的选择应根据病变的具体情况和术者经验而定。

4. 学习目的：主动脉缩窄的其他治疗方法。

答：不适合外科手术患者可由内科进行介入治疗，其方法有球囊导管扩张术、主动脉狭窄段放置支架等。另外，对于单纯主动脉缩窄，狭窄范围局限或膜性狭窄，也可采用介入方法治疗。

第二节 胸主动脉瘤

概述

胸主动脉瘤（thoracic aortic aneurysm）系主动脉由于先天性发育异常或后天性疾患引起动脉壁正常结构损害，尤其是承受压力和维持大动脉功能的弹力纤维变脆弱和破坏，主动脉在血流压力的作用下逐渐膨大扩张，形成主动脉瘤。胸主动脉的各个部位，如主动脉根部、升主动脉、主动脉弓、降主动脉均可发生主动脉瘤。病因有动脉粥样硬化，动脉中层囊性变性、梅毒性、先天性、创伤性及感染性。其中以动动脉粥样硬化是最常见，大多发生于60岁以后，男女之比为10∶2。胸主动脉瘤的患病率占主动脉瘤的20.3%～37.0%。胸主动脉瘤是一种死亡率较高的疾病，一旦形成，其直径和范围呈渐进性发展，当胸主动脉瘤直径大于6cm时，极易发生瘤体破裂而死亡，其中夹层主动脉瘤的五年生存率仅为30%左右。

入院评估

一、病史询问要点

1. 是否有前胸部、背部肩胛区持续性钝痛，疼痛是否放散以及口服硝酸甘油能否缓解。

2. 是否有咳嗽、呼吸困难以及气管支气管偏移；吞咽困难、声音嘶哑、上腔静脉综合征和脑缺血症状。

3. 有无心慌气短、心力衰竭、休克等症状。

4. 是否有外伤、感染发热及高血压病史。

二、体格检查要点

1. 一般检查　发育、营养、体重、精神、血压、脉搏。

2. 局部检查

(1) 胸骨上窝能否触及搏动性包块，前胸上部叩诊浊音区有无扩大，双侧呼吸音是否对称，是否有一侧呼吸音的减弱，背部是否可以听到血管杂音。

(2) 主动脉瓣区是否可闻及舒张期杂音、杂音的性质以及传导方向，是否有Beck三联征。

3. 全身检查

(1) 皮肤有无妊娠纹样改变，肢体是否过长，关节韧带是否有松弛，有无蜘蛛指（趾）“鸭子步态”。

(2) 是否有水冲脉、脉压增宽等周围血管征。

(3) 是否有腹胀、肠鸣音是否正常。

(4) 四肢动脉搏动是否正常，左、右侧是否对称。

三、门诊资料分析

1. 胸部X线检查　纵隔影增宽或形成局限性肿块影，透视下可见肿块或纵隔增宽阴影扩张性搏动。升主动脉瘤通常位于纵隔的右前方，弓降部和降主动脉动脉瘤多位于左后方。瘤壁有时有钙化。

2. 超声心动图检查　该方法无创、简单、价廉，在升主动脉瘤的诊断中起重要作用。可见瘤体部位主动脉内径增宽，瘤体处主动脉壁薄厚不均，回声不等，并可直接测量动脉瘤径线，显示动脉瘤内附壁血栓的情况。可初步发现动脉瘤，而且还能对其引起的主动脉瓣反流及二尖瓣反流进行准确评价。经食道超声心动图不仅可在术前诊断动脉瘤，而且术中可以提供更全面的诊断信息，评价手术效果，有条件单位可在术中使用。

四、继续检查项目

1. 血管造影和数字减影血管造影（DSA） 可显示主动脉腔某部呈瘤样扩张，可明确动脉瘤的具体解剖变化及其与邻近动脉分支和周围器官的解剖关系，主动脉瓣是否有反流。

2. CT和MRI 能直接摄取横断、冠状、矢状等任何层面图像，对立体地把握动脉瘤的形态、大小、范围以及与主要动脉分支的关系有重要意义。结合超声心动图检查时可以取代血管造影。术前、术后患者定期MRI检查，可以精确地提供动脉瘤直径、范围及变化趋势，为判断手术或再次手术时机、预后提供准确依据。

病情分析

一、诊断

1. 病史 详尽询问病史，了解发病全过程治疗史、疗效以及相关的家族史、高血压病史等情况。

2. 临床表现 与瘤体的部位和直径的大小有关，未发生破裂以前，常出现瘤体压迫、侵蚀邻近的组织或器官的症状和体征。发生破裂产生休克危及生命是最凶险的症状。同时注意是否并发主动脉瓣关闭不全所致相应的心功能受损表现。

3. 辅助检查 胸部X线检查、超声波、CT血管造影均可提供诊断依据。动脉瘤较小，临床上尚无症状的病例，往往在胸部X线检查时，才发现动脉瘤块影，透视或超声扫描检查可能见到扩张性搏动。胸主动脉瘤应与纵隔肿瘤相鉴别，超声扫描、胸主动脉造影术、数字减影血管造影、磁共振成像，均可以明确诊断，并了解动脉瘤的部位、范围和有无附壁血栓等情况。

二、鉴别诊断

根据病史、体格检查，尤其是增强CT或MRI表现，胸主动脉瘤可以确诊。应与急性心肌梗死、肺栓塞、胰腺炎、大叶性肺炎等相鉴别，通常根据典型的CT或MRI表现鉴别不难。

三、临床类型

1. 按病理解剖分类

（1）真性主动脉瘤：临床最多见，瘤壁由全层动脉血管组织构成，组织学上有时可有破坏，但通常可以辨认出三层组织。

（2）假性主动脉瘤：为动脉血管壁破裂后血液外溢形成的由附近组织或器官构成的包裹性血肿，瘤壁无动脉壁全层组织，部分患者可有外膜及其周围粘连的组织，腔内充满血栓，多由感染或外伤引起。病变累及范围通常较为局限，临床主要以周围组织或器官压迫症状多见。

（3）夹层主动脉瘤：瘤壁由部分中层（2/3）和外膜构成，而分离的内膜和部分中层（1/3）悬浮于其中。其发病机制可能为：主动脉中层结构异常，血压变化造成血管壁横向剪切力增大，引起主动脉内膜撕裂、壁间血肿蔓延，从而形成夹层动脉瘤。主动脉夹层是主动脉疾病中最常见的灾难性疾病。根据其发病时间可分为急性期夹层瘤（夹层分离在 2 周内）和慢性期夹层瘤（夹层分离超过 2 周）。据发病部位可分为 DeBakey Ⅰ型：夹层累及升主动脉、主动脉弓、降主动脉及腹主动脉；DeBakey Ⅱ型：夹层限于升主动脉；DeBakey Ⅲ型：夹层限于胸主动脉或延及腹主动脉。Stanford 将其简化为两种类型：Stanford A 型，累及升主动脉；Stanford B 型，未涉及升主动脉。国内孙立忠等根据夹层动脉瘤患者主动脉窦部病变情况提出主动脉夹层动脉瘤的细化分型，对指导临床手术治疗有重要意义。

2. 按病变部位分类

（1）根部动脉瘤：主要累及主动脉窦部及窦管交界，导致冠脉开口上移、主动脉瓣环扩大和主动脉瓣关闭不全，常引起左心室扩大和心力衰竭，以马方综合征最常见。在此基础上容易形成 A 型动脉夹层。

（2）升主动脉瘤：累及窦管交界上方至无名动脉开口近端，为梭形或囊状动脉瘤。常由主动脉瓣二瓣化、主动脉瓣狭窄所致。

（3）主动脉弓部瘤：病变在主动脉弓部，常累及升主动脉远端；降主动脉近端和头臂动脉开口。病因以动脉硬化和先天性多见。

（4）主动脉峡部瘤：病变局限在峡部，可累及主动脉弓的远端和左锁骨下动脉开口。多为先天性，常合并主动脉弓发育不良、主动脉缩窄和主动脉瓣狭窄。

（5）胸降主动脉瘤：病变起自左锁骨下动脉开口远端起至膈肌的一段胸主动脉。

（6）胸腹主动脉瘤：胸降主动脉瘤向下延伸，累及部分或全部腹主动脉。

以上六种分型其好发部位依次为：降主动脉、升主动脉、主动脉弓及胸腹主动脉。

3. 按形态分类

（1）囊性动脉瘤：病变累及局部主动脉壁，突出呈囊状，与主动脉腔相连的颈部较窄。

（2）梭形动脉瘤：病变累及主动脉周全壁，长度不一，瘤壁厚薄不均匀。动脉瘤壁及邻近主动脉壁可有钙化，动脉瘤内壁可附有血栓。动脉瘤长大后，可压迫和侵蚀邻近器官和组织，产生相应的临床症状，最后常因自行破裂引起大出血而死亡。

（3）夹层动脉瘤：主动脉壁发生中层坏死或退行性病变，当内膜破裂时，血液在主动脉压力的作用下，在中层内形成血肿并主要向远端延伸形成夹层动脉瘤。夹层动脉瘤可向外穿破入心包腔、胸膜腔、纵隔或腹膜腔引起出血死亡。少数病例可能再向内穿破入主动脉腔，症状得到缓解。

以上分类方法在临床实际工作中存在重叠。

治疗计划

一、治疗原则

胸主动脉瘤直径大于 5cm 时，无论有无临床症状，一经诊断，在无全身其他器官手术禁忌证时，因为此时动脉瘤破裂的可能性增加，原则上都应进行手术治疗。动脉瘤直径超过 7cm 时，为限期手术。严重的主动脉瓣关闭不全造成左心衰竭，药物治疗效果较差时应急诊手术。

二、术前准备

1. 根据影像学明确病变的部位及范围，制订可行的手术方案。备齐手术所需物品，包括合适口径的人工血管材料和瓣膜代用品、库血、血浆和血小板，复查异常的化验指标或补齐化验。

2. 控制血压　急性主动脉夹层一般以静脉持续输入硝普钠为主，同时配合应用β受体阻滞剂或钙离子拮抗剂（收缩压）。慢性主动脉夹层采用口服降压药及其他口服药物。血压维持在收缩压100～110mmHg为宜，发病前血压较高者需注意患者神志、尿量等，以防止血压下降后造成重要脏器供血不足。在药物治疗过程中对患者进行持续监护，包括神志、四肢动脉压和脉搏、中心静脉压、尿量、心电图及胸、腹部体征等。

3. 对症治疗　镇静止痛，镇咳，控制左心衰等。选择安静环境，令患者卧床休息，避免情绪激动，保持大小便通畅。并发症或手术危险因素，包括糖尿病、冠心病、心功能不全、大动脉炎活动期等。

4. 吸烟患者，术前 3 周必须戒烟；术前 2 天停用口服抗凝药，选用短效的静脉用药；术前合并感染患者宜选择敏感抗菌药物控制感染；术前营养不良、贫血、低蛋白血症者应给予支持治疗。

三、术前医嘱

1. 长期医嘱

+ 心脏外科护理常规
+ 一级护理
+ 健康教育
+ 低盐低脂饮食
+ 监测血压、心率

2. 临时医嘱

+ 血、尿、便常规
+ DIC 初筛
+ 生化 21 项
+ 血气
+ 肌酐及肌酐清除率（>60 岁）
+ 胸部正侧位
+ 心电图

+ 空腹血糖、餐后 2 小时血糖
+ 超声心动图检查
+ 颈动脉超声（>60 岁）
+ 头颅 CT
+ 与家属谈话并签字（包括手术知情同意书、输血知情同意书）
+ 明日全麻体外循环下行动脉瘤切除人工血管替换术
+ 备皮
+ 备血（包括血小板）
+ 术前晚 7 点清洁灌肠
+ 放置胃肠管（术晨）
+ 术前 12 小时禁食、水
+ 青霉素皮试

四、治疗方案

1. 非手术治疗

(1) 急性期 B 型（Ⅲ型）夹层动脉瘤：若分离范围较广，积极控制血压在正常或偏低限，采取保守治疗。

(2) 慢性期夹层动脉瘤：位于胸降主动脉或涉及腹主动脉，通常考虑采取保守治疗。

2. 手术治疗

严格地说，主动脉夹层动脉瘤的外科手术治疗仅仅是一种对症治疗的姑息性手术。主动脉壁的病理过程不会因切除了部分主动脉而终止，仍可能发生远期并发症。但是，无可否认，主动脉夹层的外科手术治疗，已取得了长足的进步，已成功地抢救了大量危重的、濒临死亡的患者，手术死亡率逐年降低，长期存活率逐年增加，其手术治疗效果远远优于非手术治疗。

(1) 手术指征

①动脉瘤已破裂或已有明显渗漏者。

②升、弓部主动脉瘤直径大于 5cm，降主动脉瘤直径超过 6m。

③动脉瘤迅速增大伴胸痛加剧者。一般 6 个月增大 0.5cm 或 1 年增长 1cm 者。

④主动脉瘤直径略小，但合并中度以上主动脉瓣关闭不全者。

⑤偏向一侧的囊状动脉瘤（易发生破裂）本身腔径超过正常血管直径2倍以上。

⑥动脉瘤周边器官或重要组织严重受压、受侵者。

⑦源自升主动脉的急性夹层分离或导致急剧进展的主动脉瓣关闭不全或分离的内膜堵塞冠状动脉开口者。

⑧动脉瘤腔内血栓形成，有内脏或躯体重要血管分支灌流障碍或已有血栓栓塞史者。

（2）手术时机：动脉瘤已破裂或已有明显渗漏者。源自升主动脉的急性夹层分离需紧急的抢救性手术。

（3）手术方法：根据其病变范围和临床分型采用不同的手术方法。

①升主动脉瘤手术：胸部正中切口，肝素化后建立体外循环。无夹层分离的可作升主动脉远端或主动脉弓起始段插管；如有或疑有夹层的，一般作股动脉插管。

a. 升主动脉瘤切除缝合或补片修复：适用于局限于血管一侧的囊性动脉瘤。

b. 升主动脉置换术：适用于冠状动脉开口远侧的主动脉瘤、主动脉根部血管质地良好，无主动脉瓣关闭不全者。

c. 升主动脉和主动脉瓣置换术：适用于冠状动脉开口水平远端及主动脉根部近瓣环附近血管质地正常的升主动脉瘤，且合并主动脉瓣关闭不全者。

d. 升主动脉主动脉瓣置换和冠状动脉开口移植术（Bentall术）：适用于侵及主动脉根部的升主动脉瘤合并主动脉瓣关闭不全。其中冠状动脉开口移植于人工主动脉侧壁上，常用术式有两种。Bentall术：在冠状动脉开口对应处的人造血管壁上开口，然后与冠状动脉口周围对吻，先左冠状动脉，后右冠状动脉。Cabrol术：取内径8mm人造小血管（Gore-Tex）在未做主动脉瓣缝置前，一端先与左冠状动脉对端吻合；主动脉瓣缝置后，人工小血管绕过人工血管右侧，另一端与右冠状动脉对吻。在适当的位置再将人工主动脉与人工小血管侧壁切开相互对吻。

②主动脉弓动脉瘤手术：全弓部动脉瘤做胸骨正中切口；主动脉弓左半部或弓降部动脉瘤，经左胸后外侧第 4 肋间切口。

a. 弓降部主动脉瘤：动脉瘤位于左颈总动脉远侧，波及左锁骨下动脉。切除瘤体所在的主动脉段以人造血管替代。术中为避免阻断主动脉血流时引起脊髓和肾损害、升弓段主动脉高压和左心负荷过重，可采用左心转流或升主动脉降主动脉之间血液分流。

b. 全弓部动脉瘤：前正中切口，有时需加左前胸切口并横断左侧胸骨。全身肝素化后建立体外循环，股动脉及右侧锁骨下动脉插供进行血液灌注，结合深低温（鼻咽温度 18～20℃），停循环可提供 45min 安全时限供弓部血管替换。近年来加用选择性脑灌注技术取得较好的临床效果，术后神经系统并发症有所减少。先做胸降主动脉端吻合，再做头臂分支血管与人工血管相吻合。上述吻合完成后，排除人工血管内空气，钳夹人工血管升主动脉吻合侧，恢复下半身循环，再完成升主动脉侧吻合。

c. 全弓部动脉瘤合并降主动脉瘤：对于广泛的主动脉瘤病变，涉及主动脉弓和降主动脉以及部分升主动脉的，可采取“象鼻”技术，完成全弓部置换，并为下一步择期做降主动脉瘤手术打下基础。

③降主动脉瘤手术：经左胸后外侧切口，双腔插管。股动脉插管转流。如预计 30min 内可完成手术，可不采用转流方法纵向切开动脉瘤，清除血栓，置入人工血管后修剪动脉瘤壁加固缝合在人工血管外面，亦可用带环人工血管套扎法。

④主动脉夹层分离和夹层动脉瘤手术的特殊相关问题：

a. 凡需要体外循环条件下手术，术前需清楚夹层动脉瘤的撕裂范围，术中选择合适位置及型号的动脉插管。文献报道右锁骨下动脉、右颈动脉插管顺行性脑灌注效果较股动脉逆行性灌注脑部并发症低。

b. 主动脉吻合处消除夹层分离的方法：主动脉吻合端内、外加毡条法将主动脉壁夹在内外毡条间（“三明治”法）；带环人工血管套扎法；应用生物胶黏合夹层分离。

（4）术中注意事项

①升主动脉瘤贴近胸骨，锯开时严防伤及瘤壁造成大出血。

②人工血管吻合时应测量好血管长度。

③冠脉移植应确保冠状动脉血流通畅。

④降主动脉瘤术中，阻断范围尽可能小；较大的肋间血管开口需移植至人工血管上减少截瘫发生率。保留左锁骨下动脉不被阻断，以确保椎动脉血供及侧支循环通路。

⑤注意保护迷走神经、喉返神经及胸导管。

⑥加强体外循环管理及心肌保护。

⑦为减轻深低温脑损害，术中可给予甲泼尼龙（30mg/kg）。

术后处理

一、并发症的预防及处理

1. 出血。主要是吻合口和针眼出血，如果无法缝合，用瘤壁和心包包裹出血部位并与右心房分流往往可以挽救生命。

2. 神经系统并发症。脑和脊髓的缺血损伤。尽量缩短深低温停循环时间，同时应用腋动脉插管和股-股转流保证中枢神经系统灌注。

3. 假性动脉瘤。术中要将人工血管和正常的血管吻合在一起，注意吻合操作的质量，保证合理的针距和边距，减少局部血肿的发生。

4. 肾衰竭。缩短停循环的时间，术后容量不足和血压过低均可导致少尿，维持循环稳定。

5. 呼吸功能不全。深低温停循环和体外循环时间过长、大量输入库血以及术前患有慢性肺部疾病是术后呼吸功能不全的主要原因。针对以上原因，采取相应的措施，是预防呼吸功能不全的关键。

6. 截瘫。保证脊髓血供是防止截瘫发生的主要手段。部分学者采用重建脊髓血供的技术来防止截瘫的发生。

二、术后处理

（一）术后一般监护与处理与心脏直视手术相同，但应着重注意以下几点：

1. 动脉和外周脉搏的变化。

2. 尿量与肾功能化验指标，并做相应处理。

3. 注意定期评估神经系统功能，请神经科协同处理。

4. 对于同期进行主动脉瓣成形术的患者，要注意观察脉压差的变化，心脏杂音的出现或变化，必要时可做床旁超声心动图确诊。

5. 给予广谱抗生素预防感染。

（二）术后医嘱

1. 术后长期医嘱（ICU 内）

+ 特级护理
+ 禁食、水
+ 保留导尿
+ 会阴冲洗
+ 口腔护理
+ 保留闭式引流
+ 病重
+ 心电监护
+ 泮托拉唑 40mg 入壶，bid
+ 果糖二磷酸钠 10g，qd
+ 使用抗生素

2. 术后临时医嘱

+ 羟乙基淀粉 130/0.4 氯化钠注射液 500ml，iv gtt
+ 5%葡萄糖注射液 500ml，iv gtt
+ 15%氯化钾注射液 40ml，iv gtt
+ 10%葡萄糖酸钙注射液 20ml，iv
+ 25%硫酸镁注射液 10ml，iv
+ 申请床旁 X 线胸片检查
+ 新鲜血浆/悬浮红细胞

住院小结

一、疗效及预后

影响手术治疗结果的因素很复杂，如患者本身的情况、手术组医生的能力、手术所需材料、手术方案及围术期处理水平。近年来胸主动脉瘤死亡率已降至 10%以内，其中升主动脉瘤 5%～8%，弓部略高；降主动脉瘤虽在 10%左右，但 5%～10%术后可有截瘫，总的5年存活率60%～76%。而主动脉夹层分离和夹层瘤的手术死亡率要高，远期疗效亦相对较差，其5年、10年、20年存活率为57%、32%、5%。晚期发生主动脉瘤破裂占死因的29.3%，主要为手术区远段病变血管进一步发展所致。

二、出院医嘱

1. 注意生活规律，养成良好的睡眠习惯。睡前进行放松训练，防止睡眠紊乱，每日睡眠不少于8小时。养成良好的饮食习惯，定时定量，低盐低脂，加强营养摄入，戒烟戒酒。

2. 监测血压，定期复查，除外新的动脉瘤和假性动脉瘤形成，尤其是马方综合征患者。

3. 严格抗凝，避免相关并发症；主动脉瓣成形的患者定期检查瓣膜功能。

病例教学

病历摘要

患者，男性，61岁，主因“间断头晕1年，胸背、剑下剧痛11小时”入院。患者于1年前劳累后出现间断头晕，测血压为140/90mmhg，此后多次测血压波动在140～150/90～95mmHg，感头晕时服用“复方降压片”或“卡托普利”，症状消失后停药。11小时前，夜间睡眠中突感胸闷，双侧肩胛区剧痛，难以耐受，伴明显气短，自发病以来，患者无发冷、发热，无咳嗽、咳痰及咯血，无泛酸、嗳气及排便排气停止。无意识障碍，无夜间阵发性呼吸困难，食欲缺乏、夜间睡眠可，大小便正常。入院查体：T36.5℃，P65次/分，R20次/分，BP 160/80mmHg。神志清，精神差，急性痛苦病容，自动体位，查体合作。心尖位于左侧第五肋间锁骨中线外0.3cm处，心率65次/分，律齐，心音正常，$A_2>P_2$，各瓣膜听诊区未及杂音及病理性第三心音，右侧肱动脉处可及杂音，双侧股、腘及足背动脉波动正常。心电图正常，肌钙蛋白弱阳性，血尿淀粉酶阴性。心脏超声提示高血压性心脏病改变，血管超声示主动脉夹层动脉瘤（Ⅲ型）。入院诊断：主动脉夹层动脉瘤（Ⅲ型），高血压病2级（极高危）。入院后静点硝普钠，口服大剂量美托洛尔，将收缩压控制在100mmHg以下。

问题

1. 夹层动脉瘤的手术目的有哪些?

2. 什么是 Cabrol 手术、操作顺序及其手术注意事项?

3. 动脉瘤手术中常用的脑保护方法有哪些?

4. 哪些类型的胸主动脉瘤适合腔内隔绝术治疗?

答案

1. 学习目的：夹层动脉瘤的手术目的。

答：主动脉夹层动脉瘤外科治疗的目的是：①切除主动脉夹层病变，阻止血液流进假腔，消除假腔内的高压血流；②应用人造血管重建主动脉管道，同时处理相应的并发症，如恢复重要分支血管的血流通道，重建主动脉瓣的正常关闭；③或采用在夹层病变的上游，对主动脉血流进行分流，缓解高压血流对假腔通道的冲击和压力，同时恢复夹层病变下游的良好血流灌注，防止主动脉夹层病变破裂。

2. 学习目的：Cabrol 手术的相关情况。

答：针对 Bentall 手术的不足与缺点，Cabrol 于 1976 年 11 月对 Bentall 手术进行了改进和革新。即借助一根 8mm 直径的 Gore-Tex 管与左、右冠状动脉开口进行连接吻合，Gore-Tex 管呈笼罩式覆盖于冠状动脉开口周围，对合严密牢固，且吻合口没有张力，因而避免了冠脉开口内膜撕脱，避免了冠状动脉开口狭窄和吻合口漏血，冠脉通过 Gore-Tex 管与带瓣管道的侧侧吻合进行灌注，充盈灌注满意。Cabrol 自 1976 年 11 月至 1983 年 6 月连续进行这种手术 100 例，全部成功，围术期手术死亡率为 4%，但无 1 例死亡与手术本身有关。Cabrol 对其中 25 例进行了 5 年以上的追踪随访，术后冠脉造影均显示冠脉灌注满意，无狭窄，无栓塞。

Cabrol 手术的手术顺序：即第一步首先将左冠状动脉开口连接吻合于 Gore-Tex 管，吻合毕，自 Gore-Tex 管灌注冷晶体停跳液或 4∶1 的含氧血停跳液，检查吻合口有否渗漏。如有渗漏则及时加针缝合，因为此时术野显露良好，漏血问题很容易解决和预防，否则左冠脉吻合口位置深且靠后。若出血受带瓣管道瓣环底座的阻碍而使加针缝合止血非常困难。第二步进行带瓣管道的移栽，将主动脉瓣环与人造瓣膜的瓣周进行缝合；第三步将右冠状动脉开口连接于Gore-Tex管口；第四步将带瓣管道的远端与升主动脉的远端切断面进行吻合；第五步将Gore-Tex管的中段与带瓣管道进行侧侧吻合。Gore-Tex管与带瓣管道的侧侧吻合安排在带瓣管道与升主动脉远端吻合以后，有利于侧侧吻合口的定位，以避免因吻合口定位不当，而由于带瓣管道的膨胀伸展而造成Gore-Tex管扭曲或受张力牵引，影响冠状动脉血流的灌注。此外，连接冠状动脉的Gore-Tex管的直径不能小于8mm，Gore-Tex管与冠状动脉开口的连接，宜采用带垫片的间断褥式缝合法，一般缝合5～6针，将Gore-Tex管端成笼罩式罩在冠脉开口的周围，以保证冠脉开口的最大限度地张开而不发生狭窄。

3. 学习目的：脑保护方法。

答：对于累及主动脉弓部的动脉瘤，术中一般需要暂时减少或中断脑的血液供应，此时的脑保护技术直接关系到手术的结局。目前主要采用的脑保护方法有：深低温停循环，深低温经上腔静脉逆行脑灌注，深低温选择性脑保护和深低温低流量脑保护等。动脉瘤手术的脑保护一直是研究的热点，其脑保护应扩展到整个围术期。尽可能减少术后脑部并发症，降低手术死亡率，提高动脉瘤患者术后远期生存质量。

学习目的：腔内隔绝术的适应证。

答：腔内隔绝术治疗胸主动脉瘤具有安全、微创的特点，因此可以认为，只要胸主动脉瘤诊断成立，就有腔内隔绝术的指征。因腔内隔绝术需要瘤体近端有1.0～2.0cm的正常胸主动脉用于腔内移植物的固定，故目前适合于腔内隔绝术治疗的胸主动脉瘤均位于降主动脉，包括以下类型：①降主动脉梭形动脉瘤。梭形胸主动脉瘤占胸主动脉瘤的80%，此类胸主动脉瘤可分为升主动脉瘤、主动脉弓动脉瘤、降主动脉瘤及胸腹主动脉瘤，其中降主动脉瘤约占50%。根据长海医院的经验，局限性的降主动脉瘤适合行腔内隔绝术治疗，其中瘤颈（指降主动脉瘤与左锁骨下动脉之间的正常胸主动脉）长度不足1.0cm者需要辅助进行锁骨下动脉重建术。另有单位报道用腔内隔绝术治疗Ⅰ型胸腹主动脉瘤获得成功。②降主动脉囊状动脉瘤。囊状动脉瘤占胸主动脉瘤的不足20%，其中75%发生于升主动脉及主动脉弓，只有25%发生于降主动脉。因其瘤腔在降主动脉壁有比较局限的开口，故只要有足够长度的瘤颈易于腔内隔绝术治疗。③降主动脉假性动脉瘤。主动脉壁破口较局限，形态上类似囊状动脉瘤，瘤颈要求与降主动脉囊状动脉瘤相同。

第5章

心包疾病

第一节　缩窄性心包炎

概述

慢性缩窄性心包炎是由于炎症吸收后心包腔内肉芽组织及瘢痕形成，心包增厚、粘连、缩窄甚至钙化，使心脏受压，心脏舒张功能受限，心排血量下降，静脉系统淤血，导致营养不良及器官衰竭。

慢性缩窄性心包炎多数是由结核性心包炎所致，有报道占心包炎手术的40％。急性心包炎迁延不愈所致约占10％。心脏手术后心包内积血、积液、粘连引起的缩窄性心包炎发生率小于1％，另外有部分患者病因不明确。本病发病率在心脏疾病中约占1.6％，近年来发病率有所下降。本病的自然预后不良，患者生存质量低下，有报告显示80％的病例在发病后5年内死亡。死亡原因主要是心力衰竭、肝硬化、全身衰竭以及结核播散等。

入院评估

一、病史询问要点

1. 是否有活动后心悸伴胸闷、气促、疲乏无力和心前区不适；是否有口唇以及甲床发绀。

2. 是否有上腹不适、腹痛、腹胀、食欲缺乏，腹部是否逐渐膨隆，尿量是否减少。

3. 双下肢是否水肿，水肿出现的部位以及是否逐渐加重。

4. 是否存在午后低热、体重减轻、盗汗等结核性疾病的表现。

5. 是否有过心脏外伤手术史，是否曾经出现过感染症状。

二、体格检查要点

1. 一般情况的检查　面容、发育情况、营养、精神、体温、呼吸、脉搏、血压等。患者呼吸频率正常或稍快，心率增快，脉搏细弱无力，通常出现奇脉；脉压变小，收缩压降低。双下肢可见凹陷性水肿，多在脚踝部位，重者可以出现全身性水肿。

2. 颈静脉怒张，肝颈征阳性。

3. 心脏检查　心界叩诊正常或移位，心尖搏动减弱或消失，心率偏快，心音弱而遥远，可闻及第 3 心音，大部分患者无心脏杂音。少部分患者有时心尖区可闻及心包撞击音。

4. 腹部检查　腹部膨隆，腹水征阳性，腹部压痛，有时伴有脾肿大；腹壁静脉曲张。

5. 中心静脉压升高（通常在 20cmH_2O 以上）。

三、辅助检查

1. 实验室检查　患者通常需行血常规、肝肾功能、电解质、凝血功能检查、红细胞沉降率以及 PPD 皮试。病史较长患者常有低蛋白血症，以白蛋白减少为著。

2. X 线检查　心影大小多正常，正常心弓消失，严重病变者可见心影缩小，部分患者可见心包钙化，上纵隔影增宽。

3. 心电图检查　大部分患者存在心电图异常，表现为 QRS 波群低电压，T 波低平或倒置。30％患者出现心房颤动等房性心律失常。

4. CT 扫描　高清晰度 CT 检查可确定心包增厚的程度，还可显示其特征性表现，对鉴别诊断有帮助。

5. 继续检查项目　用心脏超声心动图可了解心内结构，右心导管造影及 MRI 检查常不作为常规项目。

病情分析

一、诊断

1. 病史　结核病史，既往心包感染性疾病病史，心脏外伤或手术史等。

2. 临床症状和体征　呼吸困难、体循环淤血的体征。

3. 辅助检查　肝功能异常、X 线检查、心电图以及 CT 检查。结合上述的阳性发现可基本明确慢性缩窄性心包炎的诊断。

二、鉴别诊断

1. 心肌病　心肌病患者心尖搏动正常，心浊音界扩大，可闻及杂音。但心电图以左心室改变为多见，右束支传导阻滞较少出现，多数可见异常Q波。X线检查心肌病患者心脏向两侧扩大，上腔静脉扩张不明显。超声检查可发现心脏扩大和心肌肥厚。右心导管检查可发现心肌病患者右心室舒张压力曲线无早期低垂、晚期抬高征象。鉴别确有困难者，可行心肌活检。

2. 肝硬化　轻度缩窄性心包炎患者仅表现为肝大，重症和晚期患者可伴有脾大和脾功能亢进，出现心源性肝硬化的表现。肝硬化患者主要表现以门静脉高压为主，食管吞钡可见静脉曲张。肝硬化患者不存在中心静脉压升高和心脏的改变。

3. 瓣膜病所致的心力衰竭　瓣膜病可闻及相应的心脏杂音，下肢水肿较重，腹胀较轻。超声心动图检查可发现瓣膜病。

4. 三尖瓣狭窄　表现为静脉压升高，静脉系统淤血，超声心动图及右心导管检查可鉴别。

治疗计划

一、治疗原则

目前手术治疗是唯一有效的手段。

二、术前准备

完善相关检查，怀疑结核者给予抗结核治疗，适当进行强心、利尿治疗，减轻水肿和胸腹腔积液，矫正水电解质紊乱，纠正低蛋白血症，加强营养，改善全身情况。

三、术前医嘱

1. 长期医嘱

+ 心脏外科护理常规
+ 二级护理
+ 健康教育
+ 低盐低脂饮食

2. 临时医嘱（包括术前医嘱）

+ 血、尿、便常规
+ DIC初筛
+ 生化21项
+ 血气
+ 肌酐及肌酐清除率（>60岁）

+ 胸部正侧位
+ 心电图
+ 空腹血糖、餐后2小时血糖
+ 超声心动图检查
+ 颈动脉超声（>60岁）
+ 头颅CT（>60岁）
+ 与家属谈话并签字（手术知情同意书、输血知情同意书）
+ 明日全麻心包剥脱术
+ 备皮
+ 备血
+ 术前晚7点清洁灌肠
+ 放置胃肠管（术晨）
+ 术前12小时禁食、水
+ 青霉素皮试

四、手术治疗

1. 手术适应证　慢性缩窄性心包炎患者确诊后原则上都有手术指征。对于慢性结核性缩窄性心包炎，最好推迟3～6个月，积极抗结核治疗，患者体温和红细胞沉降率正常，全身营养状态好转后再行手术。如病变进行性加重，就很有必要及时行手术治疗。

2. 手术禁忌证

(1) 全身情况很差，顽固的低蛋白血症经治疗后无效者。

(2) 高龄患者，合并严重的心血管和肺部疾病者。

(3) 结核处于活动期，感染未得到控制者。

3. 手术方法　常用的麻醉方法为全身麻醉，常采用静脉吸入复合麻醉。

(1) 体位：仰卧位，患者不能耐受时可暂时取斜坡卧位，麻醉之后改平卧位。

(2) 切口：可采用正中、左前外或经双侧第4肋间横断胸骨切口。以上三种手术入路均有其优缺点，针对不同患者选择合适的切口是手术成功的前提。

(3) 剥除心包：下面以经胸骨正中切口为例来叙述剥离心包的顺序和术中注意事项。从心脏正前方纵行切开增厚的心包，快到心肌时需注意，在心包脏层以外找到正确的分层后，可采用锐性加钝性分离方法向上、下和两侧剥离心包。剥离应按照先左心室流出道，再左心室，右心室流出道，右心室及上、下腔静脉的顺序加以剥离。剥离的范围右侧需超过房室沟及右心房前侧壁达房间沟，如有困难，部分心包可留在心房面上。左侧要剥离左心室前和侧面，至左侧膈神经前方。膈面应尽可能剥离，使心脏能够离开其后侧的心包床。此时心脏舒张和收缩可完全不受限制。术中注意不要剥离过深，避免进入心肌或伤及冠脉。如遇到钙化或瘢痕粘连紧密部位，可将其做岛样留在心肌表面，然后游离其他部位，在游离室间沟时要特别小心，不要损伤左前降支冠状动脉。剥离下来的心包片要尽量保存，一旦在剥离过程中发生出血，可用来止血。

(4) 切除心包：完成全部剥离计划之后，才可逐一切除所剥离的心包片。切除心包后的残缘应用电烙或缝扎止血，务求止血彻底，以免造成术后出血、渗血、感染或再缩窄。

(5) 置引流管：冲洗后，在前纵隔置一根多侧孔的软胶管引流，从切口下端引出，使最低的一个侧孔位于纵隔的最低位。

(6) 关胸。

4. 术中注意事项

心包剥离的范围：通常要松解左心室以及心尖部，这个范围可以最大程度地扭转病理生理变化。但是一定要根据患者的病情决定剥离范围，不可盲目追求切除范围而导致意外发生。应在患者病情允许下，最大限度剥离心包。

术后处理

一、一般处理

1. 严密监测心率、脉搏、血压、中心静脉压等生命体征。维护心功能，适当延长静脉正性肌力药物的使用，促进心肌功能恢复。

2. 严格控制液体输入量以及速度，可静脉输入新鲜血或血浆，使左心房压力维持在 $15cmH_2O$ 为宜，防止短时间大量液体输入导致心脏负担增加，防止心力衰竭以及急性肺水肿。

3. 使用利尿剂，排除体内过多水分，同时积极纠正低蛋白血症，改善全身营养状况，保护肝功能。注意维持水及电解质平衡，及时有效补充血 K^+、Na^+ 和 Cl^-。

4. 抗感染、对症支持治疗，对病因为结核者，应继续抗结核治疗。

5. 延迟拔除胸腔引流管，促使胸膜粘连，防治胸腔积液。

二、术后医嘱

1. 术后长期医嘱（ICU 内）

+ 特级护理
+ 禁食、水
+ 保留导尿
+ 会阴冲洗
+ 口腔护理
+ 保留闭式引流
+ 病重
+ 心电监护
+ 泮托拉唑 40mg 入壶，bid
+ 果糖二磷酸钠 10g，qd
+ 使用抗生素

2. 术后临时医嘱（ICU 内）

+ 羟乙基淀粉 130/0.4 氯化钠注射液 500ml，iv gtt
+ 5%葡萄糖注射液 500ml，iv gtt
+ 15%氯化钾注射液 40ml，iv gtt
+ 10%葡萄糖酸钙注射液 20ml，iv
+ 25%硫酸镁注射液 10ml，iv
+ 申请床旁 X 线胸片检查
+ 新鲜血浆/悬浮红细胞（必要时）

三、并发症处理

1. 低心排综合征是患者术后最常见的并发症，也是导致患者死亡的主要原因，一旦发生，应适当补充血容量，切忌液体过量。如发生由于心脏过张所导致的低心排综合征，使用正性肌力药物无效，可行主动脉内球囊反搏辅助治疗。

2. 心肌以及冠状动脉损伤　必要时行体外循环手术修补，冠脉损伤可以行手术修补以及冠脉旁路移植术。

3. 大出血 长期肝淤血导致凝血功能下降，手术剥离面大，术后易大出血。

4. 胸腔积液 可能与心功能差、低蛋白血症或炎症反应有关。

5. 术后复发率约2%，严重者需再次手术。

住院小结

一、疗效

Mayo Clinic医学中心报道231例手术患者术后早期死亡率为14%，其中140例患者随访9年心功能为Ⅰ～Ⅱ级。国内阜外医院报道手术死亡率为10.7%。死亡原因多为急性或亚急性心力衰竭，其次是出血、心律失常和呼吸功能衰竭。影响手术死亡率最重要的因素是患者术前的心功能和全身营养状态，心功能Ⅳ级患者手术死亡率高达46%。另外患者术后疗效与心包剥离是否彻底以及心肌受损程度和其他脏器功能有关。

二、出院医嘱

1. 充分休息，加强营养，改善全身营养状况。
2. 确诊为结核性心包炎者，继续规律抗结核治疗半年。
3. 抗结核治疗期间监测肝肾功能，定时复查调整用药。
4. 饮食以低盐低脂饮食为主。

病例教学

病历摘要

患者，女性，15岁，因“双眼睑水肿8个月，活动后心悸、气促7个月，加重2个月”入院。病程中无发热、胸痛及咳嗽症状，无结核中毒症状，既往有乙肝史。外院胸片提示“左下肺炎伴右侧胸腔积液，右肺门病变，结核可能”，化验白蛋白11g/L，胸腔积液呈漏出液，未找到癌细胞、结核抗体，分枝杆菌荧光染色呈阴性。予以利尿、输白蛋白、抽胸腔积液等对症治疗，未行抗结核治疗，效果不佳。入院查体：BP 90/60mmHg，慢性病容，颈静脉怒张，肝颈回流征阳性，右中下肺叩诊呈实音，呼吸音及语音传导减低，心界向左扩大，心率88次/分，心律齐，心音低钝，P_2分裂、吸气时明显，未闻及心包摩擦音、心包叩击音及杂音，有奇脉，肝剑突下4指、肋下3指半，移动性浊音阴性，双下肢凹陷性水肿。入院辅助检查：肝、肾功能正常，总蛋白36 g/L，白蛋白15g/L，红细胞沉降率40mm/h，CRP 45.12mg/L；肝炎病毒全套：HBsAg（＋），HBeAg（＋），HBcAb（＋）；免疫全套正常。心电图示左心房、右心室肥大，T波改变。心脏超声检查示左心房、右心房、右心室增大，左心室后壁局部反射增强，左心室后壁舒张活动受限，室间隔呈舒张期抖动，下腔静脉内径增宽约30mm，卵圆孔开放。胸片示右侧胸膜增厚伴胸腔积液。胸部CT示右下肺感染性病变，右侧胸膜增厚，右侧少量胸腔积液较前减少，心包增厚。住院期间患者出现发热，最高体温维持在38℃，化验血常规正常，WBC 6.6×10^9/L（N0.67），无其他临床伴随症状。给予西立欣抗感染治疗无效，考虑结核可能，行诊断性抗结核治疗，体温逐渐下降至正常。右心导管检查测压：肺动脉26/14mmHg，右心室27/10mmHg，右心房上下腔平均压13mmHg，右心房17/11mmHg，左心房22/18mmHg，右心室压力曲线示舒张平台期改变，未见“平方根征”。临床诊断缩窄性心包炎，经家属同意转心外科行开胸探查术，术中发现心包增厚，给予心包剥离术。CVP由术前16mmHg降至术后7mmHg。术后病理示心包纤维组织增生、增厚、充血水肿、钙化，符合慢性缩窄性心包炎。术后继续抗结核治疗，患者水肿消退，胸腔积液吸收，症状消失。

问题

1. 患者可能的病理生理学变化有哪些?

2. 手术适应证有哪些?

3. 术后处理应注意哪些问题?

答案

1. 学习目的：慢性缩窄性心包炎的病理生理学变化。

答：患者诊断为慢性缩窄性心包炎。心包炎病变过程中渗出液内的纤维蛋白逐渐沉积在心包的壁层及脏层，使其增厚极化形成坚硬的纤维瘢痕组织，通常厚度0.3～0.5cm，有时可达1.0cm以上。在膈面最为坚厚。部分病例瘢痕组织内有钙质沉积，钙质斑块嵌入心肌或形成钙质硬壳包裹心脏。壁层与脏层心包膜互相粘连，心包腔消失，但局部心包腔内仍可含有干酪样组织或液体。心脏长期受瘢痕组织的束缚可产生心肌萎缩，舒张期不能充分扩张、静脉血液回流量减少，心脏收缩时心排血量相对减少。心排血量减少导致肾对水和盐的潴留从而增加血容量，心脏受到束缚，右心房、腔静脉压升高，肝大、腹水、胸腔积液、下肢水肿。左心受束缚导致肺静脉血回流受阻，呈现肺淤血、肺静脉及肺动脉压力升高。

2. 学习目的：慢性缩窄性心包炎的手术适应证。

答：患者全身炎症反应已基本控制，慢性渗出性心包炎，心包腔长期大量积液、压迫心脏及大血管并有心包增厚粘连经药物治疗及反复心包穿刺无明显疗效者。常规无手术禁忌证者当出现以下情况时应考虑在体外循环下行心包剥脱手术治疗：术中发生心肌破裂大出血者，顽固性心律失常经药物治疗无效者，心包粘连紧密或心包广泛钙化剥脱困难者，患者同时合并有心内畸形同期手术矫正者。

3. 学习目的：慢性缩窄性心包炎的术后处理的注意事项。

答：患者术后继续强心、利尿治疗，维持水盐、电解质和酸碱平衡，患者出现低心排综合征时则应在补充血容量、增加心房充盈压的同时使用正性肌力药物，如多巴胺等，改善心功能及全身各器官的灌注。若经上述治疗仍然效果较差时，应考虑行使用机械辅助装置进行循环辅助治疗。术后低心排综合征是缩窄性心包炎术后最常见的并发症，也是术后患者死亡的主要原因，其发生主要与术前心功能较差，心肌长期受增厚的心包束缚而致心肌萎缩或引流不畅、纵隔内有血肿形成等因素有关，应积极采用呼吸机治疗。复发也是常见并发症之一，多与心包剥脱不彻底有关，术后患者临床症状一度减轻，但以后症状又重新出现，严重者需要再次手术。在心包剥离时因心包粘连致密或钙化斑块嵌入心肌也易发生心肌及冠状血管损伤，出血时应予以轻轻压迫止血，再用心包片缝盖心肌损伤处，冠状血管小分支或末梢出血可以缝合止血，主干损伤应行冠脉旁路移植术修复。

第二节　急性感染性心包炎

概述

感染性心包炎又称化脓性心包炎，是指病原菌侵犯心包所致的心包化脓性炎症，大量脓液生成并聚集在心包腔，从而导致心脏舒张功能受限。常见的致病菌有金黄色葡萄球菌、流血嗜血杆菌、肺炎双球菌、脑膜炎双球菌以及链球菌。传播途径主要有：①邻近器官感染源的扩散，以肺部感染的直接扩散最为多见；②经血源播散；③膈下脓肿或肝脓肿穿透膈肌蔓延至心包。由于抗生素的广泛应用，此疾病目前已少见。

化脓性心包炎是危及生命，尤其是儿童的严重疾病，本病的自然预后极差，未经治疗的化脓性心包炎死亡率高达100%，单纯应用抗生素治疗死亡率也超过66%。外科引流术合并抗生素的治疗可以将死亡率降至20%，远期并发症主要是缩窄性心包炎，需行心包剥离术治疗。

入院评估

一、病史询问要点

1. 是否最近有过感染性疾病史或心脏外伤手术史。

2. 是否具有畏寒、发热、胸痛、呼吸困难、心悸、气促、食欲减退等症状，重点询问起病时间，发热的情况，胸痛的部位、性质以及伴随症状。

3. 是否具有原发感染灶相应的症状。

二、体格检查要点

1. 一般情况的检查　体温、血压的变化以及心率、呼吸的改变。

2. 心脏检查　早期可以闻及心包摩擦音，随着脓液不断增多，患者可出现心脏压塞的表现，颈静脉怒张，心界扩大，心动过速；心音弱而遥远，脉压减小等。

3. 腹部检查　肝脾肿大，腹水征阳性。

三、辅助检查

1. 血常规检查 白细胞明显增多；血培养可明确感染病原菌，红细胞沉降率增快等。

2. X线检查 心影增大似烧瓶样，心包积液征象明显。

3. 心电图检查 心包炎的表现，如低电压、ST 段升高以及 T 波变化。

4. 超声心动图检查 可见心包积液，对诊断有帮助。

病情分析

一、诊断

结合患者的感染性疾病史以及发热、胸痛、心动过速、呼吸困难等症状，加上白细胞的升高、心包积液的表现，可以做出诊断，但是该疾病易与心力衰竭、心肌炎、心肌病等相混淆，加上原发疾病的症状的掩盖，早期诊断比较困难。

二、鉴别诊断

充血性心力衰竭、心肌炎、心肌病等，依据心脏超声和 CT 鉴别较容易。

治疗计划

一、治疗原则

化脓性心包炎一旦确诊则应立即手术治疗。术前、术后都应给予高效广谱的抗生素治疗，同时积极治疗原发疾病，给予对症支持治疗。

二、术前准备

1. 给予对病原菌敏感的抗生素治疗控制感染。

2. 全身营养支持治疗，适量输血、维持水电解质平衡。

3. 心脏压塞明显者可以行心包穿刺减压，常用的是胸骨旁心包穿刺术和胸骨剑突下心包穿刺术。

三、术前医嘱示范

1. 长期医嘱

+ 心脏外科护理常规
+ 二级护理
+ 健康教育
+ 低盐低脂饮食

2. 临时医嘱（包括术前医嘱）

+ 血、尿、便常规
+ DIC 初筛
+ 生化 21 项
+ 血气
+ 肌酐及肌酐清除率（>60 岁）
+ 胸部正侧位
+ 心电图
+ 空腹血糖、餐后 2 小时血糖
+ 超声心动图检查
+ 颈动脉超声（>60 岁）
+ 头颅 CT（>60 岁）
+ 与家属谈话并签字（手术知情同意书、输血知情同意书）
+ 明日全麻下行部分心包切除术
+ 备皮
+ 备血
+ 术前晚 7 点清洁灌肠
+ 放置胃肠管（术晨）
+ 术前 12 小时禁食、水
+ 青霉素皮试

四、手术治疗

1. 手术指征　一旦确诊为化脓性心包炎的患者，且心包腔脓液增长迅速，穿刺不能改善症状，并出现全身中毒症状，或已出现心脏压塞的症状者都有明确的手术指征。

2. 手术方式　常用的手术方式有心包造口术和心包部分切除术。

(1) 心包造口术：包括胸骨剑突下心包造口引流术和胸骨旁心包造口术。胸骨剑突下心包造口引流术：患者取半坐位，局部浸润麻醉后，在剑突下 2cm 处的上腹部做一长 4～5cm 的横行皮肤切口，分离腹直肌前鞘后，剪除剑突，显露心包膈面。横行切开心包放出脓液，置入引流管，冲洗心包腔。

(2) 胸骨旁心包造口术：患者取半卧位，局部浸润麻醉，沿着胸骨左缘第5或者第6肋软骨下缘做一长6～8cm的斜行切口。分离后，切除一段肋软骨，结扎并且切断乳内动脉，抽取到脓液后，切开肋软骨膜以及心包，进入脓腔，清理脓液，放置引流管，冲洗心包腔。

（3）心包部分切除术：全麻气管插管，多采用左胸前外切口径路。取左侧第4肋间前外切口进胸，逐层分离，在左膈神经前纵行切开心包，仔细清理脓腔，并多次清洗后，依次切除部分心包，切除范围两侧达左右膈神经，向上至主动脉以及肺动脉根部，止血后，置左侧胸腔引流管，关胸。

四、手术注意事项

1. 实施胸骨旁心包造口术时要注意避免损伤左侧胸膜，避免感染播散。

2. 实施心包部分切除术时，尽量少分离肺与胸膜和心包之间的粘连，保证胸腔引流通畅，减少胸腔感染的机会。

术后处理

一、术后一般处理

1. 继续使用高效广谱的抗生素，控制感染，同时给予支持治疗，改善全身情况。

2. 保持引流通畅，定期冲洗脓腔。

3. 适时拔出引流管，心包切除术的患者注意肺部情况。

4. 心包造口术后的患者可能出现心包缩窄，要定期随访，一旦发生心包缩窄需再次手术。

二、术后医嘱示范

1. 术后长期医嘱（ICU内）

+ 特级护理
+ 禁食、水
+ 保留导尿
+ 会阴冲洗
+ 口腔护理
+ 保留闭式引流
+ 病重
+ 心电监护

✦ 泮托拉唑 40mg 入壶，bid

✦ 果糖二磷酸钠 10g，qd

✦ 使用抗生素

2. 术后临时医嘱（ICU 内）

✦ 羟乙基淀粉 130/0.4 氯化钠注射液 500ml，iv gtt

✦ 5%葡萄糖注射液 500ml，iv gtt

✦ 15%氯化钾注射液 40ml，iv gtt

✦ 10%葡萄糖酸钙注射液 20ml，iv

✦ 25%硫酸镁注射液 10ml，iv

✦ 申请床旁 X 线胸片检查

✦ 新鲜血浆/悬浮红细胞（必要时）

住院小结

一、疗效

化脓性心包炎的患者，在有效的抗感染治疗和心包造口引流术的治疗后，可以控制感染，解除心脏压塞，减轻中毒症状，并可能痊愈。心包切除术也取得了良好的疗效。早期诊断和及时的治疗是决定疗效的关键，但是由于原发病的存在，如果不能及时治疗，死亡率仍然较高，术后远期并发症主要是心包缩窄。

二、出院医嘱

1. 休息，避免重体力劳动。加强营养，改善全身状况。

2. 定期复查心脏情况，防止心包缩窄。

第6章

冠状动脉系统疾病

第一节 冠状动脉性心脏病的外科治疗

概述

冠状动脉性心脏病简称为冠心病。广义冠心病所包括的病因范围除了动脉粥样硬化外还包括冠脉的痉挛、栓塞、炎症、外伤和先天性畸形等，但非动脉粥样硬化性的病因十分少见（<10%），故狭义上的冠心病就是指冠状动脉粥样硬化性心脏病。它是指因冠状动脉严重粥样硬化性狭窄或阻塞，或在此基础上合并痉挛以及血栓形成导致管腔阻塞引起的冠状动脉供血不足、心肌缺血或心肌梗死的一种心脏病，亦称缺血性心脏病，临床表现与冠状动脉狭窄程度和血管病变部位、数量有关。

入院评估

一、病史询问要点

1. 有否发作胸痛，胸痛的部位、性质、持续时间、发作频率，有无放射痛等。胸痛有无诱因，可否自行缓解或需要含服硝酸甘油。

2. 有否心绞痛、心肌梗死、心律失常及心源性休克的病史。

3. 是否合并有其他疾病，如高血压、糖尿病、高血脂等及吸烟、酗酒等不良生活习惯。

二、体格检查要点

1. 一般情况　生命体征（血压、呼吸、脉搏、心率），营养发育情况等。

2. 心脏检查

(1) 心率，心律，有否心律失常。

(2) 心音，有无病理性杂音及杂音的性质、部位。

(3) 叩诊心界，有无心界扩大。

3. 全身检查

(1) 浅表动脉搏动情况，如双侧颈动脉、股动脉、桡动脉、足背动脉等。

(2) 双下肢情况：是否有肿胀、色素沉着及大隐静脉曲张等。

(3) 有否其他系统（呼吸系统、神经系统等）病变表现。

三、门诊资料分析

1. 实验室检查

(1) 血尿便常规：注意有无贫血及血小板异常等。

(2) 血生化检查：注意有无高血糖、高血脂及肝肾功能情况，明确心肌酶学变化。

(3) 免疫学检查：明确有无乙肝、丙肝、HIV及梅毒等。

(4) 血液学检查：明确有无凝血功能异常。

2. 胸部X线检查　注意心脏大小（有无双房影，心尖移动方向等），主动脉（有无钙化，动脉壁厚薄），双肺（有无慢性肺部疾病表现）。

3. 心电图

(1) 有无心肌缺血的表现（ST段低平或倾斜下移≥1mm，T波低平或倒置）。

(2) 有无心梗表现（急性期或陈旧性）

四、继续检查项目

1. 超声心动图　了解心脏各房室（特别是左心室舒张末期直径）大小，各瓣膜（特别是二尖瓣）有无病变或反流，乳头肌的功能，有无室壁运动异常，有无室壁瘤，心腔内有无血栓，有无心包积液等，还可以了解心功能。

2. 冠状动脉造影及左心室、主动脉造影　可以显示冠状动脉的走行和狭窄部位、范围，有无侧支循环。室壁运动情况，有无室壁瘤，乳内动脉有无狭窄及通畅度，有无主动脉瓣、二尖瓣反流等，是决定冠状动脉旁路移植手术指征、确定旁路移植位置和数目的最主要依据。

3. 心肌核素显像　主要用于检查大面积心肌梗死后或严重心肌缺血者心肌存活情况，为是否需行该区域血运重建提供指导。

4. 胸部CT检查　对于怀疑主动脉钙化的要行胸部CT检查，了解血管钙化情况，决定主动脉端吻合口位置。

5. 双侧颈动脉B超　对于怀疑有颈动脉狭窄或斑块者及60岁以上患者均需行颈动脉超声检查。

6. 头颅CT　年龄60周岁以上患者均应行头颅CT检查。

7. 肺功能检查　如患者一般状况允许，术前应行肺功能检查。

病情分析

一、诊断

1. 病史　冠心病危险因素包括高血压、高胆固醇血症、糖尿病和肥胖等，与吸烟、性别（男性多）、家族史和精神紧张等密切相关。因此要详细询问病变发生全过程、治疗经过、治疗效果、辅助检查、既往史、家族史等。

2. 临床表现　典型的心绞痛发作突然发作的胸骨后或心前区压榨性、窒息性痛并可向左肩、左上肢前内侧放射，少数可向颈部、下颌或咽部放射。严重者面色苍白，出汗。发作时间短暂，仅1～5min，很少超过15min。经休息或含服硝酸甘油片可缓解，多有诱发因素，如情绪激动、体力活动、饱餐或受凉等。

3. 辅助检查　心电图，超声心动图，心导管造影，心肌核素扫描等可提供诊断依据。

4. 手术治疗　冠脉造影为明确冠脉旁路移植术手术指征的金标准。但在具体病例的诊断过程中，尚需明确是否合并有其他心脏疾病及其他系统疾病，更需明确手术治疗禁忌证。

二、临床分型

根据世界卫生组织的标准分为以下几型：

1. 无症状型冠心病　亦称隐匿型冠心病，患者无症状，但静息时或负荷试验后有相应的心电图改变；病理学检查心肌无明显组织形态改变。

2. 心绞痛型冠心病　有发作性胸骨后疼痛，为一过性心肌供血不足引起。病理学检查心肌无明显组织形态改变或有纤维化改变。

(1) 劳累性心绞痛：约占心绞痛的2/3。更确切地说应叫做劳力性心绞痛，在冠状动脉相当程度的固定狭窄基础上，体力活动、情绪激动或紧张的脑力劳动等情况下，使得心肌氧需量增高，而出现心绞痛。根据劳累性心绞痛的病情和病程分为：①初发劳累性心绞痛。是指发生劳累性心绞痛的病程在一个月以内的，故也称新近发生的心绞痛；②稳定劳累性心绞痛，是指病程持续在一个月以上者，并且引起心绞痛的体力活动在一段时期内（几个月或几年）是稳定的，超过一定活动量就可以重复出现心绞痛；③恶化劳累性心绞痛，是指同等劳力强度所诱发胸痛发作的次数和严重程度及持续时间突然增加。

（2）自发性心绞痛（又称为变异型心绞痛）：与劳累性心绞痛不同，它是由于冠状动脉痉挛使相应区域的氧供暂时明显减少，仅在休息状态或卧床睡眠时出现心绞痛，其胸痛发作与劳力及其他引起心肌需氧量增加的因素无明显关系。与劳累性心绞痛相比，这种疼痛一般持续时间较长，程度较重，但其发作频率、持续时间及疼痛程度对于不同患者可能有所不同，有时患者可有持续时间较长的胸痛发作，程度也较重，含服硝酸甘油一片尚不易缓解，甚至类似心肌梗死的疼痛。

（3）混合性心绞痛：指患者在体力活动和安静状态下均可发生心绞痛，冠状动脉即有一定程度的器质性狭窄，又可伴发由劳力诱发的痉挛。这类心绞痛大多数属不稳定心绞痛，常在休息时心绞痛发作，可有越来越轻的劳力即引起较重的心绞痛发作。

3. 心肌梗死型冠心病　症状严重，由冠状动脉闭塞致心肌急性缺血性坏死所致。

急性心肌梗死：典型的病史是出现严重而持久的胸痛。心电图：典型改变是出现异常、持久的 Q 波或 QS 波以及持续 1 天以上的演进性损伤电流。当出现这些改变时，仅凭心电图即可做出诊断。另有一些病例，心电图示有不肯定性改变，包括：①静止的损伤电流；②T 波对称性倒置；③单次心电图记录中有一病理性 Q 波；④传导障碍。血清酶：①肯定性改变包括血清酶浓度的序列变化，或开始升高和随后降低。这些变化必须与特定的酶以及症状发作和采取血样的时间间隔相关，心脏特异性同工酶的升高亦认为是肯定性变化。②肯定性改变为开始时浓度升高，但不伴有随后的降低，不能取得酶活力的曲线。

在急性心肌梗死恢复期，某些患者可呈现自发性胸痛，有时可伴有心电图改变，但无新的酶变化，其中某些病例可诊断为 Dresser 综合征，某些为自发性心绞痛患者，另一些则为心肌梗死复发或可能有扩展。其他的诊断措施可能有助于建立确切的诊断。

陈旧性心肌梗死：陈旧性心肌梗死常根据肯定性的心电图改变，没有急性心肌梗死病史和酶变化而作出诊断。如果没有遗留心电图改变，可根据早先的典型心电图改变或根据以往肯定性血清酶变化而诊断。

4. 缺血性心肌病型冠心病　表现为心脏增大、心力衰竭和心律失常，为长期心肌缺血导致心肌纤维化引起。

5. 猝死型冠心病　因原发性心脏病骤停而猝然死亡，多为缺血心肌局部发生电生理紊乱，引起严重的室性心律失常所致。

三、鉴别诊断

心绞痛应与下列疾病鉴别：心脏神经官能症、胆管和上消化道病变、肌肉、骨、关节疾病等。心肌梗死应与下列疾病鉴别：心绞痛、急性心包炎、急性肺动脉栓塞、动脉夹层动瘤、急腹症等。

四、会诊

神经内科（头颅 CT 结果异常者）

血液科（DIC 初筛结果异常者）

呼吸内科（肺功能异常者）

肾内科（肌酐、肌酐清除率异常者）

治疗计划

一、治疗原则

冠心病外科手术以冠状动脉旁路移植术为主，重建心肌血运，以解除心绞痛症状，改善心功能，提高生活质量，减少心肌梗死的发生率。手术可在常规体外循环下进行，也可在心脏不停跳下进行。常用血管桥以自体大隐静脉为主，目前很多学者采用乳房内动脉、桡动脉、自体胃网膜右动脉等。近年来，冠状动脉扩张、支架置入、旋切、激光疗法等介入治疗技术的发展，取得较好疗效。但冠状动脉旁路移植术目前仍在广泛应用，对于许多患者，冠状动脉旁路移植术仍有不能替代的作用。

二、治疗方法

采用手术治疗。

（一）适应证及禁忌证

Ⅰ.狭窄大于50%的左主干或类左主干病变。

Ⅱ.冠状动脉二三支病变，狭窄大于75%。

Ⅲ.冠状动脉病变合并有左心室功能受损，通过心肌血运重建能改善症状及心功能者。

Ⅳ.心肌梗死并发症如室壁瘤、室间隔穿孔、二尖瓣反流等需同时手术矫治者。

Ⅴ.经皮穿刺冠状动脉腔内成形术（PTCA）失败或术后发生再狭窄者，PTCA时穿破冠状动脉导致出血，或斑块剥脱堵塞远端管腔，或急性心肌梗死溶栓术后动脉仍有明显狭窄者。

Ⅵ.有心绞痛症状的心肌桥、冠脉起源异常和冠状动脉瘘患者。

Ⅶ.冠脉旁路移植术也有禁忌证，如冠状动脉弥漫性病变，病变远端血管腔直径小于1mm或不通畅者，有慢性心衰、严重肺功能不全、左心室功能低下（EF＜25%），全身动脉粥样硬化伴高血压或合并糖尿病和肾功能不全，药物不能控制症状者。

（二）术前准备（全身准备及专科准备）

1. 完善体外循环术前的各项检查，还包括了解患者的肝肾和呼吸功能、颈动脉血管情况、下肢大隐静脉条件等。如果需要选用桡动脉作为旁路血管材料，术前应作Allen试验。

2. 术前治疗包括控制心肌氧耗（控制血压和心率），增加心肌灌注。为此，许多患者术前服用了β受体阻滞剂、钙通道阻滞剂、ACEI和硝酸酯类药物，这些药物可以用到手术当日。

3. 术前患者服用了阿司匹林、波力维等作用于血小板的抗凝药，在择期手术者应停用5～7天以上。停用期间，如为不稳定型心绞痛需要抗凝治疗者，可以选用低分、子肝素皮下注射。

4. 常规患者进行肺功能检查，对于严重左主干病变、药物难以控制的心绞痛患者，应避免此项检查。

5. 术前夜如无禁忌（例如呼吸睡眠暂停综合征）则给予安眠药物；手术日还可以给予少量的镇静药物，以减少由于精神紧张带来的心肌耗氧增加。

（三）手术入路及特点

CABG有多种方法，主要有利用体外循环技术升主动脉阻断、心脏停搏下的CABG和常温、心脏不停跳下的CABG（off-pump CABG，OPCAB）。目前世界范围内大多数医生还是选用体外循环下的CABG。对于某些合并有呼吸功能不全、肾功能不全、颈动脉狭窄、升主动脉严重粥样硬化斑块等体外循环高危因素者，可以选用OPCAB。

此外，对于CABG手术径路也有多种选择。经典的手术径路是经胸骨正中切口。还可以选择胸骨旁切口、胸骨下段小切口等。

作为旁路移植的旁路血管有多种。包括；左侧乳内动脉、右侧乳内动脉、大隐静脉、小隐静脉、桡动脉以及较少采用的胃网膜动脉、腹壁下动脉、头静脉和脾动脉。由于乳内动脉的远期通畅率远高于大隐静脉。尤其是将其旁路移植于前降支时。所以，旁路移植手术血管桥材料首选左侧乳内动脉。如果发现有左锁骨下动脉的狭窄，可以做左乳内动脉近心端结扎切断，做游离乳内动脉桥（free graft）。由于双侧乳内动脉的应用有可能造成胸骨切口愈合不良，对于合并有严重糖尿病的患者，一般不主张采用双侧乳内动脉作为移植旁路材料。大隐静脉的长处是易获取和来源好，相对来说管径与冠状动脉匹配较好，因而被广泛选用。对于年龄较轻的患者，考虑到远期通畅率，选用桡动脉作为旁路血管比大隐静脉要好。双侧大隐静脉曲张时，可以考虑取小隐静脉。

（四）注意要点

冠状动脉吻合口的选择和切开：这是冠状动脉手术中最重要的环节。冠状动脉一般位于心外膜下，容易见到。手术者可根据冠状动脉造影显示的病变部位进一步确定切开部位。要靠近狭窄或阻塞远端作吻合，因为越靠近近端管腔越大，进行吻合越方便。若该区域血管有明显粥样硬化病变，则应向远端寻找，选择病变较轻又适合吻合的部位。

乳内动脉血管旁路选择与切开：一般用略带角度的电刀从第6肋间向上到第1肋间锁骨下动脉附近解剖，直到能看见锁骨下静脉为止，远端解剖到上腹动脉及膈肌动脉为止。乳内动脉蒂包括动脉、静脉、脂肪及胸膜，术中尽可能保持胸膜腔的完整。距动脉侧1cm处用电刀切开胸膜，用线结扎或用银夹钳闭分支血管的起始段，然后将与胸壁连接的分支用极低电流的电刀切断并止血。再继续向两端解剖，使血管蒂与胸壁完全脱离，最终血管蒂只在第1肋及第6肋水平与胸壁相连。用浸润罂粟碱液的纱布包绕血管蒂。全身肝素化及开始体外循环时再将血管蒂的远端在第6肋水平结扎并切断。用罂粟碱液纱布包裹后放在左肺前方备用。

（五）各种手术入路的优缺点

冠状动脉旁路移植术按是否需要体外循环辅助分为常规冠状动脉旁路移植术和微创冠状动脉旁路移植术两大类。

1. 常规冠状动脉旁路移植术　即停跳（或室颤）下旁路移植，是过去常用的方法，指应用体外循环技术，在心脏不工作的状态下完成冠状动脉旁路移植术。特别适用于同时需要心内操作的病变，如室间隔穿孔、二尖瓣关闭不全、左心室室壁瘤合并血栓等情况。特点是将血管显露清楚，手术操作相对容易，但体外循环带来的并发症也相对较多，住院时间较长，住院费用也较高。

2. 非体外循环冠状动脉旁路移植术　包括非体外循环冠状动脉旁路移植术、小切口心脏不停跳冠状动脉旁路移植术、局麻清醒状态下的冠状动脉旁路移植术、机器人辅助下的冠状动脉旁路移植术等多种形式。它避免了常规冠状动脉旁路移植术中体外循环对机体的损伤，减少了70%并发症的发生，从而明显降低了手术风险和死亡率。特别是对于老年患者、低射血分数患者、合并重要脏器损害的患者以及其他重症冠心病患者尤为适用，但技术条件要求较高。

三、术前医嘱示范

1. 长期医嘱

✦ 心脏外科护理常规

✦ 二级护理

- 健康教育
- 低盐低脂饮食

2. 临时医嘱（包括术前医嘱）

- 血、尿、便常规
- DIC初筛
- 生化21项
- 血气
- 肌酐及肌酐清除率（>60岁）
- 胸部正侧位
- 心电图
- 空腹血糖、餐后2小时血糖
- 超声心动图检查
- 颈动脉超声（>60岁）
- 头颅CT（>60岁）
- 与家属谈话并签字（手术知情同意书、输血知情同意书）
- 明日全麻非体外循环下行冠脉旁路移植术
- 备皮
- 备悬浮红细胞10U，新鲜血浆1600ml
- 术前晚7点清洁灌肠（左主干病变除外）
- 放置胃肠管（术晨）（左主干病变除外）
- 术前12小时禁食、水
- 青霉素皮试

术后观察及处理

一、一般处理

1. 呼吸机辅助呼吸，心电监护监测生命体征。

2. 体位　患者未清醒时，取平卧位，头转向一侧，便于呼吸道的管理，避免误吸。

3. 饮食和输液　术后至拔除气管插管后6小时内禁食、水，排气后拔除胃管，此后可进流食。摄入营养、能量不足时，需用静脉营养支持。

4. 吸氧　吸氧能改善大脑缺氧，减轻脑水肿，有助于神经恢复。

5. 抗感染 广谱抗生素预防感染。

6. 切口 拔管后6小时，给予胸带固定胸部切口；术后6～8小时松解下肢弹力绷带，切口换药一次，给予弹力袜穿着。

7. 肝、肾功能监测。

二、并发症的预防及处理

1. 维持循环稳定 循环不稳定，特别是低血压或高血压未及时纠正，容易引起围术期心肌梗死，所以术后首先应严密监测动脉压、中心静脉压和左心房压。血压过低要及时处理；药物难以控制的低心排应尽早作主动脉内球囊反搏支持。有一部分手术后早期出现高血压的病例，若处理不及时也可导致高血压脑病、出血，甚至心肌梗死，应及时应用血管扩张剂硝普钠或硝酸甘油，并给予适当镇静。

2. 预防心律失常 冠状动脉旁路移植术后，室性心律失常发生率可高达36%，可能是心肌缺血、低血钾、酸中毒和心肌再灌注损伤的后果。术后应及时进行血气及血液电解质的监测，特别要注意纠正低血钾。术中安置临时心脏起搏电极，提高心动过缓患者起搏节律（比自身心率快15～25次/分）也是一个防止室性心律失常的重要措施。

3. 充分给氧改善肺功能 肺功能衰竭是导致术后早期死亡的重要原因，而且这类患者在术前往往就有不同程度老年性慢性支气管炎或通气障碍，所以应特别注意对呼吸功能的监护和支持。术后一般辅助呼吸8～12小时，以减轻心脏做功和提高氧供。待循环稳定，血气正常，肌力恢复后方可脱离呼吸机。72小时内不能脱机者，应考虑气管切开和继续进行人工通气。

三、术后医嘱示范

1. 术后长期医嘱（ICU内）

✦ 特级护理

✦ 禁食、水

✦ 保留导尿

✦ 会阴冲洗

✦ 口腔护理

✦ 保留闭式引流

+ 病重
+ 心电监护
+ 泮托拉唑 40mg 入壶，bid
+ 果糖二磷酸钠 10g，qd
+ 塔唑西林 4.5g
+ 注射用头孢哌酮钠舒巴坦钠 3g
+ 0.9%氯化钠注射液 100ml，q8h，iv gtt

2. 术后临时医嘱（ICU 内）

+ 羟乙基淀粉 130/0.4 氯化钠注射液 500ml，iv gtt
+ 5%葡萄糖注射液 500ml，iv gtt
+ 15%氯化钾注射液 40ml，iv gtt
+ 10%葡萄糖酸钙注射液 20ml，iv
+ 25%硫酸镁注射液 10ml，iv
+ 申请床旁 X 线胸片检查
+ 新鲜血浆/悬浮红细胞（必要时）

出院小结

一、预后

随着心肌保护、手术技术及术后监护水平的不断进步，冠状动脉旁路移植术的手术效果也在不断改善。据多中心大组病例报告统计，单纯冠状动脉旁路移植术手术死亡率已降至 2%以下。心脏不停跳或微创冠状动脉旁路移植术为 4%～6%，冠状动脉旁路移植同时行瓣膜替换术为 16%～18%。术后存活率 1 月内为 96%；1 年、5 年、10 年、15 年以上存活率分别为 95%、88%、75%和 60%。手术能有效地缓解症状，80%～90%患者自觉症状减轻，60%～70%患者症状完全消失，多数患者生活质量改善，工作能力恢复，寿命延长。

影响手术死亡率的因素有：①病变严重程度：三支病变手术死亡率为二支病变的两倍。老年人和重症复杂患者手术死亡率也较高；②左心室功能：左心室射血分数<33%，左心室舒张末期压力大于 20mmHg 时，手术死亡率高达 50%；③血管旁路通畅率：手术者的操作技术直接影响血管旁路的通畅率进而影响手术死亡率。静脉血管旁路约 10%可在术后几周内因血小板沉积和血栓形

成而闭塞。晚期由于发生血管旁路粥样硬化，10 年血管通畅率为 50％～60％；而动脉性血管旁路 10 年通畅率可达 90％左右。血管旁路闭塞或冠状动脉粥样硬化的发展是造成晚期死亡的主要原因。

二、后续治疗与注意事项

1. 调整心态，改变不良生活习惯，积极面对生活，保持良好心情，不宜激动。

2. 一般在术后 1～3 个月所有患者都能够完全恢复一般性体力活动，这时可以逐渐加强日常的体育锻炼（如散步、慢跑、太极拳等）活动，调整作息时间，以不感到劳累为宜。

3. 除了有特殊疾病（如糖尿病、高血脂等）外，日常饮食完全正常化，不偏食，不暴饮暴食，多进食维生素丰富、低动物脂肪、低胆固醇、低热量的清淡饮食。鸡、鱼、虾等由于低脂肪、蛋白含量高、营养丰富，可适当食用，不存在所谓“忌口”，此外可以多吃一些新鲜蔬菜、水果等。糖尿病患者术后仍需要限制糖量与每日摄入量，并积极治疗糖尿病。

4. 对于肥胖的患者，在术后 3 个月左右应该在医师的指导下进行减肥，以每周降低体重 0.5～1kg 为好。

5. 吸烟是患冠心病的病因之一，手术后应戒烟。

6. 取下肢静脉旁路移植的患者应穿弹力袜，有利于侧支循环形成，减少肿胀。

7. 需要严格控制冠心病的高危因素。主要是高血压、高血脂、糖尿病等情况。对此，患者应该积极与医生配合，定期复查，规律服药。

8. 手术不可能解决所有的病变血管，仍需要规律服用抗冠心病药物。冠脉扩张药物（硝酸异山梨酯、单硝酸异山梨酯）等仍需继续定期服用，在术后 6 个月左右可酌情减量。为防止并延缓血管桥的阻塞，患者需终身服用小剂量肠溶阿司匹林抗凝。

三、出院医嘱

1. 建议术后 3 个月至半年进行 1 次全面的检查，及时复查、调整药物治疗方案。

2. 术后血管桥的远期通畅率与患者的血脂水平相关，建议手术康复后低脂饮食，必要时行降血脂治疗。

病例教学

病历摘要

患者，男，57岁，活动后咽痛6年，主诉一周前静息时再次发作咽部胀痛，伴左肩部针刺样痛、头晕，无胸痛、心悸、大汗、憋喘等其他伴随症状，肩痛持续不缓解。T36.5℃，P70次/分，R14次/分，BP126/72mmHg。

问题

1. 患者出现目前症状最可能的病因是什么？
2. 进一步化验检查？
3. 明确诊断后如何治疗及治疗原则？
4. 冠脉旁路移植手术适应证及禁忌证？

答案

1. 学习目的：简述冠状动脉的分布。

冠状动脉的分布大体分为3型：

①右优势型，即心室后壁及室间隔的血运来自右后降支，占绝大多数。

②左优势型，前降支延伸到心尖，左心室后壁及室间隔由左回旋支供血，右冠脉相对细小。

③均势型，左、右两冠脉大小相似。正常冠状动脉主干和主要分支均在冠状沟和前、后室间沟中的心外膜下行走，并沿途发出许多分支。大部分藏在心外膜脂肪下，直径数毫米，左右冠状动脉的末梢多有汇合。

2. 学习目的：列出疑似冠心病患者适当检查。

可行心电图检查，动态心电图（Holter监测），超声心动图检查，心肌灌注显像，冠状动脉造影及左心室造影检查。

3. 学习目的：冠脉旁路移植手术适应证。

（1）心绞痛，特别是不稳定型心绞痛，药物治疗无效者。

（2）冠状动脉造影证实主要冠状动脉局限性狭窄，管径狭窄达50%以上，狭窄远端通畅，且大于1.5mm，左主干或多支病变或相当于左主干的高位左前降支和高位回旋支狭窄者。

（3）经皮穿刺冠状动脉腔内成形术失败或再狭窄者，或急性心肌梗死溶栓术后动脉仍有明显狭窄者。

(4) 经皮穿刺冠状动脉腔内成形术时穿破冠状动脉导致出血，或斑块剥脱堵塞远端管腔，心电图有持续缺血波形或心绞痛加重，则应进行急诊手术。

(5) 二次手术指征是一支以上血管旁路发生阻塞或动脉粥样硬化病变扩展到其他血管，并符合上述1、2条指征者。

4. 学习目的：冠脉旁路移植手术禁忌证。

(1) 冠状动脉弥漫性病变，病变远端血管管腔小于1mm或不通畅。

(2) 慢性心衰，严重肺功能不全。

(3) 左心室功能低下，左心室射血分数小于25%，或左心室舒张末压大于20mmHg者。

(4) 全身动脉粥样硬化伴高血压或合并糖尿病、肾功能不全等，药物不能控制者。

第二节　冠状动脉起源于肺动脉

概述

冠状动脉起源于肺动脉是临床上最常见的冠状动脉起源异常的先天畸形，在先天性心脏病中占0.26%。异位起源于肺动脉最常见的是左冠状动脉，但其分支分布和行径无异常。此外，尚有少见的右冠状动脉起源于肺动脉，双侧冠状动脉均起源于肺动脉，左冠状动脉回旋支起源于肺动脉和副冠状动脉或圆锥冠状动脉起源于肺动脉。双侧冠状动脉均起源于肺动脉者，出生后数日即因心肌严重缺血缺氧而死亡，极少在临床上得到诊断。左冠状动脉起源于肺动脉者，右冠状动脉分布正常，但管径增粗，右冠状动脉血经侧支进入左冠状动脉再进入肺动脉。如侧支血流不足或虽有足够侧支，但血液流入低压的肺动脉，造成“窃血”，导致左心室心肌供血不足，产生相应的症状。

入院评估

一、病史询问要点

1. 症状出现时间。

2. 是否有不典型心绞痛，是否有“进食性心绞痛”表现。

3. 是否有呼吸困难、发绀等。

二、体格检查要点

1. 一般情况　发育，营养，体重，呼吸，血压。

2. 全身检查　有无发绀，杵状指。肝脾是否肿大。

3. 专科检查　呼吸频率及幅度，有无哮鸣音。心脏是否扩大，心脏杂音情况。

三、门诊资料分析

1. 实验室检查　血常规可以有血红蛋白增高，其他检查一般没有特殊。血清酶测定可查到肌酸磷酸激酶、乳酸脱氢酶和谷草转氨酶升高。

2. 心电图　心动过速，标准肢导联可有特征性T波倒置，Ⅰ导联ST段稍抬高，V_5、V_6导联T波倒置，常有深的Q波。

3. X线胸片　显示心脏扩大，以左心室为主。

病情分析

一、诊断

1. 病史和临床分析　婴幼儿期即发现出汗多，呼吸急促，生长困难伴非典型心绞痛，随后出现咳嗽，哮喘和发绀，冠状动脉侧支循环丰富者，心前区可听到柔和的连续性杂音。心脏扩大后引起二尖瓣关闭不全在心尖区可听到收缩期杂音。

2. 辅助检查　胸片，心电图，超声心动图和心导管造影可提供诊断依据。

二、鉴别诊断

本病要与出生时即有发绀，呼吸困难表现的复杂先天性心脏病疾病鉴别，根据超声心动图和心导管造影检查不难鉴别，同时要注意合并畸形的诊断。还应与其他冠状动脉畸形鉴别。冠状动脉瘘：两者都有冠状动脉左向右分流，但冠状动脉瘘临床表现轻，患者多是大龄儿童、青年人或成年人，以右冠状动脉-右心房瘘多见。少数病例也可以有肺动脉瘘，常是冠状动脉的小分支，瘘口近端的冠状动脉扩张，远端正常，两支冠状动脉都起源于主动脉。超声心动图和造影可以鉴别。冠状动脉的升主动脉起源异常：冠状动脉除起源于主动脉左、右窦外，还可以起自升主动脉的其他部位，一般没有临床意义，但左冠状动脉发自右冠窦或右冠状动脉发自左冠窦且两者主干穿行于主-肺动脉间隔之间时，患者可出现心肌缺血、心力衰竭和猝死。占单冠状动脉畸形的1/4，需手术治疗，升主动脉造影可证实。

治疗计划

一、治疗原则

治疗目的是为左冠状动脉及分支提供足够的氧合血流。

二、术前准备

1. 镇静（吗啡），持续吸氧，心电监测。

2. 有心功能不全者，要静脉使用多巴胺或多巴酚丁胺。

3. 尽量不用洋地黄类药，以免加重心肌耗氧或增加体外循环后心律失常发生率。

三、治疗方案

本病自然预后差，因此一旦确诊应尽早手术治疗。

（一）手术指征和禁忌证

原则上本病没有禁忌证，但部分患儿可合并其他心脏畸形，术前应明确诊断。

（二）手术方法

1. 左冠状动脉起源异常的手术方法

（1）左冠状动脉结扎术：经左胸前外第4肋间切口，在膈神经前方切开心包，即可显示扩大的左冠状动脉。在靠近肺动脉处解剖游离左冠状动脉，先用无创伤血管钳阻断血流数分钟，观察心电图改变情况及左冠状动脉是否仍保持较高的压力。如心电图无改变，冠状动脉压力亦不降低，则可用丝线双重结扎。左冠状动脉结扎术操作简便，但仅适用于侧支循环丰富，左至右分流量较大的病例，结扎术后左至右分流及冠状循环窃血现象均消失，心肌血供得到改善，心力衰竭改善以至消失，心影缩小，生长发育正常，体重增加。婴儿病例结扎术的死亡率可高达50%，2岁以上病例手术死亡率显著降低。

（2）左锁骨下动脉-左冠状动脉吻合术：施行这种手术可在体外循环下进行，但亦可不应用体外循环。不应用体外循环者经左胸前外第4肋间切口进胸，解剖游离左冠状动脉根部和左锁骨下动脉，在胸腔顶部结扎切断左锁骨下动脉及其椎动脉分支，将左锁骨下动脉近段向下方翻转，结扎左冠状动脉根部后，用近段锁骨下动脉切端与左冠状动脉作端侧吻合术。

在体外循环下施行手术则经前胸正中切口，纵向锯开胸骨，切开心包，经右心耳切口于右心房内放置单根引血导管，升主动脉内插入给血导管。建立体外循环后，游离左冠状动脉，将其开口连同邻近的肺动脉壁自肺动脉切离，肺动脉切口予以缝合或用织片缝补。结扎切断左锁骨下动脉，将其近段向下翻转与左冠状动脉切端作对端吻合术，术后疗效良好。部分病例经心血管造影检查吻合口可长期保持通畅。但锁骨下动脉长度不足者则不能施行吻合术，术后吻合口张力太大或锁骨下动脉扭曲均易导致吻合口不通畅，影响治疗效果，因而临床上未能得到推广应用。

(3) 升主动脉-左冠状动脉连接术：通过外科手术将异位起源的左冠状动脉连接于升主动脉，建立正常的冠状动脉血源，使冠状动脉血供恢复正常的生理状态，近年来随着体外循环技术的发展已日益得到推广应用。这类手术有下列数种方法，大多需在体外循环结合中等度低温或深低温和心脏冷停搏液等心肌保护措施下进行操作。

①异位起源左冠状动脉移植入升主动脉术：胸骨正中切日，建立体外循环后，游离肺总动脉。在靠近肺动脉瓣上方横向切开肺动脉前壁，显露左冠状动脉开口，将左冠状动脉开口连同开口周围一部分肺动脉壁一起切下，然后横向切断肺动脉，游离左冠状动脉近段，在升主动脉根部切开一小窗口，将游离的左冠状动脉开口及其四周肺动脉壁与升主动脉根部小切口作端侧吻合术，再直接缝合肺动脉切端。这种手术设计合理，符合正常生理要求，治疗效果良好；但如左冠状动脉长度不足，移位植入升主动脉后张力过大，则需改用其他手术方法。

②用大隐静脉行主动脉左冠状动脉旁路移植术：供作移植术的血管一端与升主动脉作端侧吻合术，另一端与左冠状动脉作端侧或对端吻合术。采用端侧吻合术者则在靠近肺动脉壁处游离左冠状动脉起始部，用缝线双重结扎，再纵向切开左冠状动脉总干，大隐静脉越过肺动脉总干前方与左冠状动脉行端侧吻合术。

采用对端吻合术者，则从肺动脉将左冠状动脉开口连同其四周的肺动脉壁切下，缝合肺动脉壁切口。再游离近段左冠状动脉与大隐静脉作对端吻合术。对端吻合术的操作技术较之端侧吻合术难度较小。施行端侧吻合术可以不用体外循环。由于婴幼儿病例的冠状动脉和大隐静脉均较细小，且血管壁薄弱，术后较易发生梗阻性病变或血管腔扩大等并发症，长期通畅率及治疗效果尚有待随访观察。

③肺动脉内通道术：这种手术进入临床应用仅有 10 多年的历史，其优点是无需解剖游离左冠状动脉和对细小的冠状动脉施行操作难度较大的切开缝合术，特别适用于左冠状动脉开口位于肺动脉左侧壁，因而长度较短的病例。

做胸骨正中切口，切开心包，建立体外循环结合中等度低温或深低温。在靠近肺动脉瓣上方切开肺动脉左侧壁，显露左冠状动脉开口部位，然后在升主动脉左壁与肺动脉紧邻部位各切除径 5～6mm 的环状主动脉和肺动脉壁，直接缝合主动脉壁与肺动脉壁的小窗形成人造的主-肺动脉瘘。在主-肺动脉瘘的上方另作肺动脉横向切口，到达肺动脉壁时，再向下切开与肺动脉壁下方横切口相连接，这样在肺动脉前壁形成平行的长方形血管壁瓣片，将此瓣片缝合于肺动脉后壁，瓣片的右端和左端分别缝合于主-肺动脉瘘和左冠状动脉开口的四周，于是血液即可从升主动脉通过主-肺动脉瘘再经肺动脉腔内由肺动脉前壁缝成的通道进入左冠状动脉。肺动脉前壁遗留的缺损区则用心包片或涤纶织片覆盖缝补，肺动脉腔内血流通道亦可用心包片或游离的一段自体锁骨下动脉替代肺动脉前壁。影响手术死亡率的主要因素是病情轻重程度和手术时患者的年龄。术前心功能在Ⅲ级以下者，手术死亡率低于 20%，术前心功能Ⅳ级或病情危重需紧急手术者则手术死亡率高达 70%。

2. 右冠状动脉起源异常的手术方法

右冠状动脉异位起源于肺动脉：右冠状动脉异位起源于肺动脉，较之左冠状动脉远为少见，大多数病例不出现临床症状，在尸体解剖时才明确诊断。由于右心室壁薄，张力低，两侧冠状动脉之间又可形成侧支循环，因此右冠状动脉分布区域的心肌氧供仍能维持，婴儿期不呈现临床症状，生长发育亦无异常，进入成年期后，少数患者可出现心力衰竭或猝死。升主动脉和肺动脉造影检查，可显示异位起源的右冠状动脉，从而明确诊断。

治疗方法是在体外循环下施行手术，将右冠状动脉开口连同其周围的部分肺动脉壁从肺动脉切下后移位植入升主动脉根部前壁。由于右冠状动脉较长，且起源于肺动脉前壁靠近升主动脉，移植术操作比较简易。

术后处理

一、一般处理

静脉泵入硝酸甘油扩张冠状动脉，缓解冠状动脉痉挛。平均动脉压维持在60～70mmHg，以保证冠状动脉有效灌注。连续观察心电图变化，注意心率、心律，防止心肌梗死。

二、并发症处理

1. 低心排综合征　婴幼儿早期易发生低心排，可能与术前心肌缺血、术中心肌保护不当和术后冠状动脉血流不畅有关。对重症低心排可能要机械辅助。

2. 二尖瓣关闭不全　部分患者术后可能有不同程度的二尖瓣反流，术后处理主要是减轻心脏负荷，促进心功能改善，少数患者远期可能要行二尖瓣置换。

3. 残余肺动脉狭窄、内隧道梗阻及冠状动脉-肺动脉残余瘘　接受肺动脉内隧道的患者可能术后远期会发生这种并发症，血流动力学有意义的需要二次手术。

住院小结

一、疗效

影响手术死亡率的主要因素是病情轻重程度和手术时患者的年龄。术前心功能在Ⅲ级以下者，手术死亡率低于20%，术前心功能Ⅳ级或病情危重需紧急手术者则手术死亡率高达70%。Arciniegas报道一组19例患者，手术时年龄在1岁以内的12例中2例死亡，而1～2岁的7例无一死亡。由于左冠状动脉异位起源于肺动脉的病例不多见，开展外科治疗为期尚短，远期随访观察的病例数不多。Kirklin和Barratt-Boyes对此术后生存的19例患者随访时间最长的19年，仅1例死亡，17例术后心功能为Ⅰ级，另1例为Ⅱ级。左心室显著缩小，心肌缺血的症状和征象明显减轻。由于心肌缺血导致中等度二尖瓣关闭不全者，大多数病例术后仍可听到心尖区收缩期杂音。并发症主要是短暂性的心肌缺血、心肌梗死、残余瘘等。

二、出院医嘱

1. 抗凝治疗应用华法林或阿司匹林抗凝3～6个月或更长时间。

2. 对于术前心功能不全者，要强心利尿3～6个月，或根据病情延长。

病例教学

病历摘要

女，36岁。以心悸气短3个月为主诉入院。体检：口唇无发绀，双肺呼吸音清，心前区可闻及2/6级杂音，ECG见左心室肥厚，超声心动图见左心系统扩大，LVEDD 59mm，LA 37mm。

问题

1. 根据目前症状及辅助检查，能否明确病因？

2. 明确诊断后治疗原则？

答案

1. 学习目的：冠状动脉起源于肺动脉病理生理表现。

它以左冠状动脉主干或左前降支或回旋支开口于肺动脉，冠状动脉的分布与走行基本正常。异常冠状动脉开口多位于肺动脉左后或右后方。左冠状动脉异常起源于肺动脉可对心功能产生严重影响。在生后最初几小时，肺动脉压力高，随后肺动脉压降低，两支冠状动脉间的侧支循环尚未形成，左心室心肌灌注不良，可导致心肌梗死而死亡。成年患者多建立起有效的侧支循环，有较大的右冠状动脉。该畸形的血流方向是从右冠状动脉→侧支循环→左冠状动脉→肺动脉。由此产生左心室缺血的临床表现（窃血），左心室特征性扩大、壁薄、纤维化或（和）钙化，常可累及乳头肌产生二尖瓣关闭不全，也可因二尖瓣环明显增大产生二尖瓣关闭不全。

2. 学习目的：冠状动脉起源于肺动脉手术治疗原则。

一旦确诊应尽快手术，以防进行性左侧心肌缺血损伤直至心肌梗死。手术的目的是阻断冠状动脉至肺动脉的分流并恢复主动脉至左冠状动脉的血液循环。

第三节 冠状动脉瘘

概述

冠状动脉瘘（coronary arterial fistula）是指冠状动脉主干或其分支与心腔或其他血管之间存在异常通道，血液由冠状动脉经瘘管分流到有关心腔和血管。冠状动脉瘘是一种罕见的冠状动脉畸形，占先天性心脏病的0.28%～0.40%，极少数是由于心脏外伤、心内直视手术、心肌活检、心脏移植、感染性心内膜炎、冠状动脉介入治疗等后天因素所致。冠状动脉瘘包括左、右冠状动脉的主支或分支直接通入心腔、冠状静脉窦、肺动脉、肺静脉、上腔静脉或支气管血管。最常见的是右冠状动脉右心室瘘，约占25%，冠状动脉通入左侧心腔者少见。

入院评估

一、病史询问要点

1. 有无劳累后气促。

2. 有无心绞痛。

3. 有无感染性心内膜炎表现。

4. 有无创伤、血管成形及心肌活检史。

二、体格检查要点

1. 一般情况　发育、营养、血压、呼吸、脉搏。

2. 局部检查

(1) 有无心脏杂音和性质。

(2) 是否有周围血管征。

三、门诊资料分析

1. 实验室检查　血尿常规可以无异常，合并感染性心内膜炎的可有血红蛋白下降、白细胞增多、红细胞沉降率增快、白蛋白降低等。

2. 心电图 绝大部分心电图正常，部分患者可有心室肥厚表现。

3. X线胸片 多表现为肺血增多，心影扩大。若较大的右冠状动脉左心室瘘有时可见扭曲、扩张的冠状动脉征象。

4. 超声心动图 可见冠状动脉瘤样扩张，心腔扩大，但如果冠状动脉扩张不明显，则超声不易显示。经食管超声可以更准确显示瘘口位置。

四、继续检查项目

1. 心导管检查 冠状动脉瘘通入右侧心腔者，在右心房、右心室或肺动脉水平可查到血液含氧量增多，从而明确左至右分流部位。分流量较大者肺动脉压力可轻度增高。逆行升主动脉造影或选择性冠状动脉造影可显示造影剂经扩大弯曲、有时呈动脉瘤样扩张的病变冠状动脉通入心腔既可明确诊断，又能查明冠状动脉瘘的部位。

2. CT和磁共振检查 能够发现增粗的、瘤样扩张的冠状动脉，对瘘口的终止位置有诊断价值。

病情分析

诊断

1. 病史 冠状动脉瘘口小的病例可终生无症状。瘘口较大，左至右分流量较多的成年病例可呈现乏力、心悸、气急等症状。心绞痛和心肌梗死少见。

2. 临床表现 冠脉瘘的症状主要由引流部位负荷加重、瘘远端心肌缺血及合并的心血管畸形所引起，绝大多数患者临床上不呈现症状，常因体检时发现连续性心脏杂音就诊，也有因发现心脏轻度增大或肺野充血引起注意而得到诊断。婴儿患者可在喂奶时出现烦躁不安、面色苍白、出汗等。成人一般有活动后心悸、气短、上呼吸道感染等，严重者出现充血性心力衰竭。特征性症状是典型或不典型的心绞痛，多数在活动时出现，与心绞痛相似，但出现的年龄要早得多。有的可出现持续性心前区疼痛、晕厥、甚至猝死。最常见的症状是活动后乏力、心悸、气急等症状。少部分患者有心绞痛，成年患者可出现充血性心力衰竭症状，少部分则可在婴儿期呈现充血性心力衰竭。并发细菌性心内膜炎时，临床上呈现寒战、发热等症状。心前区可听到连续性杂音。瘘口靠近前胸壁者在杂音区可能扪及收缩期震颤。部分患者有周围血管征（脉压差增大、水冲脉、枪击音等）。

3. 诊断多数冠脉瘘患者可在心前区闻及连续性杂音或收缩期和舒张期双期杂音。血流通过瘘口而产生杂音，其强度与冠状动脉与瘘口处的压力阶差成正比。杂音位置常因瘘口位置不同而异，但有以下共同特点：①杂音在瘘口处最响；②瘘入右心室者杂音的舒张期成分增强，在胸骨左缘第4、5肋间最响；③瘘入右心房、左心房及肺动脉者，杂音在胸骨右缘第2肋间最响；④瘘入左心室通常仅闻及舒张期杂音，在胸骨左缘第4、5肋间最响。部分患者心前区可扪及细震颤。肺动脉高压时肺动脉瓣区第二心音亢进、分裂，有的可出现第三心音、第四心音、奔马律等。心力衰竭时可出现肺部湿啰音、颈静脉怒张、肝脾肿大、水肿等。

4. 辅助检查　综合超声心动图技术是诊断本病最可靠方法，尤其是二维超声心动图可显示扩张的冠状动脉及其走形和引流部位等直接征象，同时可显示冠脉瘘所导致的心腔扩大等表现，并能显示冠脉瘘与周围心血管组织结构的关系、合并其他心血管畸形。心导管检查和心血管造影往往具有确诊价值，可明确冠脉瘘部位、长短、内径、合并畸形等。瘘管开口于右心系统者可出现心室水平、心房水平或肺动脉水平的左向右分流。

治疗计划

一、治疗原则

冠脉瘘自然闭锁的机会少。由于随着年龄的增长，会出现多种严重的并发症，所以，一旦确诊，现在多主张早期治疗。临床上呈现心室充盈负荷增多、充血性心力衰竭、心肌供血不足和细菌性心内膜炎等症状的患者，诊断明确后即应考虑外科治疗。对于瘘口小、分流量少、临床上无症状的可随诊，但为预防可能发生的各种并发症（特别是感染性心内膜炎），也有人主张诊断明确后应手术治疗。

二、术前准备

同常规心脏手术。

三、治疗方案

1. 介入治疗仅适用于少数患者，对于多个瘘口、瘘口直径较大或邻近重要冠状动脉及分支开口的瘘口不宜用介入治疗。

2. 手术治疗

（1）手术指征和时机：原则上一经确诊均应考虑手术治疗，冠脉瘘手术适应证为：①无症状而左向右分流量大于30%者；②心电图有心肌缺血改变；③肺动脉高压；④充血性心力衰竭；⑤细菌性心内膜炎；⑥冠状动脉瘤样扩张且有潜在破裂危险者。

（2）手术方法

根据病变情况选用：①冠状动脉结扎术；②冠状动脉瘘切线缝闭术；③冠状动脉切开缝闭瘘口术；④经心腔切口缝闭瘘口术。前两种手术方法可不需应用体外循环，后两种手术则必须在体外循环下进行。

仰卧位，胸正中切口，锯开胸骨，切开心包并悬吊，病变的冠状动脉在心肌表面呈现纤曲扩张的血管，甚易辨认，瘘口部位可扪及震颤。

①冠状动脉直接缝扎术：适合冠状动脉主干的终末支或分支瘘，褥式带垫片缝扎法适合冠状动脉下侧枝瘘或多发性瘘，在心脏表面能够触及震颤且范围较局限者可应用上述方法，在非体外循环下进行，安全、方便。心脏前壁冠状动脉瘘且瘘口位于冠状动脉主支或分支的终末端者（如右冠状动脉-肺动脉瘘、部分终止于右心房或右心室的冠状动脉瘘）可作冠状动脉结扎术。在靠近瘘口处，游离冠状动脉后先暂行阻断至震颤完全消失，严密监测心电图5～10min，如无心肌缺血征象，即可用缝线双重结扎或予以切断。

②冠状动脉切开缝闭瘘口术：冠状动脉瘘位于左侧房室沟，累及回旋支或右冠状动脉远侧段，显露比较困难或呈动脉瘤样扩大，需行部分切除术。瘘口部位不在冠状动脉的终末端者则需在体外循环下施行冠状动脉腔内瘘口缝闭术。建立体外循环之前应先在心肌表面放置缝线，精确标明冠状动脉瘘的部位，以防建立体外循环后局部震颤消失，难于确定病变部位。建立体外循环结合低温后阻断升主动脉，纵向切开病变的冠状动脉，缝合瘘口，再缝合冠状动脉切口。如病变的冠状动脉呈动脉瘤样扩大，则可

部分切除冠状动脉瘤壁，再行缝合。极少数病例需切除动脉瘤，植入一段大隐静脉。

③经心腔切口缝闭瘘口术：冠状动脉瘘破入心房、心室或肺动脉，瘘口较大或多个瘘口，位于心脏后面不易显露，或合并其他心脏畸形者则可在体外循环结合低温下阻断升主动脉，切开冠状动脉瘘通入的心腔或血管腔，在腔内缝闭瘘口。切开心脏后，借助主动脉根部灌注停搏液或短暂开放主动脉诊断钳，来判断心腔内瘘口位置、大小和数量。用5-0 Prolene连续缝合或4×12的双头针带垫片线间断褥式缝合。再经主动脉根部灌注少量停搏液，观察瘘口缝合情况。

术后处理

静脉泵入硝酸甘油扩张冠状动脉，缓解冠状动脉痉挛，维持平均动脉压在60～70mmHg，以保证冠状动脉有效灌注。连续观察心电图变化，注意心率、心律，预防心肌梗死。

住院小结

一、疗效

冠状动脉瘘外科治疗效果良好，临床症状消失，心功能恢复正常。并发症主要是短暂性的心肌缺血、心肌梗死和残余瘘等。巨大冠状动脉动脉瘤手术危险性增高，手术死亡率约为2%。

二、出院医嘱

1. 抗凝治疗术后应常规阿司匹林或华法林抗凝治疗3～6个月，尤其是对于冠状动脉瘤样扩张和切口冠状动脉修补者。

2. 对于术前心功能不全的，要强心、利尿3～6个月或更长。

病例教学

病历摘要

患者，男，65岁。确诊为高血压病10余年，一直服用“复方降压片、硝苯地平”，血压控制尚平稳，有30年抽烟史，无高血压、冠心病家族史。因反复头昏10余年，发作性心悸伴气促1年余入院。查体：T36.5℃，R20次/分，P80次/分，BP110/70mmHg，精神尚可，颈静脉未见怒张，两肺呼吸音清，心尖搏动位于左第5肋间锁骨中线处，听诊主动脉瓣第二心音亢进，各瓣膜区未闻及病理性杂音，周围血管征阴性，余未见阳性体征。入院后肝肾功能、血尿便常规均正常。胸部X线检查示肺纹理增多。心脏彩超示：右心室及升主动脉稍增大，余腔室大小正常。左心室收缩功能正常，舒张功能减退。心电图为窦性心律，导联Ⅱ、Ⅲ、aVF及V_1～V_6的ST段下降0.05mV。

问题

1. 依据患者目前症状及辅助检查结果，可能诊断是什么？
2. 为明确诊断，需要做哪些进一步检查？
3. 明确诊断后的治疗原则？

答案

1. 学习目的：冠状动脉瘘的早期识别。

本例为冠状动脉-肺动脉瘘致活动时心肌供血不足而表现为反复心悸气促，因临床症状不典型及对本病认识不足，尤其为老年男性合并有高血压及吸烟史而误诊为心功能不全及冠心病。此类患者若误诊为冠心病则长期药物治疗无效，仍使心肌缺血或心衰进展，甚至发生心肌梗死，故早期识别非常重要，对可疑冠状动脉瘘或不能确定冠心病者应及时行冠状动脉造影以明确诊断。

2. 学习目的：冠状动脉瘘诊断标准。

(1) 心导管检查 冠状动脉瘘通入右侧心腔者。在右心房、右心室或肺动脉水平可查到血液含氧量增多，从而明确左至右分流部位。分流量较大者肺动脉压力可轻度增高。逆行升主动脉造影或选择性冠状动脉造影显示造影剂经扩大、纡曲有时呈动脉瘤样扩张的病变冠状动脉通入心腔既可明确诊断，又能查明冠状动脉瘘的部位。

(2) CT和MRI检查 能够发现增粗的、瘤样扩张的冠状动脉，对瘘口的终止位置有诊断价值。

3. 学习目的：冠状动脉瘘治疗原则

冠状动脉瘘自然闭锁者几乎没有，且随着病程的延长，会出现心腔扩大、心力衰竭、心肌缺血等严重心脏事件。因此，一经确诊，对有症状和有并发症危险的无症状者，应尽早手术修补。

第7章

感染性心内膜炎的外科治疗

概述

感染性心内膜炎是指心内膜被微生物侵袭而引起的一系列炎症表现。感染可侵及心内膜、心肌或传导系统，也可累及心内膜、大血管和心内人工植入物（如心内补片、人工心脏瓣膜、起搏器等）。基本病理变化为在心瓣膜表面附着由血小板、纤维蛋白、红细胞、白细胞和感染病原体沉着而组成的赘生物。赘生物可位于心内膜的任何部位，多呈菜花样，以瓣膜闭合缘或瓣叶处多见。患者通常出现以心脏局部损伤和机体全身感染为综合的临床表现。

入院评估

一、病史询问要点

1. 是否有发热，发热程度，发热类型，持续时间。

2. 是否合并有胸闷，气促，心悸，胸痛。

3. 是否有其他脏器并发症状，如头痛、头昏、呕吐、呼吸困难、咯血、尿少、腹痛及四肢栓塞的表现等。

4. 是否有心脏病史，包括先天性和后天性心脏病史，是否有心脏手术史及手术类型或心脏介入治疗病史。

5. 是否有长期静脉注射和吸毒史。

6. 是否有接受导致免疫功能受抑制的治疗史和是否有免疫功能缺陷的疾病。

7. 有无医源性原因，如拔牙、泌尿系及生殖系统及消化系统医疗措施等。

二、体格检查要点

1. 一般情况　营养、发育情况、精神状况、体温、血压、脉搏及呼吸情况。

2. 心脏检查　常有心脏扩大，绝大部分患者出现杂音，或在原心脏杂音基础上出现新杂音，也或者是原心脏杂音性质改变。少部分患者可以没有杂音。如果发现心律失常或传导阻滞，提示赘生物侵犯传导系统可能。

3. 全身表现　如果赘生物脱落，可引起体循环或肺循环栓塞，甚至有些患者就是因为栓塞而就诊，所以体格检查时也要有全面检查的观念。

（1）神经系统：可以是栓塞，也可以是颅内出血，常发生于大脑中动脉，表现为感觉中枢变化、惊厥、偏瘫、共济失调、失语和昏迷等。

（2）肾：常出现腰痛、血尿等症状，其原因可能是肾栓塞或免疫复合物沉积。

（3）脾栓塞：左上腹剧痛。

（4）肠系膜动脉栓塞：表现为急性腹痛，可有肠梗阻表现。

（5）四肢动脉栓塞：栓塞肢体远端疼痛，发冷，动脉搏动减弱或消失。

（6）冠状动脉栓塞：可引起急性心肌梗死。

（7）典型外周末梢表现：瘀斑，指、趾尖无痛性结节（Oslter nodes），手脚掌无痛性出血性结节（Janenay lesions），眼底圆形或椭圆形出血点（Roth spots）。

三、辅助检查

（1）心电图：心电图检查主要是基础心脏疾病的心电图异常，但如果出现心肌梗死或传导障碍的表现，多提示预后不佳。

（2）胸部 X 线检查：主要是判断心脏大小和是否合并有肺淤血及程度。对评价和诊断是否合并有肺部感染，选择手术时机有一定帮助。

（3）超声心动图：超声心动图可准确探测赘生物的部位、数量、大小和形态，有无心肌及瓣周脓肿、心脏大小及心功能情况。明确瓣膜损伤程度及由此引起的血流动力学改变，发现基础病变等。它是目前诊断心内膜炎的主要手段，对判断预后、外科手术指征及手术时机的选择有重要意义，也是监测治疗效果和长期随访的重要措施。

四、继续检查项目

1. 血培养　血培养是诊断感染性心内膜炎的最重要的实验室检查依据。有 80%～90%可为阳性，但应用抗生素治疗后其阳性率会大大降低。某些特殊技术如将血标本置于抗生素吸收树脂或抗生素消化酶中，可增加此种情况的阳性率（血标本应注明应用了哪种抗生素）。抽血时机以患者出现寒战时最佳，但因感染性心内膜炎中菌血症是持续性的，因此无发热时也可抽血。抽取外周血即可，而不必采动脉血或骨髓标本。每间隔 1 小时抽血 5～10ml，共 3 次。若多次培养均阴性，要警惕真菌感染的可能性。血培养阳性不仅可以确定诊断，同时还能指导有效应用抗生素，因此治疗过程中要重视血培养检查。但如果血培养阴性，应根据经验和临床表现用药。

2. 其他心脏外检查　根据患者的临床表现决定做相关器官检查，如头部 CT，腹部 B 超等。

病情分析

一、诊断

1. 病史　发生感染性心内膜炎的原因很多，有些患者可以找到明确病因，但有些患者的感染途径比较隐蔽，因此询问病史要详细了解发病过程、治疗经过和效果，以及有无基础心脏疾病、诱发因素以及既往病史。

2. 临床表现　对于长期发热伴全身疼痛，出现胸闷、心悸，查体发现心脏杂音或原有心脏杂音性质发生变化、心律失常，甚至突发心衰或心衰加重，治疗效果不佳。结合血常规白细胞计数增高，贫血、红细胞沉降率增快，或者发热患者突然出现栓塞表现者均应高度怀疑感染性心内膜炎可能。

3. 辅助检查　血培养结果、胸片、心电图、心脏超声心动图等可以提供诊断依据。

4. 手术治疗　可为确诊提供依据，对切取标本要行病理学检查，明确赘生物，还要行血培养和药物敏感试验。

二、临床分型

1. 根据感染原因分类

(1) 原发性感染性心内膜炎：指由于各种感染病灶或途径所

致的心内膜炎。

（2）继发性感染性心内膜炎：指继发于原基础心脏病变、心脏瓣膜置换术后或其他心脏手术后所致的感染性心内膜炎。

2. 根据发病时间分类

（1）急性感染性心内膜炎：发病突然，病程多在8周内，伴随高热、寒战，全身毒血症状明显。常发生在正常瓣膜上，感染病菌主要是金黄色葡萄球菌、草绿色链球菌、溶血性链球菌、革兰阴性菌，其次为真菌、链球菌等毒力较强的菌群。

（2）亚急性感染性心内膜炎：起病较缓慢，病程较长，一般为2～3个月，多有基础心脏疾病，如先天性心脏病（室间隔缺损、动脉导管未闭、法洛四联症）、心脏瓣膜病和心脏手术后。

三、鉴别诊断

对于心脏病患者不明原因发热1周以上，或心内直视手术后应用抗菌药物1周体温不退，或体温正常后再发高热、白细胞总数增加，应高度怀疑感染性心内膜炎的可能，出现心脏杂音或原有的杂音性质的改变，或心力衰竭突然加重，或伴有栓塞表现，则基本可以临床确诊。超声心动图检查发现赘生物或新发的心脏结构损坏可确诊，但未发现也不能排除感染性心内膜炎的诊断。血培养阳性具有确诊价值，并为选用适当的抗菌药物提供依据；但血培养阴性并不能排除诊断。

感染性心内膜炎需与其他引起发热的疾病相鉴别：

1. 感染性疾病　发烧、局部感染病变，白细胞计数可增高，甚至细菌培养阳性。超声心动图检查无赘生物及心脏结构损害。鉴别有时困难，需在抗感染治疗的同时反复做超声心动图检查。

2. 风湿热　可有发热及心脏杂音，超声心动图检查可有赘生物，但通常赘生物较小，有游走性大关节疼痛及红肿。

3. 急性活动性心肌炎　与本病鉴别较困难，因二者均有发热、贫血、红细胞沉降率增快和心脏受损表现。但如有栓塞、脾大、血尿、杵状指、血培养阳性，特别是超声心动图检查发现有赘生物时更支持感染性心内膜炎的诊断。

4. 手术后感染性心内膜炎需与下列两种疾病相鉴别

（1）心包切开综合征：发生于切开心包的心脏手术后数周至

数月，表现为低热、胸痛、心包腔或胸腔积液，白细胞增多，红细胞沉降率加快，有时可发生心脏压塞，需行心包腔穿刺排除积液。本病为自限性疾病，经休息，口服阿司匹林或激素后有效。

（2）术后灌注综合征：多于体外循环后 3～6 周发病，临床表现为发热、食欲差。肝脾大、胸腔积液及不典型淋巴细胞增多等。本综合征可能为术中用血时巨细胞病毒感染所致，亦为自限性疾病，治疗上与心包切开综合征一样。

治疗计划

一、治疗原则

1. 合理使用有效的抗生素并维持其血药浓度处于高水平。

2. 对于出现明显血流动力学影响的并发症和耐药致病菌所导致的感染性心内膜炎应该选用手术治疗。

二、术前医嘱

1. 长期医嘱

+ 心脏外科护理常规
+ 二级护理
+ 健康教育
+ 低盐低脂饮食

2. 临时医嘱

+ 血、尿、便常规
+ DIC 初筛
+ 生化 21 项
+ 血气
+ 肌酐及肌酐清除率（>60 岁）
+ 胸部正侧位
+ 心电图
+ 空腹血糖、餐后 2 小时血糖
+ 超声心动图检查
+ 颈动脉超声（>60 岁）
+ 头颅 CT（>60 岁）
+ 与家属谈话并签字（手术知情同意书、输血知情同意书）
+ 备皮

✦ 备血
✦ 术前晚7点清洁灌肠
✦ 放置胃肠管（术晨）
✦ 术前12小时禁食、水
✦ 青霉素皮试

三、手术治疗

1. 手术时机与手术指征　心力衰竭是造成感染性心内膜炎患者死亡的主要原因，内科抗感染治疗无效或心力衰竭进行性加重时，就应积极考虑外科手术治疗。选择合适的手术时机很重要，尽可能避免术后感染是外科治疗的基本原则，积极抗感染的同时结合患者自身特点选择合适的手术时机，患者出现下列情况时就应积极手术治疗：

（1）超声心动图发现赘生物，有导致严重栓塞的危险，或已有体循环或肺循环栓塞。

（2）耐药细菌或真菌引起的瓣膜炎症。

（3）瓣膜损坏造成中度以上关闭不全，或心脏结构破坏造成心内分流，导致内科药物难以控制的心衰。

（4）主动脉受累，出现假性动脉瘤或主动脉瘤、主动脉根部脓肿等。

（5）瓣膜置换术后心内膜炎，药物不能控制，引起瓣膜功能障碍，或瓣周漏、瓣周脓肿，瓣膜下及心肌脓肿伴发传导阻滞。

（6）其他　如感染性心内膜炎引起化脓性心包炎、Valsalva窦瘤（破裂）、室间隔或房间隔穿孔，发生动静脉瘘等。

2. 手术准备

（1）控制感染，体温正常4周以上可减少心内膜炎复发。

（2）控制心衰，用强心、利尿和血管扩张剂，改善循环功能。

（3）改善体质，矫正水电解质紊乱，改善营养状态，维护重要器官功能。

（4）纠正贫血；血小板较低时，术前通知血库备血小板。

（5）注意肝功能，肝、脾肿大时，应做腹部超声检查。

（6）术中准备食道超声检查。

（7）术中需准备做血培养和赘生物等组织的细菌培养，以便指导术后选用敏感抗生素。赘生物和切出的瓣膜等标本要常规做病理学检查。

3. 手术方法

（1）手术目的：彻底清除所有感染或坏死组织，或被感染的材料，清除赘生物及与其相连组织，切开脓肿；修复或替换受损瓣膜，恢复瓣膜功能，同时矫治心内其他病变或感染并发症。

（2）手术方法主要取决于受感染的部位。包括病灶清除后各种残留缺损的修补和病灶清除后瓣膜成形或替换。

病灶清除后尽可能使用自体材料，如心包修补心内缺损。根据不同瓣膜及受损瓣膜的具体情况决定相应手术方式。

①主动脉瓣受损：主动脉瓣受累后，常发生急性主动脉瓣反流，引起难以治疗的充血性心衰，因此应尽早行手术治疗。主动脉瓣感染心内膜炎后，往往除了瓣叶组织受损外，通常在瓣环附近形成脓肿。瓣膜成形较难，必须行主动脉瓣替换术。根据脓肿形成部位可分为主动脉瓣周脓肿和主动脉瓣上脓肿。前者多损伤主动脉瓣环和二尖瓣前叶；后者主动脉壁向外膨出，随时都有可能出现主动脉破裂引起大出血危险，应在清除感染组织后修补主动脉壁的缺损。对于主动脉根部脓肿，病变可累及主动脉瓣叶、瓣环和升主动脉，有时需要用同种带管道或人工带瓣管道行主动脉根部替换术加左右冠状动脉移植术（Bental 手术）。

②二尖瓣受损：病变侵及二尖瓣后导致的二尖瓣反流进而引起血流动力学不稳定，进而导致的充血性心力衰竭较主动脉感染较轻，但赘生物脱落引起的体循环栓塞相对较多，因此也应尽早手术治疗。应尽可能做二尖瓣成形术，正确评估瓣膜形态和功能改变是成功进行二尖瓣成形术的前提，另外选用合适的二尖瓣成形术式也很重要。首先彻底清除感染的炎性组织，二尖瓣前瓣叶缺损可用自体心包修复，如需大面积切出，可以将后瓣腱索转移至前叶；后瓣缺损加以修复后可以直接缝合。如果瓣膜病变重，无法行瓣膜成形术，则需行瓣膜替换术。有报道表明感染性心内膜炎患者二尖瓣置换后远期生存率高于内科治疗。

③三尖瓣受损：三尖瓣感染多见于室间隔缺损、长期留置导

管、长期静脉用药（包括吸毒）、心导管检查以及安置起搏器等。病变多局限于瓣叶，首选瓣膜成形，只有瓣膜损伤很严重、成形困难时，才考虑瓣膜替换。因为患者通常可以很好的耐受三尖瓣功能障碍造成的血流动力学改变，所以也有人主张只有出现持续的败血症或肺部并发症时才考虑手术治疗。

④肺动脉瓣受损：肺动脉瓣感染比较少见，只需清除赘生物，做或者不做瓣膜成形都可以。

4. 术中注意事项

(1) 开胸时动作要轻柔，主动脉阻断前各项操作要小心细致，尽量不要搬动心脏，以防止赘生物脱落引起相应部位栓塞。

(2) 如果是心脏手术后的感染性心内膜炎，再次开胸时要用摇摆锯锯开胸骨，最好常规消毒股部皮肤备用，以便必要时采用股动静脉插管建立体外循环。

(3) 因为组织水肿和薄弱，瓣膜替换时最好采用间断褥式缝合，以防缝线撕脱。

(4) 对于组织水肿明显或肺水肿严重者，术中最好采用血液超滤技术，滤出体内过多的水分，改善预后。

5. 手术并发症

(1) 感染性心内膜炎复发。

(2) 缝合撕脱导致瓣膜反流、瓣周漏或心内分流。

(3) 人工瓣功能障碍

(4) 溶血

(5) 抗凝不当所致出血或栓塞。

术后处理

一、一般处理

1. 呼吸机辅助时间根据术后患者心肺功能情况而定。

2. 维持循环稳定、电解质和内环境稳定。

3. 监测体温、血常规及全身感染情况，以了解感染是否得到控制。

4. 可间断输新鲜血、丙种球蛋白或白蛋白等，以增强机体抵抗力并促进术后恢复。

5. 根据药物敏感试验选用敏感抗生素，如果术后培养物阳性或感染延及瓣环，应持续用药至 6 周。如为慢性炎症或感染已经愈合，则不需要长期应用抗生素，注意防止二重感染，如皮肤、牙齿等。

6. 严密观察有无栓塞表现。

7. 抗凝治疗患者要勤查凝血酶原时间，调整抗凝药剂量，防止出现抗凝相关并发症。

二、术后医嘱

1. 术后长期医嘱（ICU 内）

- 特级护理
- 禁食、水
- 保留导尿
- 会阴冲洗
- 口腔护理
- 保留闭式引流
- 心电监护
- 泮托拉唑 40mg 入壶，bid
- 果糖二磷酸钠 10g，qd
- 使用敏感抗生素

2. 术后临时医嘱（ICU 内）

- 羟乙基淀粉 130/0.4 氯化钠注射液 500ml，iv gtt
- 5％葡萄糖注射液 500ml，iv gtt
- 15％氯化钾注射液 40ml，iv gtt
- 10％葡萄糖酸钙注射液 20ml，iv
- 25％硫酸镁注射液 10ml，iv
- 申请床旁 X 线胸片检查
- 新鲜血浆/悬浮红细胞（必要时）

住院小结

一、疗效

有报道，感染性心内膜炎内科使用抗生素保守治疗死亡率高达 30％～50％，主要是感染不能有效控制、血流动力学紊乱不能矫治、并发心功能衰竭和多器官功能衰竭。外科手术治疗死亡率可降为 5％～20％，死亡原因主要是神经系统并发症、栓塞、呼吸和肾衰竭，也可能是外科技术问题和感染复发。

二、出院医嘱

1. 出院后继续抗感染治疗至术后6周。

2. 需要抗凝治疗者要定期复查PT，严格按医嘱服用抗凝药。

3. 定期复查心脏超声，观察有无感染复发，有无瓣周漏等并发症。

4. 加强营养支持治疗。

5. 避免重体力活动半年，以后根据恢复情况适当增加活动量。

病例教学

病历摘要

患者，男性，39岁，蒙古族人。主因“发热伴左上下肢出现红斑水疱及疼痛4d”于2007年9月25日入院。患者劳累后于9月21日开始发热，体温最高39～40℃，有寒战及畏寒，次日左上下肢出现紫红色斑丘疹、血疱，左第4、5指尖及左4趾尖出血有瘀斑，局部肿痛皮肤变黑，无咳嗽、咳痰、腹痛、尿痛、头痛和视物不清。于当地医院就诊，诊断“带状疱疹”，给予阿昔洛韦0.25g静脉注射每日1次，症状不见缓解。2007年9月25日在中日友好医院皮肤科收住院，诊断：带状疱疹、血栓性脉管炎。

查体：T 37.5℃，R 20次/分，P 80次/分，BP 95/65mmHg。左眼结膜充血，左上、下肢皮肤见带状分布的红斑，其上有米粒至黄豆大小的血泡，左手4～5指端有黑色瘀斑。实验室检查：WBC 1.6×10^9/L，N 0.87，Hb 129g/L，Plt 95×10^9/L，尿常规未见异常，血糖14mmol/L，ALT 44U/L，Alb 33g/L，BUN、Cr正常，HIV、HBsAg、抗HCV、RPR均阴性。$CD_4/CD_8=2.13$，ANA阴性，DsDNA阴性，ANCA阴性，ESR 45mm/h，CRP 206～141mg/L，超声心动图未见异常。

9月25日突发胸痛，持续不缓解，心电图V_2～V_6导联的ST-T上抬，急诊作冠状动脉造影，见前降支病变，急症放置支架2枚，术后胸痛缓解，ST-T下降，心肌酶9h达峰值474U/L。术后用肝素抗凝。9月26日体温39℃，抽血培养，再次胸痛、1型呼吸衰竭，床旁X线胸片示心影、肺门扩大，双肺斑片阴影；

心电图 V_2～V_3 导联的 ST－T 再次弓背上抬 0.1～0.8mV，再次急症冠状动脉造影见支架内血栓形成，术后无血流通。病情严重，加用硝普钠、“欣维宁”、肝素、多巴胺泵入，胸痛缓解，ST－T 明显回落，心肌酶 10.5h 达峰值 591U/L。开始用万古霉素＋美罗培南＋甲硝唑×3d，并用甲泼尼龙 200mg 静脉注射每日 1 次×3d。

9 月 28 日血培养 2 次报告为 MSSA，再作超声心动图：主动脉瓣可见赘生物 0.6cm×0.7cm，轻度主动脉瓣关闭不全。心尖部有室壁瘤形成。床边摄 X 线胸片：双肺散在片状密度增高阴影，诊断：感染性心内膜炎（主动脉瓣赘生物）、金葡菌肺炎。腹部 B 超未见脓肿，皮肤活检无特殊。9 月 29 日停用抗凝药，改用头孢美唑 2g 每 8 小时 1 次静脉注射＋利奈唑胺 600mg 每 12 小时 1 次静脉注射，体温波动在 38℃左右。10 月 1～4 日体温 37.4～38℃，SaO_2 98%～100%，心率 85 次/分，BP 95/60mmHg。10 月 2 日 X 线胸片明显好转。10 月 5 日左小腿外侧肿痛，普外科会诊考虑肌间脓肿，B 超左小腿外侧肌间脓肿直径 3.5cm，作切开引流脓液 50ml，脓液送培养，报告为 MSSA 生长。10 月 10 日因仍有发热改用利奈唑胺＋青霉素 480 万单位每 6 小时 1 次静脉注射，停头孢美唑。患者一直有轻度心衰。10 月 13 日主动脉瓣一区可闻舒张期杂音。超声心动图：主动脉瓣关闭不全。体温基本正常。10 月 15 日超声心动图主动脉瓣中重度关闭不全，可疑瓣周小脓肿。下午心衰加重气短呼吸困难，主动脉瓣区可闻Ⅲ级舒张期杂音。病情严重，急转阜外医院。转院后当晚急诊手术，行主动脉瓣置换、左心室壁瘤切除并作冠状动脉旁路移植术，手术经过顺利。10 月 16 日在阜外医院开始用华法林抗凝治疗。10 月 18 日拔除气管插管，20 日停用肾上腺素，22 日停用多巴胺和哌拉西林/他唑巴坦，利奈唑胺 600mg 每 12 小时进行 1 次静脉注射。手术后除第 1～2 天有低热外，体温均正常。手术后恢复顺利。10 月 25 日转回北京协和医院 CCU，继续用利奈唑胺 600mg 每 12 小时进行 1 次静脉注射，利奈唑胺共用 46d（9 月 29 日至 11 月 13 日）。11 月 14 日改为青霉素 480 万单位每 6 小时进行 1 次静脉注射 2 周。11 月 28 日改口服阿莫西林 2g，克拉维酸 625mg，每日 2 次用 2 周。2007 年 12 月 1 日出院，出院后门诊随访恢复良好。

问题

1. 患者的诊断及诊断依据是什么？

2. 应接受怎样的治疗？注意事项有哪些？

3. 患者可能的预后情况怎样？

答案

1. 学习目的：感染性心内膜炎的发病特点和临床主要诊断依据。

答：感染性心内膜炎多发生于先天性或风湿性心脏病患者，累及最多的是主动脉瓣，其次是二尖瓣。根据患者原有心脏病病史，有明确的感染表现、血培养阳性、心脏彩超检查发现心内赘生物者，诊断并不困难。但是临床上血培养阳性率较低，心脏彩超诊断价值优于血培养，若心脏彩超发现心内赘生物或瓣膜穿孔，即可诊断为感染性心内膜炎。对于原无心脏疾病史者，短期内出现主动脉瓣明显反流、左心衰难以控制且有贫血表现者，应高度怀疑感染性心内膜炎的可能。

2. 学习目的：感染性心内膜炎的外科治疗目的和注意事项。

答：外科治疗主要取决于感染的部位，目标是彻底清除感染病灶、恢复瓣膜正常功能、修复心脏畸形，其中彻底清除病灶是避免术后心内膜炎复发的重要原则。术中良好的心肌保护是保证手术成功的关键。左心系统心内膜炎病情发展快，瓣膜受损严重，手术以瓣膜置换为主；右心瓣膜内膜炎较左心瓣膜为轻，可采用瓣叶修补，多可矫正关闭不全。瓣膜替换手术后感染性心内膜炎复发是引起死亡的高危因素，如果人工机械瓣膜置换术后出现严重的心内膜炎，再次行瓣膜置换时宜用生物瓣以减少术后再次心内膜炎感染。

3. 学习目的：感染性心内膜炎的预后。

答：感染性心内膜炎是一种严重的心脏疾病，不经治疗，死亡率接近100%。有效治疗的目的主要有两点：一是彻底清除致病菌，二是矫治侵入性、破坏性病灶及原有心脏疾病。近年临床实践证明，单纯内科治疗死亡率高达50%～90%，在抗感染的同时采用积极的外科干预治疗可使死亡率降低至8.3%～14%。与手术死亡率相关独立危险因子包括年龄、女性患者、二次手术（置换瓣膜感染）以及中风病史。充血性心力衰竭是感染性心内膜炎最常见的死亡原因。

第8章

心脏肿瘤

概述

心脏肿瘤是指发生在心腔或心肌内的良性或恶性肿瘤。心脏肿瘤以良性多见，占70%左右，其中左心房黏液瘤最为常见，恶性或有恶性变可能的心脏肿瘤约占30%，以肉瘤多见。可分为原发性心脏肿瘤和继发性心脏肿瘤两大类，继发性心脏肿瘤相对多见。肿瘤对患者的影响主要是肿瘤的位置和大小以及对血流动力学的影响，与肿瘤病变本身也有关。

良性心脏肿瘤经手术切除后，自然预后好，手术死亡率以及术后并发症发生率低，远期效果良好。恶性心脏肿瘤的预后不良，死亡率高。

黏液瘤占成人心脏良性肿瘤的50%，儿童的30%，大部分黏液瘤是散发的，多见于成年女性。目前认为黏液瘤起自心内膜下多能干细胞，黏液瘤在组织学上是由多角状细胞、原始毛细血管和酸性黏多糖形成的黏液状基质组成。可发生于心脏的各房室，其中约75%位于左心房，因此也称左心房黏液瘤。本章介绍心脏黏液瘤。

入院评估

一、病史询问要点

1. 有无活动后胸闷、气促、呼吸困难、心悸、咯血、胸痛等症状。

2. 有无晕厥史。

3. 有无栓塞病史，主要是脑栓塞、肢体栓塞以及肺动脉栓塞病史。

4. 有无发热、盗汗、肌肉酸痛、雷诺现象等全身症状。

5. 有无家族病史。

二、体格检查要点

1. 一般情况的检查　发热、疲乏、贫血、荨麻疹、体重减轻、杵状指（趾）、肌痛或关节疼痛。

2. 心脏检查　心脏听诊结果依据肿瘤大小、位置、活动度不同而不同。左心房黏液瘤为舒张早期隆隆样杂音，第二心音分裂、低钝，伴有第三心音，而且杂音的性质和强度与体位有关。右心房黏液瘤听诊特点不明显，常在胸骨右下缘可听到舒张期杂音。

3. 心力衰竭症状　肝大、腹水以及双下肢或全身水肿。

三、辅助检查

1. 心脏超声心动图检查体　二维超声心动图目前是筛选和诊断大多数心脏肿瘤特别是黏液瘤的最佳方法，可代替心血管造影。经食管超声可发现直径1～3mm的肿瘤，同时可显示肿瘤的位置、活动度和附着点，另外还可对心功能进行评价。

2. X线检查　可能有全心扩大、心腔扩大以及肺循环淤血等，偶尔可见心脏轮廓内高密度的钙化影。

3. 心电图检查　不具特异性。

4. 心导管检查以及CT、MRI检查　有助于诊断黏液瘤，常用来评价心脏恶性肿瘤，可显示肿瘤是否侵袭心肌以及周围组织。心房黏液瘤一般不需要CT和MRI检查，只有经超声心电图检查诊断或肿瘤特征仍不明确时才考虑行CT、MRI检查。

病情分析

一、诊断

结合患者的病史、症状、体征和辅助检查，一般可以明确诊断，对于发生了不能解释的栓塞的成年患者，也应考虑此病的可能。病理学检查是明确诊断的金标准。

二、鉴别诊断

左心房黏液瘤应该与二尖瓣狭窄、二尖瓣关闭不全、感染性心内膜炎、急性风湿热、胶原性血管病等鉴别。

右心房黏液瘤则应与三尖瓣病变、缩窄性心包炎以及Ebstein畸形等相鉴别。

三、临床分类

心脏黏液瘤可分为两大类

1. 单纯的心脏黏液瘤　占大多数，多为单发，常长在左心房内房间隔上，此类患者手术切除后不再复发。

2. 非良性的心脏黏液瘤　包括黏液瘤综合征、家族性黏液瘤和多中心发生的心脏黏液瘤，后三种常有重合，生长部位不定，患者多较年轻，临床表现复杂而危重。

治疗计划

一、治疗原则

心脏黏液瘤一经确诊，尽可能行手术治疗，避免动脉栓塞或猝死。有慢性心力衰竭表现、身体虚弱、夜间不能平卧、端坐呼吸、肝大、腹水、下肢水肿的患者，积极控制心力衰竭，待病情平稳后手术治疗。

二、术前准备

1. 患者应绝对卧床，避免左侧卧位，防止肿瘤脱落或堵塞房室瓣口造成猝死。

2. 对于心功能较好的患者，可按心脏手术前常规进行术前准备。

3. 伴有充血性心力衰竭的患者，可按心衰原则处理，需谨慎使用洋地黄类药物。

4. 急性肺水肿或循环衰竭患者，应进行积极抢救，并做好急诊手术的准备。

三、术前医嘱

1. 长期医嘱

+ 心脏外科护理常规
+ 二级护理
+ 健康教育
+ 低盐低脂饮食

2. 临时医嘱（包括术前医嘱）

+ 血、尿、便常规
+ DIC 初筛
+ 生化 21 项
+ 血气
+ 肌酐及肌酐清除率（＞60 岁）

- 胸部正侧位
- 心电图
- 空腹血糖、餐后 2 小时血糖
- 超声心动图检查
- 颈动脉超声（>60 岁）
- 头颅 CT（>60 岁）
- 与家属谈话并签字（手术知情同意书、输血知情同意书）
- 次日全麻体外循环下行心脏肿瘤切除术
- 备皮
- 备血
- 术前晚 7 点清洁灌肠
- 放置胃肠管（术晨）
- 术前 12 小时禁食、水
- 青霉素皮试

四、手术治疗

1. 手术指征

(1) 心脏黏液瘤一经确诊，都具有明确的手术指征。

(2) 肿瘤部分阻塞二尖瓣口，导致急性心衰和急性肺水肿者，应急诊手术。

(3) 出现栓塞的患者，经积极治疗后，也应急诊手术。

2. 手术禁忌证

(1) 伴发严重的瓣膜阻塞，造成心脏骤停以及暴发性肺水肿，抢救后不能复苏者。

(2) 脑组织以及其他重要器官发生栓塞，导致全身各器官功能衰竭者。

3. 手术方式

(1) 麻醉和体位：患者一般取仰卧位，气管插管静吸复合麻醉。

(2) 胸骨正中切口，行升主动脉及上、下腔静脉插管建立体外循环。

(3) 对于左心房黏液瘤（以左心房黏液瘤为例），如果肿瘤附着于房间隔，通常采用经右心房切口切除。切开右心房后探查右心房和右心室是否存在另外一个肿瘤，然后在卵圆窝部切开房间隔，检查瘤蒂附着的部位，沿着瘤蒂周围做直径 1.0～1.5cm 的圆形切除，慢慢整块去除黏液瘤，切忌损伤肿瘤组织。如肿瘤小，围绕瘤蒂完全切开后，扩大房间隔切口，即可将肿瘤完整取出。如肿瘤较大时可延长房间隔切口至左心房顶，将肿瘤完整取出。尽可能切除卵圆窝的上部及其附近的界嵴以及房间隔组织，然后将肿瘤从右心房切口中摘除。取出后应检查肿瘤是否完整，有无碎裂面。仔细探查左、右心房与心室，确保没有肿瘤碎片或者破碎的瘤组织残留，同时检查瓣膜功能，最后用生理盐水冲洗心腔。

（4）使用涤纶片修补间隔切口，缝合心房切口，排气后，开放升主动脉，心脏复跳满意、循环稳定后，停止体外循环，顺序拔除心脏插管。

（5）止血，放置心包、纵隔引流管。

（6）关胸。

4. 术中注意事项

（1）建立体外循环之前，不可过分触碰和挤压心脏，摘除肿瘤时不可盲目分离和暴力牵拉，确保肿瘤的完整，防止肿瘤碎裂脱落造成栓塞。

（2）一般不放左心引流管。

（3）应反复冲洗心腔，避免残存的肿瘤碎片。

（4）仔细探查 4 个心腔，避免残留并存的其他黏液瘤。

（5）探查瓣膜功能是否正常。

术后处理

一、并发症的预防与处理

术后并发症主要有栓塞、低心排综合征、出血和心律失常等。

1. 栓塞　栓子主要来源于肿瘤碎片，也可来自体外循环过程中的气栓等。栓塞不仅造成所栓塞部位的功能障碍，而且可造成肿瘤种植，主要以预防为主。

2. 低心排综合征　术后注意监测左心房压，严格限制入量，加强利尿，可使用多巴胺等正性肌力药物以增强心功能。术前心功能差、全身情况差的患者，术后应加强监护，给予相应的对症支持处理。

二、术后医嘱

1. 术后长期医嘱（ICU 内）

+ 特级护理
+ 禁食、水
+ 保留导尿
+ 会阴冲洗
+ 口腔护理
+ 保留闭式引流
+ 心电监护
+ 泮托拉唑 40mg 入壶，bid
+ 果糖二磷酸钠 10g，qd
+ 使用抗生素

2. 术后临时医嘱（ICU 内）

+ 羟乙基淀粉 130/0.4 氯化钠注射液 500ml，iv gtt
+ 5%葡萄糖注射液 500ml，iv gtt
+ 15%氯化钾注射液 40ml，iv gtt
+ 10%葡萄糖酸钙注射液 20ml，iv
+ 25%硫酸镁注射液 10ml，iv
+ 申请床旁 X 线胸片检查
+ 新鲜血浆/悬浮红细胞（必要时）

住院小结

一、手术效果

1. 死亡率　心房黏液瘤早期手术死亡率约 10%，手术死亡与手术时机关系密切。心室肿瘤切除的早期死亡率稍高，右心室黏液瘤手术死亡率在 9%左右，而左心室黏液瘤约为 21%。

2. 复发　非遗传性黏液瘤患者中复发率仅为 1%～3%，家族性黏液瘤患者复发率高达 30%～75%。复发的原因为肿瘤种植、肿瘤切除不全或肿瘤再生。

二、出院医嘱

注意休息，适量运动，定期复查。

病例教学

病历摘要

患者，女性，70岁，主因“胸闷、心慌2年伴气急，加重1周”入院。2年前因胸闷、心慌，活动后更明显，呈阵发性发作，曾以“冠心病”予药物治疗，症状加重而住院。查体：T 37℃，P 125次/分，R 24次/分，BP 134/92mmHg。HR 125次/分，律不齐，心尖区可闻及Ⅱ级吹风样杂音，肝肋下1cm，腹水征(-)，两下肢轻度水肿伴轻度肿痛。血常规WBC 8.0×10^9/L，N 75.5%，HB 113.0g/L，PLT 239.0×10^9/L，肝肾功能正常。X线胸片示心影增大。ECG：房颤，心室快速反应，左心室肥厚；心脏彩色多普勒超声心动图示左心房间隔中部呈不规则形增强团块，大小约42mm×28mm，随心脏舒缩活动而改变形态，诊断为左心房黏液瘤。给予强心利尿、扩血管、β受体阻滞剂、抗感染等治疗，于第7天行黏液瘤摘除术。病理切片证实：左心房黏液瘤。术后1周出院。

问题

1. 心脏黏液瘤的发病机制是什么？

2. 患者可能的症状和体征有哪些。

3. 超声心动图的表现如何？

答案

1. 学习目的：心脏黏液瘤可能的发病机制。

答：目前心脏黏液瘤具体发病机制尚不清，可能与：①起源于原始的内皮细胞或心内膜下细胞的演变；②心内膜代谢改变，酸性黏多糖增多；③心内膜下附壁血栓的形成和机化；④家族性遗传倾向呈常染色体显性遗传有关。

2. 学习目的：心脏良性肿瘤可能引起的症状和体征。

答：症状及体征具有多样性，小的肿瘤可无症状，大的肿瘤可表现出各种症状，主要是由于肿瘤阻塞于各房室瓣口，造成相对性瓣膜狭窄而引起的血流动力学障碍的表现；其他还有栓塞、凝血异常和自身免疫反应等各种全身症状。心脏黏液瘤由于生长快，且瘤体松软、活动度较大，临床症状出现较早；而非黏液瘤良性心脏肿瘤出现症状相对缓慢。

3. 学习目的：心脏肿瘤的超声心动图检查的优点和局限性。

答：良性心脏肿瘤临床表现具有多样性，易与其他疾病混淆，而超声心动图的应用大大提高了心脏肿瘤的检出率，并可提供肿瘤的位置、附着、大小、形态、活动度等情况，显示瓣膜及血流动力学的变化。本组所有病例均在术前经超声心动图检查诊断，无一例漏诊。但是心脏超声心动图难于定性，且不易与血栓、钙化、赘生物、纤维团块、心内膜下血肿及膈疝等相鉴别，特别应提及的是与心内血栓的鉴别。心内血栓患者常伴有慢性风湿性心脏病、冠心病、心肌病及肺心病史，多数附着于左心耳、左心房后壁，基底与心壁附着面广，动态观察无明显活动。

第9章

梗阻性肥厚型心肌病

概述

梗阻性肥厚型心肌病又称特发性梗阻性肥厚型心肌病、特发性肥厚型主动脉瓣下狭窄。主要病理改变是肌部室间隔非对称性肥厚，肥厚心肌向左心室腔凸出，同时多伴有收缩期二尖瓣向前运动，导致左心室流出道排血受阻，左心室腔变小，左心室收缩功能正常、舒张功能受损。1952 年，Davies 报道了一家 9 位兄弟姐妹中 5 人得此病，其中 3 例发生猝死。1958 年，Teare 首次准确描述了一组经尸检证实的心肌病，表现为室间隔高度肥厚和心肌纤维粗而短，排列杂乱，并称之为心脏非对称性肥厚。本病有家族遗传性，男性发病率较女性高，发病时间可从婴幼儿到 60 多岁，但多见于 20 ～ 40 岁。1960 年起 Goodwin，Kelly，Morrow，Brockenbrough，Braunwald，Wigle 等先后对本病开展外科手术治疗。

梗阻性肥厚型心肌病患者的左心室可以发生不同部位和不同程度的心肌肥厚。病变以室间隔上部肥厚最为明显。心脏收缩时，肥厚的室间隔凸入心室腔，靠近前移的二尖瓣前瓣叶，导致左心室流出道狭窄，有时伴有关闭不全。室间隔与左心室后壁厚度之比可达 3∶1，左心室腔较小。心室间隔中段增厚者则心室腔呈哑铃状。病变进入晚期，由于心肌梗死或长期重度心力衰竭，左心室可能扩大，左心房腔常扩大，心房壁增厚，二尖瓣前瓣叶增厚，可伴有腱索断裂或先天性畸形。右心室因肥厚的室间隔突入右心室可导致流出道梗阻。病程长者右心室游离壁可因梗阻病变或肺循环压力升高而增厚。室间隔和心室壁的冠状动脉分支管壁常增厚，管腔狭小，可能导致透壁心肌梗阻。

入院评估

患者的临床表现与左心室舒张功能受损及左心室流出道梗阻程度有关。

一、病史询问要点

(1) 有无呼吸困难、劳累后气急、晕厥或头晕和活动后心绞痛。

(2) 有无充血性心力衰竭、端坐呼吸和肺水肿的临床表现。

(3) 阵发性或持续性心房颤动、体循环栓塞表现。

二、体格检查要点

1. 心尖搏动　向左下方移位，搏动强而有力，范围较广。可触及双峰型的心尖搏动。

2. 心脏收缩期杂音　因流出道狭窄与二尖瓣反流所致，杂音在胸骨左缘 3～4 肋间心尖部明显，呈喷射性杂音，分别向主动脉瓣区与左腋下传导。患者突然下蹲可使之减轻或消失，Valsalva 动作可使之加重。

三、辅助检查

1. 胸部 X 线检查　无特异性，心脏多呈中间型，有时左心室增大。出现心力衰竭时可见肺淤血和间质性肺水肿。

2. 心电图检查　左心室肥大和劳损，26%～30%患者出现异常 Q 波。有时呈现束支传导阻滞、左心房增大和各种室性心律失常。

3. 超声心动图检查　分辨率高且无创，为首选的诊断方法。可显示室间隔肥厚的部位和程度、二尖瓣收缩期前向运动、二尖瓣反流及其程度、左心室流出道狭窄程度及压差大小。可根据这些参数进行手术治疗。目前超声可部分替代心导管检查。

四、继续检查项目

心导管检查：适用于对超声诊断有疑问，或疑诊冠心病同时做冠状动脉造影的患者。左心导管可测出左心室腔与流出道之间存在收缩期压力阶差，主动脉瓣处并无压差。服用硝酸甘油、异丙肾上腺素、洋地黄以及体力劳动和 Valsalva 动作后心肌收缩力加强，左心室流出道梗阻加重，收缩压力阶差增大。左心室造影可显示肥厚隆起的心室肌在收缩早期导致左心室腔内狭窄，在收缩期主动脉瓣下区呈倒锥体形，锥体的底部是主动脉瓣，前缘为肥厚的室间隔，后缘为二尖瓣前叶，锥体尖端为梗阻部位。

病情分析

一、诊断

根据临床症状，超声心动图发现室间隔肥厚，室间隔与左心室后壁之比大于1.3∶1，二尖瓣前叶收缩期向前运动，可以明确诊断。

二、鉴别诊断

梗阻性肥厚型心肌病应与主动脉瓣狭窄、主动脉瓣下膜样狭窄、二尖瓣反流、冠心病心绞痛相鉴别。

治疗计划

一、治疗方法

1. 药物治疗

（1）β受体阻滞剂：普萘洛尔为首选药物，可减少心肌收缩力，减慢心率，增加心室容量，减低心肌氧耗，减少心绞痛发作，增加心排量；

（2）钙离子拮抗剂：维拉帕米可减轻梗阻，增加心排量；

（3）胺碘酮：可以预防和减少心律失常导致的猝死。

2. 介入治疗

（1）心脏起搏治疗梗阻性肥厚型心肌病：植入永久性起搏器，起搏点位于右心室心尖部，心脏兴奋最早从心室的心尖部开始，使室间隔预先激动，在左心室收缩射血之前，室间隔已提前收缩，以减轻对流出道的梗阻作用，同时减轻二尖瓣收缩期前移，使梗阻的血流得到改善，减轻患者临床症状。该疗法远期效果有待观察，其临床应用存在争议。

（2）化学消融治疗肥厚型梗阻性心肌病：经皮穿刺置入导管至前降支的第一间隔支，注入96%～99%的无水酒精1～3ml，造成局部室间隔心肌坏死，消除流出道梗阻。文献报道该方法并发症较多，远期疗效有待观察。

3. 外科手术治疗　外科治疗梗阻性肥厚型心肌病安全而又效果可靠，目前仍然是治疗梗阻性肥厚型心肌病的金标准。

4. 术前医嘱

(1) 长期医嘱

+ 心脏外科护理常规
+ 二级护理
+ 健康教育
+ 普食

(2) 临时医嘱（包括术前医嘱）

+ 血、尿、便常规
+ DIC 初筛
+ 生化 21 项
+ 血气
+ 肌酐及肌酐清除率（>60 岁）
+ 胸部正侧位
+ 心电图
+ 空腹血糖、餐后 2 小时血糖
+ 超声心动图检查
+ 头颅 CT（>60 岁）
+ 与家属谈话并签字（手术知情同意书、输血知情同意书）
+ 明日全麻体外循环下行肥厚梗阻性心肌切除术
+ 备皮
+ 备血
+ 术前晚 7 点清洁灌肠
+ 放置胃肠管（术晨）
+ 术前 12 小时禁食、水
+ 青霉素皮试

二、治疗原则

梗阻性肥厚型心肌病可在任何年龄出现症状。有的病例病情可多年稳定或持续发展日趋严重。发生心房颤动后常呈现充血性心力衰竭或体循环栓塞。梗阻性肥厚型心肌病未经外科治疗，1 年死亡率为 1.7%～4%，5 年死亡率为 15%，10 年死亡率为 25%。大部分患者为猝死，常见于年轻人有家族史者。手术适应证：临床症状明显、药物治疗无效者，静息时左心室腔与流出道收缩压差超过40mmHg者应施行外科手术治疗，切除室间隔肥厚的心肌以解除梗阻。但晚期严重充血性心衰者不宜手术。

三、术前准备

无手术禁忌的患者，术前口服β受体阻滞剂。

四、手术方法

1. 经主动脉肥厚心肌切除术 为最常用的手术方法，主要用于临床症状明显、内科治疗效果不好、静态左心室流出道压差≥50mmHg，或虽然无临床症状但压差≥50mmHg的早期患者。

2. 经主动脉加左心室联合切口肥厚心肌切除术 该方法只用于室间隔病变比较弥漫而累及室间隔下部的患者。

3. 二尖瓣置换术 原理为消除收缩期二尖瓣的前移从而解除左心室流出道梗阻，该方法只适用于二尖瓣具有器质性病变的患者，如伴有风湿性瓣膜病变患者。

五、手术步骤

常规建立体外循环，鼻咽温降至30～32℃，阻断升主动脉。经主动脉根部灌注充足的心肌保护液，在主动脉根部做斜切口或横切口，切口下端延至无冠窦中点，至窦内3～4mm，牵开主动脉右冠瓣，用压板深向心尖，下压二尖瓣前叶和乳头肌，保护其免受损伤。使用直刀柄安装弯刀片做肥厚心肌切除，右侧切口在右冠瓣中点下1～2mm，深度根据心肌肥厚程度而定。向心尖部伸展4～5cm，切口完成后，在左方1cm处或在左、右冠瓣交界下，做另一平行切口，在瓣环下做一连接两平行切口的横切口，用剪刀剪除或圆刀切除切口间的肥厚心肌。使用生理盐水冲洗左心腔，切除肌肉碎屑，以免造成动脉栓塞。以4-0 Prolene线缝合升主动脉切口，彻底排净心腔内的气体后开放升主动脉。复温至体温达35℃以上，待心脏搏动有力后，停止体外循环，测左心室与主动脉压判断切除效果，有条件可采用食管超声。如认为心室间隔肥厚的心肌切除欠满意，可予以再切除。

六、术中注意事项

明确传导束的走行，避免术后发生3度房室传导阻滞。肥厚心肌的切除深度要适当，太浅时梗阻解除不满意，过深则有室间隔穿孔或心室破裂的危险。术中注意避免损伤主动脉瓣和二尖瓣。

术后处理

一、一般处理

左心室流出道梗阻解除满意患者术后恢复较顺利，部分患者仍需要维持较高的肺毛压（16～18mmHg），注意预防和治疗心律失常。

二、术后并发症处理

1. 房室传导阻滞　文献报道完全性房室传导阻滞的发生率为2%～5%。患者术前有右束支传导阻滞时，术中损伤左束支后可造成完全性房室传导阻滞。预防方法是切除肥厚心肌时需向左一些，避免强力牵拉或触碰传导束走行的部位，如患者发生3度房室传导阻滞，需安装永久性起搏器。

2. 室间隔穿孔　发生率为3%，原因为冠状动脉间隔支损伤造成室间隔梗死，或肥厚心肌切除过深。多发生在术后，听诊心前区有杂音，经超声证实后需急诊手术修补。

3. 其他　围术期心肌梗死、左心室室壁瘤和主动脉瓣关闭不全等。

三、术后医嘱

1. 术后长期医嘱（ICU内）

+ 特级护理
+ 禁食、水
+ 保留导尿
+ 会阴冲洗
+ 口腔护理
+ 保留闭式引流
+ 病重
+ 心电监护
+ 泮托拉唑 40mg 入壶，bid
+ 果糖二磷酸钠 10g，qd
+ 使用抗生素

2. 术后临时医嘱（ICU内）

+ 羟乙基淀粉 130/0.4 氯化钠注射液 500ml，iv gtt

- 5%葡萄糖注射液 500ml，iv gtt
- 15%氯化钾注射液 40ml，iv gtt
- 10%葡萄糖酸钙注射液 20ml，iv
- 25%硫酸镁注射液 10ml，iv
- 申请床旁 X 线胸片检查
- 申请超声心动图检查
- 新鲜血浆/悬浮红细胞（必要时）

住院小结

一、预后

手术早期死亡率为 1%～5%，近年来大的心脏中心死亡率接近零。远期效果良好，左心室压差减小或消失，心功能及运动耐量明显改善。高龄、术前充血性心力衰竭、术前有突发或严重的心律失常史、术中左心室压差解除不满意是术后早期死亡的危险因素。晚期死亡原因主要是充血性心力衰竭，常发生于手术 5 年后。多数患者术后心功能改善到Ⅰ～Ⅱ级。术后长期随诊 70%的病例生存 10 年以上，50%生存 15 年以上。猝死的发生率较未经手术治疗的患者显著减少。

二、出院医嘱

1. 注意休息，劳逸结合。
2. 规律服药，按时复查，不适随诊。

病例教学

病历摘要

患者，女性，73 岁。主因“发作性心前区闷痛 3 年，加重 2 小时”入院。患者于 3 年前开始出现活动时心前区闷痛，持续 3～5min，休息后可以缓解，未予重视。以后间断发作，大多在行走、上楼或情绪激动时出现心前区闷痛，偶有气短、全身乏力，持续 5～10min 不等，经休息或含服速效救心丸均可缓解，曾多次到当地医院就诊，诊断为冠心病心绞痛。此次于 2 小时前因劳累再次出现心前区闷痛，持续 20min 余，含服速效救心丸症状减轻，收住院。既往无高血压病史。查体：血压 130/70mmHg，双肺听诊未闻及啰音，心界不大，心率 72 次/分，律齐，心音低钝，心尖部可闻及Ⅲ/6级收缩期杂音。心电图示：Ⅱ、Ⅲ、AVF、V_3～V_9导联均呈ST－T改变（ST段下移0.1～0.2 mV，T波倒置较深，呈冠状T波），左心室肥厚。心绞痛发作时心电图无动态变化。心肌酶学正常。心脏超声示：心脏各房室腔内径大小正常，室间隔增厚，以室间隔中上部增厚最为明显，最厚处为20mm，病变处回声粗糙，呈斑点样改变，心肌纹理排列紊乱。室间隔运动幅度及收缩期增厚率明显减低，后壁运动代偿性增强。左心室流出道未见明显狭窄。二、三尖瓣关闭欠佳，余瓣膜启闭正常，EF值为65%。冠脉造影示冠状动脉未见狭窄及阻塞性病变，各节段室壁运动未见异常。诊断为梗阻性肥厚型心肌病梗阻性肥厚型心肌病。

问题

1. 梗阻性肥厚型心肌病的病理改变有何特点？

2. 简述梗阻性肥厚型心肌病的经皮经腔间隔心肌消融术。

答案

1. 学习目的：梗阻性肥厚型心肌病的病理改变。

答：梗阻性肥厚型心肌病的左心室梗阻病变的程度轻重不一。典型的病变以室间隔上部肥厚最为显著，纵向切开心室间隔，肥厚的心肌即向左、右心室腔膨出。室间隔最厚部位处于二尖瓣前瓣叶游离缘的下方，室间隔在该处因与前瓣叶互相冲撞而呈现局限性纤维化内膜增厚。肥厚的心室间隔心肌的厚度向上（主动脉瓣环）、向下（心尖部）逐渐减少，左心室流出道下段梗阻位于肥厚的室间隔心肌与前瓣叶游离缘之间。心脏收缩时，肥厚的心室间隔凸入心室腔，靠近前移的二尖瓣前瓣叶，导致左心室流出道狭窄，有时伴有关闭不全。收缩早期流出道梗阻程度较轻，此时心室排血量较多。左心室游离壁前外部份及心尖区均匀肥厚，左心室后壁则增厚较少，室间隔与左心室后壁厚度之比可达3∶1，左心室腔较小。室间隔中段增厚者则心室腔呈哑铃状。病变进入晚期，由于心肌梗死或长期重度心力衰竭，左心室可能扩大，左心房腔常扩大，心房壁增厚，二尖瓣前瓣叶增厚，可伴有腱索断裂或先天性畸形。右心室因肥厚的室间隔突入右心室可导致流出道梗阻。病程长者右心室游离壁可因梗阻病变或肺循环压力升高而增厚。室间隔和心室壁的冠状动脉分支管壁常增厚，管腔狭小，可能导致透壁心肌梗阻。

2. 学习目的：梗阻性肥厚型心肌病的经皮经腔间隔心肌消融术。

答：由于手术切除肥厚间隔心肌治疗梗阻性肥厚型心肌病取得了可靠的临床效果，提示人们可用化学或其他方法消除肥厚的室间隔，以达到同样的解除左心室流出道梗阻、改善患者症状及预后的目的。经皮经腔间隔心肌消融术治疗梗阻性肥厚型心肌病是近年来出现的又一治疗梗阻性肥厚型心肌病的方法，由英国医生 Sigwart 于 1995 年首次应用于临床。1994 年，Gietzen 等发现经导管暂时阻断左冠脉第一间隔支可缓解梗阻性肥厚型心肌病的流出道梗阻。1995 年，Sigwart 首次报道了 3 例应用非手术心肌削减法治疗梗阻性肥厚型心肌病。1996 年，德国 Gleichmann 等又应用上述方法对 6 例患者进行了成功的治疗。国内赵林阳等应用该技术对一 55 岁梗阻性肥厚型心肌病患者成功地进行了治疗。治疗后左心室流入道、流出道间压力阶差较治疗前明显下降。静息时治疗前左心室压 145mmHg，主动脉压 120mmHg，压差由 25mmHg 降至 8mmHg，超声心动图显示治疗前室间隔厚度为 18.8mm；术后 5 周，室间隔厚度为 16.6mm。目前这一技术主要用于药物难治性、室间隔局限性肥厚且无左心室扩大的梗阻性肥厚型心肌病患者。治疗成功的关键在于正确地选择肥厚室间隔相关的供血支。这一血管多为左冠脉前降支第一间隔支。该技术目前仍处于临床试验阶段，确切的评价尚有待于更多病例的长期随访结果。

第10章

心脏移植术

1967年12月南非的Barnard医师在首都开普敦成功施行人类第一例心脏移植术，并取得成功，为心功能衰竭晚期治疗开创了新纪元。20世纪80年代以来，由于环孢素（Cyclosporine）的广泛应用，再加上心肌保护技术的改进、外科技术水平的提高，使心脏移植在世界大部分心脏中心成为常规手术。目前，全球已有5万余例患者接受了该手术，同期心脏移植术后排异反应的有效监测和预防明显提高了心脏移植术后患者的生存率，文献报道手术成功率在95%以上，5年生存率在76%以上，最长存活者达30余年。心脏移植术可分为原位心脏移植和异位心脏移植。原位心脏移植是把供心植入原来心脏的位置上；异位心脏移植不切除患者的心脏，而在右侧胸腔再移植一个心脏辅助循环。异位心脏移植由于自身心脏的萎缩、血栓形成和不能对供心进行活检监测排异反应而被摒弃。本章主要介绍原位心脏移植。

一、心脏移植手术适应证

近年来手术适应证有所放宽，但多数心脏移植的对象为心肌病患者，少数为冠心病患者或其他晚期心脏病患者。某些危重的瓣膜病或复杂先天性心脏病患者，如左心发育不良综合征、Ebstein畸形、心内膜弹力纤维增生症等，也可以在婴儿期手术。接受心脏移植患者要符合以下条件：

（1）年龄≤65岁，心功能不全，射血分数≤25%，内外科均无法治愈的终末期心脏病患者，预期寿命小于12个月。

（2）顽固性室性心律失常安装心室辅助装置后，心功能仍不能恢复者。

（3）肺动脉压力≤60mmHg或肺血管阻力≤4 Wood单位。

（4）心脏以外的重要器官功能正常或者可逆。

（5）无活动性感染。

（6）精神状态稳定。

(7) 家属、本人同意手术。

同时需注意患者的年龄，由于近年来移植成功率较高，年龄因素为相对参考，只要有合适供体，从新生儿到老年病例，国外均有成功报道。但年龄一般不易超过 65 岁。糖尿病曾经为移植的相对禁忌证，但目前由于能有效控制，亦可考虑行心脏移植，不过围术期要用胰岛素调整血糖浓度，同时注意预防感染。

二、术前医嘱

1. 长期医嘱

+ 心脏外科护理常规
+ 二级护理
+ 健康教育
+ 低盐低脂饮食

2. 临时医嘱（包括术前医嘱）

+ 血、尿、便常规
+ DIC 初筛
+ 生化 21 项
+ 血气
+ 肌酐及肌酐清除率（>60 岁）
+ X 线胸部正侧位
+ 心电图
+ 空腹血糖、餐后 2 小时血糖
+ 超声心动图检查
+ 颈动脉超声
+ 肺功能检查
+ 头颅 CT
+ 与家属谈话并签字（手术知情同意书、输血知情同意书）
+ 明日全麻体外循环下心脏移植术
+ 备皮
+ 备血
+ 术前晚 7 点清洁灌肠
+ 放置胃肠管（术晨）
+ 术前 12 小时禁食、水

✦ 青霉素皮试

三、心脏移植手术禁忌证

重度肺动脉高压压力≥6Wood 单位，术后肺动脉高压会导致供心右心功能不全，而使移植失败；患者其他器官恶性肿瘤或器官功能严重受损；患者有人类淋巴细胞毒素抗体，应与供体做交叉试验，试验阳性者不适于心脏移植；艾滋病患者，或有活动性感染病灶，心理障碍或精神病患者。

四、供心的选择和处理

供心必须是一颗年轻健康的心脏，已停止跳动的心脏是不能利用的，因为此时心肌已受到损害，故只能利用大脑死亡、而心脏还在跳动、血压正常的心脏。

1. 供心的选择标准

(1) 年龄：50 岁以下，无明显心血管病史。

(2) 无心包损伤、肝炎、艾滋病感染等病史。

(3) 中心静脉压≤1.33kPa (10mmHg)。

(4) 如供体使用正性肌力药物如多巴胺≤10μg/(kg·min)即可维持正常血压；肾上腺素超过 0.1μg/(kg·min)时，供心不宜移植。

(5) 无恶性肿瘤，HIV 阴性。

(6) 身高、体重相匹配，相差一般不超过 20%体重。

(7) 预计供心缺血时间≤6 小时，如怀疑有心肌损伤，心肌酶谱检查应该正常。

2. 术前准备　充分了解患者的心功能状态，明确诊断。了解供体是否有肺内感染或其他病变以及心脏的大小和形态。常规进行实验室检查、血常规和血型检验。组织分型，主要是人类淋巴细胞分型。及时发现和处理口腔感染病灶和清洁口腔。常规行人类淋巴细胞毒素抗体测定，一般在移植前 3 个月左右测一次。如患者体内有抗人类淋巴细胞毒素抗体，则必须先与供体做血清淋巴细胞交叉试验。手术前要对患者全身情况有更详细的了解。配血、禁食 5～6 小时，术前 4 小时给予环孢素 4mg/kg。

3. 供心的采集　心脏是最不易耐受缺血的器官之一，在得到保护的情况下，冷缺血时间也不宜超过 6 小时。所以供心的采取要体现一个“快”字，同时各个环节要紧密配合，尽量缩短供心缺血的时间。尽可能在取心之前使供体心肺功能、内环境、电解质、血气和血糖在正常范围。

具体步骤：给供体气管插管，人工呼吸机通气后，正中切口，纵劈胸骨，切开心包，撑开胸骨，充分暴露心脏，游离上腔静脉和主动脉，于上腔静脉或主动脉内注射肝素（3mg/kg）。阻断上、下腔静脉，10s后紧靠无名动脉处阻断升主动脉，同时于阻断钳近端灌注晶体心停搏液。心脏停搏后，心脏表面用冰屑降温，结扎上腔静脉并切断远端，于阻断钳远端切断升主动脉，抬高心尖，切断左、右肺静脉并在肺动脉分叉处切断肺动脉，切断心脏后方的附着心包组织，即可取出心脏。取出的心脏立即置于盛有4℃冰盐水或林格液的容器中进一步降温，并检查心脏各瓣膜形态是否正常，注意有无卵圆孔未闭，剪开4个静脉口，再将此容器置入2～3层无菌塑料袋中，最后将塑料袋置于小冷藏箱内运走。通常供心在缺血的情况下保存3～4小时是安全的，当然时间越短越好。如果供心需要长途运输，最好用供心保存液。近年来，多采用Uw液保护心脏，因为其保存效果较其他保护液更好，有6～8小时缺血而成功的报道。

五、手术方法

心脏移植手术技术已经规范化，下面介绍原位心脏移植手术有关技术。

1. 病变心脏的切除　常规作术前准备，消毒铺巾，经胸正中切口，锯开胸骨，切开心包，充分游离上腔静脉、主动脉和肺动脉。供心到达手术室后，患者全身肝素化，常规插管建立体外循环，降温至30℃。阻断升主动脉，于半月瓣上方切断升主动脉及肺动脉，靠近房室沟切开右心房，向上切至右心房顶部，向下切至房间隔下部，至三尖瓣环处切开房间隔，再将心脏反转，从房间隔下缘沿房室沟剪开左心房后壁，需注意避免切开左肺静脉。扩大切口上达心底部，最后切开房间隔，心脏即可完全切除，心脏切除缘要彻底止血。

2. 供心的置入　将修剪好的供心置入心包腔，供心外包裹冰水纱布，将供心左心房壁与患者左心房壁吻合。用3-0 Prolene线从左心耳和左上肺静脉之间开始吻合，向下缘至房间隔下缘，再用缝线于另一端缝合左心房顶和房间隔，至房间隔下缘与另一端缝线打结。右心房吻合也可用 3 - 0 Prolene 线，先从房间隔下方开始，向上右心耳，另一针由下向上缝至右心耳前壁，两线相遇后先不打结，以备排气。使用 4 - 0 Prolene 线连续缝合吻合主动脉。复温，最后吻合肺动脉。由于供心完全离体，需要各心腔充分排气，顺序为先左心房，再左心室及升主动脉内的气体。开放升主动脉，心脏复跳至窦性心律后，适当延长并行循环时间，可使用多巴胺、肾上腺素等药物，待各项指标恢复正常后开始停体外循环机。撤除各种管道，中和肝素，彻底止血，在心脏表面置临时起搏导线。

六、术后处理

心脏移植术后的处理，需注意以下几点：

1. 心脏无神经支配，需注意无神经支配心脏的特点。

2. 供心缺血损害明显，而受体一般肺血管阻力较高，故容易出现右心衰。

3. 须用免疫抑制剂，易感染，需要无菌隔离治疗。

总的原则如下：

1. 清洁房间并消毒隔离，建立医护人员严格的消毒隔离制度，特别是手的传播。空气用紫外线消毒，一般隔 1 周至一个月时间。

2. 每小时记录一次患者的生命体征，至术后 24 小时或稳定为止。

3. 常规使用 Swan - Ganz 导管监测肺动脉压。

4. 摄床旁 X 线胸片每天 1 次，连续 3 天。随后可适当延长间隔时间。

5. 查肝/肾功能、电解质、血、尿、痰培养，每天 1 次，至稳定，随时查血气。

6. 心外膜起搏线备用，留置 1 周。

7. 预防应用抗生素 7 天。

8. 床旁心脏超声检查，第 1 天起，每天 1 次，至少 7 天。

9. 要特别注意肾功能损害，用利尿和扩血管治疗可有助于肾功能恢复。

10. 术后 2～3 天拔除引流管后即可下床活动。

七、术后医嘱

1. 术后长期医嘱（ICU 内）

+ 特级护理
+ 禁食、水
+ 保留导尿
+ 会阴冲洗
+ 口腔护理
+ 保留闭式引流
+ 病重
+ 心电监护
+ 泮托拉唑 40mg 入壶，bid
+ 果糖二磷酸钠 10g，qd
+ 使用抗生素

2. 术后临时医嘱（ICU 内）

+ 羟乙基淀粉 130/0.4 氯化钠注射液 500ml，iv gtt
+ 5%葡萄糖注射液 500ml，iv gtt
+ 15%氯化钾注射液 40ml，iv gtt
+ 10%葡萄糖酸钙注射液 20ml，iv
+ 25%硫酸镁注射液 10ml，iv
+ 申请床旁 X 线胸片检查
+ 新鲜血浆/悬浮红细胞（必要时）

八、心脏移植术后并发症

1. 供心功能不全　与患者免疫功能状态、心肌缺血时间长短、心肌保护方法、外科手术等因素有关。手术期间应适当延长辅助时间，必要时可安装主动脉球囊反搏及心室辅助装置，如7～14天仍不能恢复，应考虑再次心脏移植。

2. 右心衰竭　患者肺动脉高压、心肌缺血、耐受性低、右冠状动脉进气等是发生右心衰的原因。其临床表现为中心静脉压高，右心扩张和收缩无力。应延长体外循环辅助时间，吸入一氧化氮，增加正性肌力药物剂量，或加用主动脉球囊反搏、右心室辅助装置。

3. 出血　常发生在左心房及肺动脉吻合口，主要是在心脏收缩时出血。如为外科手术所致，应再次手术止血；如与凝血机制有关，应采取相应的处理。

4. 感染　感染的发生与免疫抑制剂的应用和多器官功能衰竭有关。病原以细菌最常见，其次为真菌和病毒。感染部位以肺部最常见，其次是中枢神经系统、伤口、尿路、皮肤和口腔等。肺炎、病毒感染与真菌感染占死亡患者的20%～58%。

5. 排异反应　移植术后几分钟至数小时为超急性排异反应，目前已较少见。急性排异反应最常见，发生于移植后2周至4个月。慢性排异发生在移植较长时间以后，临床上无明显症状，患者较早发生冠状动脉硬化，可能与慢性排异反应有关。诊断主要靠心肌活检和冠脉造影。对于急性排异反应可增加免疫抑制剂，效果较差时可增加泼尼松龙剂量至1000mg/d，静脉注射，连用3天后减量至维持水平，如效果不好可增加环孢素A和ATG及鼠抗人CD_3T细胞抗原（OXT_3）的单克隆抗体等免疫抑制剂的剂量。

6. 冠状动脉粥样硬化　常发生于心脏移植术后晚期，病变起始于远端小动脉，较少累及近端，狭窄以血管向心性纤维性狭窄为主。移植术后1～2年开始出现，发生率为14%，移植心脏去神经，所以患者没有心绞痛症状，可在6个月后再行心脏移植。

7. 三尖瓣关闭不全　术中植入供心时右心房位置对合有误或过度扭转使三尖瓣不在一个平面。心内膜活检可导致三尖瓣腱索断裂、乳头肌断裂和三尖瓣瓣叶穿孔，这些损伤可出现右心功能不全，心脏扩大，三尖瓣环扩大，三尖瓣关闭不全，发生率为14%，必要时需行三尖瓣置换。

8. 肾衰竭　患者使用环孢素A的副作用，发生率为20%～50%，也与环孢素A的使用剂量有关。

住院小结

一、预后

心脏移植的临床效果已经得到公认，术后1年生存率可达80%，5年生存率为70%。随着我国经济的不断发展，脑死亡概念的认可，器官捐赠和相关立法制度的完善，能接受心脏移植的患者将逐渐增多。通过心脏外科医师的努力，心脏移植工作完全能与肾移植一样，成为常规治疗终末期心脏病患者的手段。

二、出院医嘱

患者出院后低脂饮食，移植术后 9 个月可恢复工作。少到人群聚集的地方，必要时要戴口罩和手套。尽可能避免接触动植物。

第 11 章

体外循环建立和撤除操作常规

体外循环是指使用一种特殊装置短时间内代替人的心功能和肺功能，进行血液循环及气体交换的技术，是心脏大血管外科手术极其重要的保证。

下面介绍体外循环的建立和撤除方法：

1. 切口　胸骨正中切口是当今世界上应用最多的心脏直视手术切口，它显露好，适合任何部位的心脏手术。切口起自胸骨切迹稍下方，下至剑突水平。此切口也可根据医生经验适当缩小。右前外侧胸部切口也可以施行部分心内手术。

2. 锯开胸骨　沿正中用电刀切开皮下、胸骨骨膜，分离胸骨，然后解剖剑突及分离胸骨后间隙。用电动锯（或摆动锯）沿中线自下而上（或自上而下）将胸骨纵行锯开。骨膜用电凝止血，胸骨用骨蜡止血。对于有胸骨感染高危因素的患者，特别是老年人，应尽量少用骨蜡。

3. 切开心包　“工”形切开心包，上达升主动脉返折部，下至膈肌平面。之后将心包切缘缝合于双侧胸骨外的软组织，用撑开器撑开胸骨，显露心脏。

4. 心外探查　探查主动脉、肺动脉、左右心房、左右心室、上下腔静脉和肺静脉的大小、张力以及是否有震颤，还要检查是否存在左上腔静脉及其他心外可以发现的畸形。

5. 建立体外循环

（1）动脉插管：患者静脉给肝素（3mg/kg），全身肝素化后测定部分凝血活酶时间（ACT）超过 400s，就可以进行升主动脉插管操作。动脉插管常用部位为升主动脉，其次为股动脉、锁骨下动脉或腋动脉，视不同患者手术所需选择合适的动脉插管位置以及动脉插管的类型。在升主动脉的远端前壁（部分特殊病例可在主动脉弓部），用 2－0 缝线作两个同心荷包缝合，其大小比插管外径稍大。缝于主动脉的外膜，可包含少许中层组织，荷包线的开口左右各一。将荷包线套入止血器，以备插管时止血和固定。剪除荷包中央部主动脉外膜，外膜少而薄时可不剪除。用尖刀在荷包中央切一略小于动脉插管口径的切口，退出刀刃的同时将动脉插管送入升主动脉切口内，立即收紧两个荷包线的止血器，并用1-0丝线将动脉插管与止血器固定在一起。最后将动脉插管固定在切口边缘上，将插管与人工心肺机连接。注意排掉管内气泡并正确连接。牢固的动脉插管是手术顺利进行的基础。患有以下病变的患者在进行主动脉插管以及相关操作时易形成主动脉损伤：主动脉壁严重粥样硬化，升主动脉壁薄或扩张、中层囊性坏死或有血管胶原病。认识到这些危险因素，在遇到这类患者时，术中应操作轻柔，避免造成主动脉内膜的医源性损伤。在体外循环操作中若发现内膜撕裂或破口，立即进行外科修复是预防术后发展为夹层动脉瘤非常关键的措施。

（2）腔静脉套带；此操作可在插主动脉管前完成。先分离主动脉和肺动脉，显露上腔静脉内侧，剪开右肺动脉外膜，用直角钳沿上腔静脉内侧绕过其后套带。以同样方法用肾蒂钳绕下腔静脉套带备用。有时由于心脏显著扩大、粘连或操作时导致明显的循环不稳定，可先插一根右心房引流管转流，待心脏空虚后完成另一根静脉套带。

（3）腔静脉插管：于右心耳和右心房各缝一荷包线（4-0缝线），套以止血器，一般先经右心耳插入上腔静脉插管。注意勿插过深，误入奇静脉或单侧无名静脉可造成引流不畅，引起上半身静脉压升高及导致脑血管意外。经右心房切口插下腔静脉管，收紧止血器，固定，插下腔静脉引流管时，切开下腔静脉插管荷包线内的右心房壁，顺势插入。下腔静脉插管过深，可阻塞肝静脉回流。发生这种情况时，下腔静脉插管内的血液颜色较上腔静脉者更暗紫，与正常所见相反，或者出现下腔静脉插管引流量少，婴幼儿则出现肝大。将上下腔静脉插管与人工心肺机管道连接。不需要打开心脏的大血管手术、主动脉瓣手术和冠状动脉旁路移植术等，可以只插腔房二极引流管。

（4）心脏停搏液灌注插管：在升主动脉根部前壁外膜作一褥式缝合，将其套入止血器。将心停搏液灌注针头刺入褥式缝合线的中央部位进入升主动脉内，抽紧止血器，固定。排气后将灌注管与灌注装置连接。

（5）左心引流插管：在右上肺静脉根部与左心房的连接部作一褥式缝合，套以止血器，在褥式缝线圈内切一小口后，将左心房引流管插入左心房或左心室，收紧止血器。将引流管与人工心肺机连接。对需要切开右心房的，可以经房间隔插入左心引流管。

检查所有管道及其连接均无误，肯定各通道没有任何障碍或钳夹后，测定 ACT 值大于 480s，即可开始转机进行体外循环，此时需先阻断上、下腔静脉，以防止血液流回右心房，然后钳夹升主动脉阻断冠脉血供。同期进行血液降温到预定温度。

（6）阻断升主动脉：用主动脉阻断钳在主动脉插管与心停搏液灌注管之间阻断升主动脉，需注意应阻断完全。立即经主动脉根部灌注管灌注心脏停搏液，同时心脏表面可用 4℃冰盐水或冰屑降温，心肌保护充分。腔静脉均阻断时，应及时切开右心房引流心停搏液。左心引流也应保持通畅，避免心脏过胀。如果有主动脉瓣关闭不全，需切开主动脉直接经冠脉开口灌注心停搏液或者经冠状静脉窦逆行灌注。在冠状动脉旁路移植术时，也可经移植血管桥灌注心脏停搏液。在心腔内基本无血的条件下进行心内手术操作。

6. 撤离体外循环步骤

（1）复温：心内操作接近完成时，即可开始复温，水温和血温温差不能超过 10℃，水温最高设定为 42℃。温差过大可使小气泡从血液中逸出，造成医源性微气栓。

（2）排气：心内操作完毕，开放上、下腔静脉，使部分血液回流至心腔内，即可进行主动脉根部插针排气，或经原来心停搏液灌注管行主动脉根部吸引排气，或者通过主动脉壁上的针孔排气。在排气时应停止左心吸引。在关闭左侧心脏切口前可嘱麻醉医生膨肺以协助排出左侧心腔内的气体。有条件时可采用经食管超声心动图指导排气。如心腔内残余气体未排除干净，气体有可能沿动脉系统进入脑、冠状动脉等重要脏器，造成气栓，增加患者并发症发生率甚至导致患者死亡。

(3) 开放主动脉：开放升主动脉阻断钳，此时应继续左心引流，术者手握心脏感觉并控制左心室可能出现的过度膨胀。

(4) 心脏除颤：开放升主动脉阻断钳后，大部分患者心脏能自动复跳，如不复跳，可用电击除颤，一般用直流电 5～50W/s。如果复跳困难，应迅速寻找原因并积极解决：畸形矫正是否满意、是否残留心内畸形（如主动脉瓣关闭不全）、有无急性人工瓣膜功能障碍、是否有高血钾或低氧血症、是否有冠脉气栓、灌注压是否太低、术中是否存在心肌保护不良等。复跳后应保持一段时间心脏的空搏，以利于心肌功能恢复。

(5) 辅助循环：心脏复跳后开放上、下腔阻断带，此时应缓慢而逐渐地补充血容量，切忌还血过快使心脏过胀，心腔内压力增高，心室壁压力增大损伤心肌，出现心功能不全。一般来说，根据心肌血运阻断时间的长短及心功能状态的不同，辅助循环时间长短不一，短则 5～10min，长者可达主动脉阻断时间的 1/3～1/2。对于心功能较差患者，可适当延长辅助时间，以利于心脏代谢及功能的恢复。

(6) 停止体外循环：当以下条件满足时可考虑停止体外循环：①核心温度≥36.5℃，鼻咽温度 37～38℃；②心律、心率、循环稳定；③手术野无外科原因的出血；④血气分析、电解质正常；⑤心脏充盈适当，心脏收缩有力。停机后要继续用动脉泵缓慢输血，以防止血容量不足，同时也要防止输入速度过快而致心脏膨胀，损害心肌功能。必要时给予适量正性肌力药物。对新生儿，婴幼儿手术可以采用改良超滤，滤过体内多余的水分。停止体外循环后将变温水箱水温设置在 38℃，体表持续保温至手术结束。

(7) 中和肝素：停机后通常先按 1：1 的比率给予鱼精蛋白中和体内肝素。再根据 ACT 测定值决定是否追加鱼精蛋白，需注意防止使用鱼精蛋白过量或不足。

(8) 拔除插管：给鱼精蛋白前可先拔去腔静脉插管，鱼精蛋白给完后需拔除主动脉插管，再次检查心脏各切口有无出血。

(9) 放置引流管：一般两根，通过剑突下皮肤切口放入。一根放入心包斜窦，一根放入胸骨后、心包前。如胸膜破裂，可根据破口大小决定是否另外放置胸腔引流管。

(10) 缝合切口：胸骨用钢丝固定，婴幼儿可用可吸收线固定。植入钢丝时应避免损伤胸廓内血管。合拢胸骨前应检查胸骨针眼有无出血，皮下组织和皮肤按常规缝合。

第12章

心内直视手术后处理常规

第一节　一般常规处理

一、术后回监护室后常规检查

1. 血常规、DIC初筛、血清电解质检查，根据结果决定是否补充红细胞悬液、新鲜冰冻血浆或血小板，并维持电解质，尤其是钾离子的平衡。

2. 动脉血气分析，根据结果调节呼吸机参数。

3. 监测ACT值直至正常，根据ACT值决定是否补充鱼精蛋白中和肝素。

4. 病床旁胸部X线片，观察气管插管位置（一般要求前端位于气管隆嵴上约1cm处），主动脉球囊反搏导管的位置（导管尖端位于第2～3肋间），同时观察纵隔有无增宽，有无胸腔积液等。

二、循环系统处理

心脏术后维持循环系统的稳定极为重要，可以保证组织器官的正常灌注和代谢，有利于术后恢复。循环系统的稳定要求保证适当的心脏前负荷（容量负荷）和后负荷（压力负荷）、心肌收缩力，并维持心率和心律的稳定。

1. 补充血容量，保证适当的心脏前负荷　术中、术后体液丢失、出血，术后因体温恢复、外周血管床扩张，可造成有效循环血容量不足，需补充血容量，维持前负荷，以达适宜的心排量。因此必须依据左心房压、中心静脉压和失血失液量进行补液。

（1）补液种类：普通先心病、冠脉旁路移植术、瓣膜置换患者血红蛋白低于90g/ml或血细胞比容低于30％。发绀型先心病低于100g/ml或血细胞比容低于35％时，应根据病情输入红细胞悬液。否则考虑输入新鲜冰冻血浆或20％人血白蛋白，既可输入新鲜冰冻血浆补充血容量，也可补充凝血因子有助于止血，而

20%人体白蛋白可以补充血容量提高胶体渗透压，减轻组织间质水肿。每输 400ml 库血应补充葡萄糖酸钙 1g，防止出现低钙血症。病情稳定时常规补液一般用 5%葡萄糖溶液静脉滴入（婴幼儿一般用 10%葡萄糖溶液），术后 24 小时内一般不使用氯化钠溶液。

（2）补液量：所需补充的血容量主要根据术中术后失血量、尿量来计算，并参考中心静脉压、左心房压、血压，缺多少补多少，宁少勿多。一般普通先心病、瓣膜置换、冠脉旁路移植术后患者要求中心静脉压达 $10cmH_2O$。右心梗阻型先天性心脏病（如法洛四联症、肺动脉狭窄、肺动脉闭锁、肺血管梗阻性病变等）的患儿要求较高的中心静脉压 $15\sim20cmH_2O$。一般术后第 1 日，成人每公斤体重的液体摄入量为 32ml，婴幼儿每公斤体重 50ml，第 2 天适当增加，48 小时后根据尿量、胃液和引流液增加入量。

（3）补液速度：补充血容量时，输液速度成人可达 4～6ml/min，老年人和小儿 1～3ml/min；血容量明显不足时，还可适当加快输液速度。术后当天常规补液时，成人为 0.5ml/(kg·h)，婴幼儿为 2ml/(kg·h)，输液速度不宜过快，以免诱发急性肺水肿。

2. 增强心肌收缩力　由于术中心脏操作，术后出现心肌收缩功能下降，尤其体外循环后，更容易出现低心排出量综合征，应常规应用正性肌力药物增强心肌收缩力，改善组织器官的灌注状况，常用的药物有：

（1）多巴胺：是心脏手术后最常用的正性肌力药物，激动交感神经系统肾上腺素受体和位于肾、肠系膜、冠状动脉、脑动脉的多巴胺受体，能增强心肌收缩力而增加心脏排血量。效应与剂量相关：①小量时［0.5～2μg/(kg·min)］主要作用于多巴胺受体，使肾及肠系膜血管扩张，肾血流量及肾小球滤过率增加，尿量及钠排泄量增加；②中等量时［2～10μg/(kg·min)］，能直接激动 β1 受体以及间接促使去甲肾上腺素自贮藏部位释放，对心肌产生正性应力作用，使心肌收缩力及心搏出量增加，最终使心排血量加大，收缩压升高，脉压可能增大，舒张压无变化或有轻度升高，外周总阻力常无改变，冠脉血流及心肌氧耗改善；③大量时［大于 10μg/(kg·min)］激动 α 受体，导致周围血管阻力增加，肾血管收缩，肾血流量及尿量反而减少。由于心排血量及周围血管阻力增加，致使收缩压及舒张压均增高。故推荐多巴胺的剂量为［5～10μg/(kg·min)］。

（2）多巴酚丁胺：是人工合成选择性心脏β受体激动剂。能加强心肌收缩力，增加心排血量，但对心率的影响较小，很少引起心律失常。不作用于多巴胺受体，故对肾及肠系膜血管无直接扩张作用；对 α_1 受体无作用，故对周围血管无收缩作用。临床上常与多巴胺联合应用，其剂量与多巴胺相似。但应注意多巴酚丁胺与多巴胺合用对心率影响较大。

（3）洋地黄类药物：洋地黄抑制 Na^+-K^+-ATP 酶使心肌细胞内钙离子浓度增高，增加心肌收缩力，增加心排量，同时可减慢心率，降低左心室舒张末期压力，使每搏输出量和心输出量都增加但不增加氧耗，改善肺循环和体循环，是治疗心力衰竭、心房颤动和阵发性室上性心动过速的主要药物。临床常首选毛花苷 C 0.2～0.4mg 缓慢静注，30min 内起作用，应及时补充钾和镁，保持血钾在 4.0mmol/L 以上，避免洋地黄中毒。

（4）钙剂：钙离子具有心肌正性作用，术后低血钙症或输血后需常规补钙。一般采用每次 10% 葡萄糖酸钙 1g，小儿每次 10～20 mg/kg，加适量葡萄糖溶液缓慢静脉推注。不能与洋地黄类药物、碳酸氢钠同时应用。

（5）米力农：为磷酸二酯酶抑制剂，兼有正性肌力作用和血管扩张作用，能增强心肌收缩力、改善左心室舒张功能和顺应性而不增加心肌氧耗，能增快心率，但对动脉压无明显影响，用于急、慢性心力衰竭患者。用法：负荷量 50μg/min 缓慢静脉注射 10～15min，继以 0.375～0.75μg/(kg·min)持续静脉滴入，每日最大剂量不超过 1.13mg/kg。此药可与硝酸异山梨酯及洋地黄联合应用，不良反应为消化道反应。

（6）肾上腺素类药物：在使用多巴胺等药物不能维持有效灌注压时，加用肾上腺素类药物联合应用。

3. 扩张周围血管，减轻后负荷　心脏术后患者往往存在末梢循环不良，组织灌注减少，心脏负荷和氧耗量增加而心输出量减少，对于心脏和全身极为不利，需应用血管扩张剂治疗。

（1）硝普钠：临床常用血管扩张剂，主要扩张动脉，亦有轻度扩张静脉的作用。能明显降低体循环动脉压及肺动脉压，同时舒张冠状动脉，增加冠状动脉血流，降低心肌氧耗。作用快而持续时间短，停药后其作用在数分钟消失。用5%葡萄糖液稀释经微量泵持续静脉给药，常用剂量为1～6μg/(kg·min)，一般从小剂量开始。药物必须避光，每6小时更换一次，且用药一般不超过48小时，以避免氰化物中毒。应用时注意观察血压，低血容量时禁用。

(2) 硝酸甘油：直接作用于血管平滑肌而扩张血管，特别是静脉更为明显，对冠状动脉和脑血管亦有良好的扩张效果。用药2min后起效，静脉扩张后回心血减少而减少心脏前负荷；常用剂量为0.1～0.5μg/(kg·min)。注意心率和血压变化。不良反应为低血压，心率快和搏动性头痛。

(3) 酚妥拉明：为α受体阻滞剂，可降低肺动脉压和周围动脉压，降低心脏后负荷，常用剂量为1.5～3μg/(kg·min)，可与多巴胺联合应用。

4. 控制心律失常　心律失常可影响心泵功能加重心衰，产生低心排出量综合征，甚至危及生命。处理首先是积极矫正低血容量、低血钾、低氧血症和洋地黄中毒等诱发因素，同时应用抗心律失常药物，具体处理方法请参照并发症处理的心律失常部分。

三、呼吸系统处理

在体外循环转流中肺泡萎陷、通气和灌注比例失调、肺顺应性降低、肺毛细血管通透性增加，以及左心引流不畅等均可引起肺间质水肿。术后呼吸道分泌物增加，气管纤毛上皮细胞和黏膜功能抑制，致使痰液不易排出而潴留，常常发生呼吸道并发症而影响手术效果，因此呼吸系统的处理对手术成功与否十分重要。心脏术后呼吸系统的常规处理主要包括：

1. 术后常规监测动脉血气和末梢氧饱和度　当PaO_2＜60mmHg，$PaCO_2$＞50mmHg时应给予高度重视，查明原因及时处理。一般应维持在SaO_2 95%以上，若低于此值时应予以注意。

2. 物理检查　充分应用视、触、叩、听检查患者体征，尤其是听诊：双侧呼吸音清，对称，无干湿啰音为正常。若术后应用呼吸机时一侧呼吸音较另一侧减弱或消失，应考虑气管插管过深进入右主支气管，造成一侧肺不张等，同时行床旁 X 线胸片检查。

3. X 线胸片　正常情况下，胸片基本上与术前相同，气管插管头端在胸 2～4 椎体之间。若胸片一侧的外围为无纹理的透明带，肺被压缩移向肺门者，为气胸的征象。胸片上有气液平面时，一般为液气胸或血气胸的表现。平卧位胸片上一侧的密度呈均匀一致的增高，一般为胸腔积液或积血的表现。急性肺水肿的典型表现为两肺野内中带有广泛的大片密度增高影，以肺门为著，外带较淡，分布对称，近似“蝶翼状”。肺炎的胸片表现为小斑片状融合影，边缘模糊，多以下肺野为重。灌注肺的胸片表现为两侧对称的均匀一致的且肺门较重的密度增高影。心包积液的胸片表现为心脏向两侧增大呈烧瓶状或球形，无肺淤血表现。

4. 呼吸机辅助呼吸　心脏手术后机械通气是支持呼吸循环功能的重要手段。现代呼吸机已发展成具有多功能的机型，可以根据病情调节不同模式，有加温、湿化和雾化给药装置，能设置各种参数的报警范围，临床上已广泛使用。下面阐述有关应用呼吸机在心脏外科术后的意义以及呼吸机通气模式、参数的设置、报警的处理和并发症的预防。

（1）呼吸机在心脏外科术后应用的意义

①改善通气功能和换气功能：呼吸机的正压气流，不但可以使呼吸道通畅的患者得到足够的潮气量和分钟通气量。对有气道阻力增加和肺顺应性下降的患者，正压通气使细小支气管与肺泡扩张，内径增加，使气道阻力相对下降，从而改善通气功能。呼吸机可以通过提高吸入氧浓度（FiO_2），增加氧的弥散；改善肺内的气体分布，增加氧的弥散、促进 CO_2 的排出，在一定程度上改善肺的换气功能。

②减少呼吸做功，支持心肺功能：辅助呼吸时正压通气可以代替呼吸肌做功，减少自主呼吸的氧耗量，促进肺泡膨胀，使萎陷的肺泡复张。既能支持肺功能，改善缺氧状态，也可减轻心脏负担，有利于心胸外科患者的术后恢复。

③保护重要器官功能：呼吸机改善通气、换气功能和降低呼吸功等作用，提高了动脉血氧含量，改善组织缺氧状况，减轻了低氧对脑、肾等重要脏器的损害，保护了重要器官的功能。

④防治肺水肿和灌注肺等肺部并发症：呼吸机正压通气能升高肺泡内压力，减少渗出并促进液体回收，减轻组织间隙水肿，有利于防治肺水肿和灌注肺。

（2）建立人工气道：气管与呼吸机之间的连接，常用方式有3种：

①气管插管：分经口和经鼻气管插管两种。一般经口插管较经鼻普遍，易于掌握；但经鼻插管较经口容易被患者耐受且插管容易固定，维持的时间长，一般可维持1周以上，呼吸道护理适当时维持的时间更长。

②气管切开：气管切开置管时，导管易于固定，便于呼吸道湿化和分泌物吸引，可减少声门水肿。患者对气管切开的耐受程度也好，可以长期耐受，适用于喉头和上呼吸道病变或呼吸衰竭短期不能撤机的患者。但增加了呼吸道和切口感染的机会，严重者可导致纵隔感染，甚至危及生命。

③面罩通气：面罩对患者无损伤而安全，较适用于需反复建立人工气道应用呼吸机的患者，但不利于进行口腔护理和气道的湿化和吸引；此外，当患者配合不好或不协调时，容易引起胃肠胀气。

（3）各种呼吸模式的意义

①控制呼吸（CMV）：呼吸机按预先设置好的潮气量和频率给患者呼吸，以控制呼吸代替患者自主通气。一般术后即刻，病情不稳定，患者无自主呼吸时，为保证供氧，常采用CMV。缺点：若潮气量或呼吸次数参数设置不当时，可能通气过度或通气不足；其次是患者自主呼吸恢复后产生人机对抗。

②间歇指令通气（IMV）和同步间歇指令通气（SIMV）：IMV是自主呼吸和控制呼吸的结合。在自主呼吸的基础上给患者有规律的强制呼吸，将气体送入肺内，保证每分钟的通气量。而SIMV间歇指令通气由患者自主呼吸触发，具有与患者自主呼吸同步的优点，不干扰患者的自主呼吸。其特点是每分钟内既有规定的强制性机械通气，又有发生于其间的自主呼吸，两种呼吸共同构成每分通气量。这是心脏术后最常用的呼吸模式，常与压力支持呼吸（PSV）、呼气末正压（PEEP）联用，作为呼吸肌训练，

逐步撤离呼吸机的一种模式。

IMV 与 SIMV 的区别在于强制呼吸不是由患者的自主呼吸去触发，而是按固定间隔时间强制呼吸，这样可以减轻患者呼吸肌的负担。

③压力支持呼吸（PSV）：是一种辅助通气方式，即在有自主呼吸的前提下，每次吸气都接受一定水平的压力支持，以辅助和增强患者的吸气能力，增加患者的吸气深度和吸入气量。由患者自己控制吸、呼气时间，并与支持压力一起决定吸气流速及潮气量，患者自觉较好，可以减少呼吸肌做功而通气量增大，呼吸频率减慢。心脏术后准备脱离呼吸机的患者多用低水平（5～10cmH_2O）的支持压力。这种脱机的过渡方法比 SIMV 更接近生理状态，并减少呼吸功和氧耗量。

④呼气末正压呼吸（PEEP）：呼气末正压通气（指呼吸机在吸气相产生正压，将气体压入肺内；但在呼气末，气道压力并不降为零，而仍保持在一定的正压水平。其优点：能增加肺泡内正压和功能残气量，阻止肺萎陷、调整血流/通气比例，增加肺顺应性，改善肺换气功能，降低肺泡气-动脉血氧分压差。肺泡正压可以减轻和消除肺内渗出而减轻肺间质水肿。在成人呼吸窘迫综合征（ARDS）等严重呼吸功能障碍时常规辅助呼吸不能纠正严重低氧血症，需加用 PEEP。PEEP 成人先从 5cmH_2O 开始，每次增加或减少 5cmH_2O，一般不超过 15cmH_2O，儿童先从 3cmH_2O 开始，每次增加或减少 2cmH_2O，一般不超过 10H_2O。但是在抢救急性肺水肿时不受此限制，可增至粉红色泡沫痰消失为止，在肺水泡音消失、病情稳定以后才允许逐渐缓慢地减量，每次减压不超过 2cmH_2O，减压过快则肺水肿可再次复发。PEEP 可能导致腔静脉和颅内压升高，心排出量减少，故在有效循环血容量不足，循环不稳定时不能使用。

（4）呼吸参数的设置和调节

①选择呼吸模式：没有自主呼吸的患者用控制呼吸，自主呼吸恢复后改用 SIMV 和 PSV，患者易于耐受，且可直接脱机。对于 ARDS 和肺水肿等严重缺氧的患者应用 PEEP 呼吸模式。

②吸入氧浓度：心脏术后一般吸入氧浓度调节在 30%～

60%，保持 PaO_2 在 80mmHg 以上即可。在气管内吸痰前后可短期（一般为 2min 左右）增加到 100%，60%浓度不能维持在 60mmHg 以上时加用 PEEP。70%浓度以上不能超过 24 小时，以免氧中毒，尤其是新生儿。

③呼吸频率：新生儿 30～40 次/分，<1 岁 25～30 次/分，1～3 岁20～25 次/分，4～6 岁 18～20 次/分，7～12 岁 16～18 次/分，成人 10～15 次/分。需要指出的是，上述标准只能参考，临床应用中应根据血气分析结果和病情进行调节。若出现呼吸性酸中毒，则可适当增加呼吸频率；反之亦然。

④潮气量：成人 7～8ml/kg。近来，有学者提倡小潮气量（6ml/kg）通气，以保护肺组织。

呼吸频率、潮气量的设置应相互兼顾，因为潮气量×呼吸频率为每分通气量，如呼吸减慢，则潮气量相应增加；反之，则减少。成人每分通气量维持量在 6～10L。

⑤吸呼比：呼吸功能基本正常者，多选择 1∶1.5～2 的吸/呼时间比；有阻塞性通气功能障碍的患者，可选择 1∶2～2.5 的吸/呼时间比；患限制性通气功能障碍的患者，多选择 1∶1～1.5 的吸/呼时间比。其次，也可参照缺氧和二氧化碳潴留的程度，兼顾患者的心功能状况或血流动力学改变情况。以缺氧为主的患者，只要循环功能状况允许，可选择吸气时间适当长一些的吸/呼时间比；以二氧化碳潴留为主的患者，则可以选择呼气时间稍长的吸/呼时间比。但应注意，正压吸气时间长，不利于静脉回流。

⑥吸气压：同一时限内，气体流量愈大则吸气压愈高，成人吸气压通常为 10～20cmH$_2$O，不得超过 40cmH$_2$O，以防气压伤和影响血液循环。应用机械通气时，吸气压力一般不需设置，而只要在呼吸机工作压力正常前提下，完成通气量的设置，就等于设置了合理的吸气压力。较多的却是设置吸气压力的上限或下限水平，以确保吸气压力不至于过高产生气压伤或过低造成通气不足。

⑦触发灵敏度：呼吸机触发范围 1～5cmH$_2$O，负压愈小则灵敏度愈高，成人一般设置为－1cmH$_2$O 以上，小儿一般在

$-0.5cmH_2O$以上。撤机前应逐渐降低灵敏度。

⑧吸气末正压：吸气结束后延续正压一些时间称吸气平台，可以增加通气量，一般不超过呼吸周期的20%。

⑨设置报警范围：人工呼吸机设有各种参数的工作范围上下限，超过则发出报警，一般呼吸机上设有呼吸频率、吸入氧浓度、气道压力、每分通气量、潮气量等监测报警系统，使用时必须设定相应的报警范围，以保障患者安全。

⑩加温湿化：生理情况下，吸入的空气经过呼吸道时起到温暖、滤过和湿化作用，而气管插管或气管切开时无这种生理保护，高流量的干燥气体使黏膜、纤毛正常功能丧失，分泌物变得黏稠、结痂，不易排出。不仅增加呼吸道阻力亦容易并发感染。因此，必须进行加温湿化，加温适宜的温度32～35℃，相对湿度<70%。湿化器内应用蒸馏水，不可用生理盐水，以防止氯化钠沉积在气管壁上影响纤毛运动。

(5) 呼吸机辅助呼吸的管理

①呼吸机的准备：在心脏手术患者返回ICU前，就必须根据患者的具体情况设定呼吸机的各项参数，连接模拟肺运转，确定电源、空气压缩机、氧气、加温湿化系统和监测报警系统工作正常。

②一般观察：观察患者是否有自主呼吸，自主呼吸与呼吸机是否同步。左右胸廓呼吸幅度是否相等，有无发绀、鼻翼扇动等现象，听诊双肺是否为对称的肺泡呼吸音。同时注意心率、血压和尿量的变化。

③实验室检查：一般可用呼气末二氧化碳监测仪观察通气功能，低于35mmHg时证明有呼吸性碱中毒，需减少每分通气量，用无创血氧饱和度测定仪观察动脉血氧饱和度，95%以上为正常，低于80%时表示缺氧，必须增加氧浓度或加用PEEP呼吸模式。调整呼吸机半小时后做血气分析，若血气分析不满意时分析原因，并调整有关参数，直到血气分析结果满意为止。

④保持气管插管的正确位置：气管插管应牢固地固定以防滑脱。气管插管顶端位置在气管隆嵴上0.5～1.0cm，不高于锁骨水平。气管插管过深易插入右主支气管造成左侧肺不张。过浅易造

成漏气，通气不良，甚至插管滑脱。为防止胃肠胀气，术前或返回 ICU 前放置胃管。

⑤保持呼吸道通畅：痰液潴留可阻塞小支气管而致肺不张，继发肺部感染，必须间断吸痰。吸痰时，吸痰管直径一般不超过插管内径 1/2，吸痰管应边抽出边旋转，不宜上下来回抽动，以免损伤气管黏膜。每次吸引时间不超过 10～15s，以防止吸引时引起暂时性 PaO_2 下降。吸痰前后均要用纯氧辅助呼吸数次（大约 2min），促进肺泡复张。

（6）报警处理常见报警原因主要有以下 3 个方面

①呼吸对抗：患者麻醉苏醒时朦胧状态或脑缺氧引起的无意识动作，切口疼痛或插管不适、痰液潴留、尿管堵塞憋尿、腹胀等不良刺激均可导致呼吸频率增快，从而产生呼吸对抗。

②呼吸道堵塞：表现为气道压力升高，听诊呼吸音减弱，常见原因为气道内有大量分泌物堵塞，呼吸机管道扭曲、打折、受压或积水，气管插管插入右主支气管或管口斜面贴近气管黏膜。

③呼吸道漏气：表现为有效通气量减少和吸气压同时降低，呼气量明显低于吸气量。常见原因为潮气量不足、呼吸机管道接头不严、气管插管连接处松脱、气管插管的套囊漏气、呼吸机控制阀活瓣漏气。

当出现呼吸机报警时，必须立即寻找原因，迅速处理：①立即手控皮囊加压进行过度通气，并进行动脉血气分析；②检查呼吸机有无机械、气源、电源故障；③按血气分析结果调整有关参数，重新接上检查过的呼吸机；④必要时进行床边胸部 X 线片检查，明确有无肺不张、气胸等并发症；⑤原因明确后可使用可用吗啡 5～10mg，力月西 5mg 静注进行镇静，效果欠佳时可加用肌松剂维库溴铵静注。

（7）呼吸机并发症的防治

①呼吸性碱中毒或酸中毒：临床常见到通气量过大出现呼吸性碱中毒，而在胸腔积液、呼吸道阻塞和呼吸机故障时因通气量减少而发生呼吸性酸中毒和低氧血症，吸入氧浓度过高的气体可致氧中毒，应按血气分析调整。

②肺气压伤：潮气量过大，PEEP 水平过高，吸气时间太长，

可造成呼吸道压力过高而致肺气压伤，同时增加右心室排血阻力而影响循环功能，一般认为呼吸道峰压不超过 35cmH_2O 为宜。选用合理的潮气量，最佳 PEEP，早期撤离呼吸机是防止肺气压伤的基本措施。

③上呼吸道损伤：长期气管插管可发生声带损伤，反复负压吸痰易损伤气管黏膜，严重时引起呼吸道出血和感染。呼吸道出血的处理：立即在控制呼吸下进行，呼吸道内交替滴入适量肾上腺素 0.5mg 加生理盐水 10ml 的混合液及卡巴克洛 0.5ml/次。并立即镇静。

④肺部感染：由于气管插管或气管切开，机械通气，呼吸道开放，干扰了呼吸道的正常屏障机制，黏膜、纤毛正常功能丧失，分泌物变得黏稠、结痂，不易排出。不仅增加呼吸道阻力亦可并发感染。处理：a. 做好呼吸道的加温、湿化和吸痰时注意无菌操作；b. 定期吸痰，防止分泌物积聚，保持呼吸道通畅，减少肺不张的发生；c. 合理应用抗生素；d. 加强营养支持，提高全身抵抗力。

⑤营养及代谢异常：机械通气时可发生低钾、低氯和低磷等电解质失衡，过度湿化使尿钠排泄减少，需注意及时纠正。

（8）呼吸机的撤除

患者的呼衰症状基本消失，呼吸肌张力恢复，循环稳定，胸液引流量不多，尿量满意，痰量不多和胸片肺野清晰时可考虑脱离呼吸机，具体指征为：

①最大吸气压＞20cm$H_2$0；肺活量＞10～15ml/kg；静息通气量＜10L；最大通气量大于静息通气 2 倍，说明患者的通气功能恢复。

②吸纯氧时 PaO_2 ＞300mmHg，肺泡动脉血氧分压差＜300mmHg，PaO_2（FiO_2：0.4）＞60mmHg；反映患者的氧合能力已经恢复。

③撤机方法：一般采用 SIMV 或 PSV，逐渐下调辅助呼吸频率或压力支持，锻炼患者呼吸肌，对于 SIMV 强制呼吸时间长的患者停机后先不急于拔管，脱机观察 1h，心率、呼吸、血压无明显变化后再拔除气管插管，可以减少再次插管的麻烦。也

可用T形管过渡，T形管一端连接湿化氧气，另一端为排气口，外面连接容积为120ml的贮气管可以增加吸入氧的浓度，侧面管连接患者的气管导管，如呼吸过快，侧管可增加一段套管作为呼吸无效腔，可以防止呼吸性碱中毒。过渡30 min后做血气分析，正常时可以拔管，呼吸机依赖性过大的患者也可再交替辅助呼吸，逐渐锻炼患者呼吸肌、观察患者呼吸功能完全恢复后再撤机拔管。

对辅助呼吸时间长的患者要细致耐心做好解释工作，消除患者对呼吸机的依赖心理，树立撤机信心。

④拔管方法：拔管前30min静注地塞米松5mg预防声门水肿，拔管时先充分吸尽气管内痰液，吸尽口腔分泌物，然后将吸痰管插入气管导管内，松开气管套囊，边吸痰边拔管，拔除气管插管2～4小时后，注意有无声门水肿。一般在拔管后立即用地塞米松＋异丙托溴铵＋沐舒坦＋生理盐水雾化吸入。

四、电解质平衡

体外循环心脏手术后由于大量利尿而引起电解质紊乱。主要为钾、钙、镁和钠离子失调。

1. 血清钾　术前长期服利尿剂和洋地黄的患者，虽然化验血清钾在正常范围，但是体内总钾量比正常人少10%（心力衰竭时细胞内钾可下降到116mmol/L），术中血液稀释和术后大量利尿，加之呼吸性碱中毒、应用皮质激素和醛固酮分泌增多等均可造成血清钾离子异常。

(1) 低血钾：低钾的临床表现主要是心律失常，如心动过速，房性、室性期前收缩，严重者发生室性心动过速和心室纤颤。其他如肌无力，麻痹性肠梗阻，呕吐和精神症状等。血化验血清钾低于3.5mmol/L；心电图QT间期延长，ST段下降，T波低平或双相，伴u波出现。

低钾的处理：停用排钾性利尿剂，改服螺内酯等保钾利尿药；口服或经静脉补钾。

所需补钾量具体计算公式如下：

所需补钾量（mmol）＝（理想值mmol/L－测得值mmol/L）×0.3×体重（kg）

风心病的患者术后血清钾的理想值为 5.0mmol/L 左右，先天性心脏病患者则为 4.0～4.5mmol/L 左右，婴幼儿对高血钾敏感，故血钾达到 4.0mmol/L 即可，宁低勿高。10％氯化钾 10ml 即 1g＝13.3mmol 钾。

若留置深静脉置管，可考虑应用微量输液泵缓慢静脉补充高浓度钾（一般为 10‰，最高可达 30‰），速度不超过 20mmol/h（10％氯化钾 15ml/h）。

缺钾时常同时缺镁，缺镁时常常补钾无效，因此钾、镁应该同时补充。

（2）高血钾：心脏手术后高血钾症并不常见，除肾功能障碍以外，就是静脉补钾速度过快或大量输入陈旧的库存血所致，钠钙缺乏和酸中毒时亦能引起血钾升高。高钾时心搏缓慢，肌肉瘫痪，动作迟钝。血清钾高于 8mmol/L 时心电图 P 波消失，QRS 波宽大，ST 段和 T 波融合成高尖畸形波；高于 10mmol/L 时可致心脏停搏。血清钾高于 6mmol/L 时即应治疗。

治疗：首先停用一切含钾药物，最快最有效的办法是立即缓慢静注 10％葡萄糖酸钙 10～20ml（婴幼儿为 10mg/kg），注药后立即见效，并可维持 1 小时。碱化血液，促进钾离子向细胞内转移，这种转移速度快，效果好。成人静脉输入 5％碳酸氢钠溶液 30～100ml，儿童酌减。10％葡萄糖溶液 250ml＋胰岛素 4～6U 静脉滴入，也可促进钾离子向细胞内转移。应用呋塞米等排钾性利尿剂降低血钾。肾衰引起的高血钾需用腹膜或血液透析疗法。

2. 血清镁　正常血清镁为 1.5～2.0mmol/L，长期用利尿剂可引起低镁。低镁时可发生冠脉痉挛、心律失常，促发室性心动过速，心排出量下降。低镁时心电图 QT 间期延长，也可出现烦躁不安、手足徐动等神经症状。血清镁测定无确诊价值，应做镁负荷试验确诊。治疗可静滴 10％硫酸镁 0.5ml/kg。给镁过多、过快时可能引起心脏停搏。高镁血症少见，多在肾功能不全时发生，治疗为静脉注射 10％氯化钙 20ml，并纠正脱水和酸中毒。

3. 血清钙　钙是心血管的兴奋因子，增加心肌的应激状态和收缩力。钙是钾的拮抗剂，也是重要的凝血因子，并能减少细胞膜的通透性，保持神经肌肉兴奋性和酶的活性。由于钙的总量受到蛋白结合状态的影响，因此，应当测定钙离子的浓度，血清钙离子正常值为1.10～1.30mmol/L，pH上升时钙离子减少。

低钙血症：血清钙离子低于1.10mmol/L时为低钙血症。大量输血、碱中毒、体外循环和利尿都能降低血钙。缺钙时因心肌收缩力降低而心排量明显降低，因血管张力下降而致血压下降，出现手足抽搐、僵直，甚至发生喉痉挛。低钙血症的诊断需测定血清钙离子浓度，治疗可用10%葡萄糖酸钙10ml或5%氯化钙20ml于10min内经CVP导管缓慢静注。在大量补钙无效时应考虑伴有缺镁，应同时补充镁2～3g。在低钾时慎勿快速补钙。输库血400ml应补钙1g。

4. 低钠血症　血清钠的正常值为135～155mmol/L。当血清钠<135mmol/L时称为低钠血症，低钠血症是临床常见的水电解质失衡症。术前长期低盐饮食，应用利尿剂、术后大量利尿使钠排出增加，体外循环后血液稀释及补钠不足，均可导致低钠血症。低钠时患者疲乏无力、食欲缺乏、肌肉痉挛，最严重时昏迷谵妄，因低钠类型不同而有不同的症状，治疗原则也各个相异。

缺钠性低钠血症：无症状的患者一般不必治疗，饮食吃咸一点即可。如血钠<130mmol/L或出现症状和体征时应积极治疗。公式为：需补充的钠（mmol）＝（130mmol～测得的血钠值）×体重（kg）×0.2。可用3%的氯化钠溶液静脉缓慢滴入，应用的剂量以达到缓解临床症状体征为原则，以免增加心脏负荷。以上所得计算补充量为纠正低钠血症的最低量，一次缓慢给予，甚为安全。必要时，可根据复查的血钠浓度再进行补充。

稀释性低钠血症：体内水和钠总量增多。细胞外液量增加更多。多见于心力衰竭、肾功衰竭和肝硬化等疾病。其治疗原则为低盐饮食（1～2g/d）。限制水的摄入量，支持循环功能和适当用保钾排钠型利尿剂（如螺内酯和氨苯蝶啶）脱水。如应用高渗钠溶液必将进一步加重钠潴留，进一步使循环功能恶化。血钠低于110mmol/L，并出现明显的中枢神经系统症状与体征时，可用高渗钠溶液补充血钠至120～125mmol/L即可。

五、酸碱平衡

体外循环心内直视手术后患者由于呼吸循环功能损害而产生

酸中毒。而在辅助呼吸通气过度时又可出现呼吸性碱中毒，影响正常的新陈代谢，加重病情恶化。酸碱失衡根据血气分析进行分类：正常人 pH 为 7.35～7.45；动脉二氧化碳分压（$PaCO_2$）为 35～45mmHg；剩余碱（BE）为＋3～－3；动脉氧分压（PaO_2）为 80～100mmHg；真实碱（AB）和标准碱（SB）（24±3）mmol。

1. 代谢性酸中毒　在心外科最常见的原因是循环衰竭引起的组织缺氧和乳酸聚集，其次是肾功能不全和快速输入高渗葡萄糖或氨基酸注射液。纠正方法为输入 5%碳酸氢钠溶液，其公式为：5%碳酸氢钠溶液量（ml）＝BE 的绝对值×体重（kg）×0.3。以上所得计算补充量为纠正酸中毒的最低量，一次缓慢给予，甚为安全。必要时可根据血气分析结果再进行纠正。

2. 代谢性碱中毒　在心血管外科最常见的原因是利尿脱水和低血钾，表现为血 pH 和 HCO_3^- 均增高。一般不需急于矫治，静脉输生理盐水和氯化钾是主要治疗手段，亦可应用盐酸精氨酸进行纠正。另外，碱中毒易出现低钙血症，应注意补充。

3. 呼吸性酸中毒　多由于肺泡通气功能不足，引起二氧化碳潴留所致，如肺炎、肺不张、胸腔积液或呼吸道阻塞等，表现为 $PaCO_2$ 增高，pH 和 PaO_2 降低。当 $PaCO_2$ 超过 60mmHg 时可出现低心排出量、昏迷、肾衰竭和组织器官水肿等严重并发症，必须积极处置，如清除呼吸道分泌物，保持呼吸道通畅，增加肺通气量，改用 PEEP 呼吸模式，改善换气功能等。慢性高碳酸血症处理较难，必须治疗原发病才能见效。

4. 呼吸性碱中毒　术后常见原因为呼吸机通气量过大。二氧化碳排出过多所致，表现为血 pH 升高，PaO_2 降低，处理办法是减少通气量，增加呼吸无效腔，减少 CO_2 排出。

混合性酸碱失衡诊断治疗比较复杂，复合型酸中毒或混合性碱中毒可按一般纠酸、纠碱法进行，而酸碱混合型失衡矫治时要小心谨慎，不能因纠酸而加重碱中毒。也不能因纠碱而加重酸中毒。必须监测电解质和动脉血气，及时调整治疗方案。

第二节 术后并发症处理

一、纵隔出血

心外科手术后纵隔出血是常见的并发症，发生率3%～5%，主要是由于止血不彻底或凝血机制紊乱。

1. 出血原因

（1）止血不彻底：止血不彻底是术后出血的重要原因。常见出血部位为心房、心室及主动脉等切开处缝合不严密而出血，心包切开处小血管出血，胸骨钢丝眼渗血，胸骨骨髓缘出血，剑突旁腹壁上动脉切断处；或者关胸时血压在90mmHg以下，术野干净无渗血，但术后血压上升便开始渗血，因此关胸前血压一定要升到90mmHg以上。

（2）凝血功能紊乱：①血小板减少和功能紊乱：体外循环机破坏、肝素和鱼精蛋白的影响均可能使血小板减少，术后血小板可降到正常人的20%～25%；同时由于血小板的功能也受到影响，当血小板＜100×10^9/L时渗血明显增加。②凝血因子减少：体外循环中纤维蛋白原降低0.5～1g/L，甚至降低到正常的50%，其他凝血因子也不同程度地减少，导致切口渗血不止。③鱼精蛋白中和肝素不适当：鱼精蛋白用量不够、肝素反跳或鱼精蛋白过量时均能出现渗血不止，需行ACT测定证实，并根据ACT值计算所需鱼精蛋白量，直至ACT值正常为止。④其他原因：肝功能受损而凝血因子合成障碍，低体温，术前使用双嘧达莫或阿司匹林等抗凝药物，输入大量库血等都能影响凝血机制。

2. 术后监护　术后患者常规即刻检查血常规，DIC初筛测定。保持胸腔、心包引流管通畅，定时挤压引流管，观察引流液的量和颜色。如果出血量成年人＞150～200ml/h，儿童＞4ml/kg，连续3～4小时以上不减少，则应警惕术后大出血，需行二次开胸止血。大量出血而引流管突然不通时警惕急性心脏压塞。胸片、超声心动图有助于诊断。

3. 大出血的处理

（1）确保胸腔、心包引流管通畅，加温保暖，维持正常体温。

（2）积极补充血容量：补充血容量以维持中心静脉压、动脉压，保证周围组织灌注和尿量。最好是输新鲜血或血浆，在补充血容量的同时亦能补充凝血因子。普通先心病、旁路移植术、瓣膜置换患者血红蛋白低于 90g/L，发绀型先心病低于 100 g/L 或血细胞比容低于 30%时，应根据病情输入红细胞悬液。若血红蛋白或血细胞比容高于上述标准，则考虑输入新鲜冰冻血浆。

（3）应用药物止血：常规注射抑制纤维蛋白溶酶的氨甲苯酸，降低毛细血管渗透性的卡巴克洛，出血多时必须静脉滴入纤维蛋白原，可在凝血酶的作用下形成凝血块止血。钙是凝血过程中的重要因子，又能降低毛细血管通透性，特别是输入大量库血的患者更应补钙，用 10%氯化钙或葡萄糖酸钙 10～20ml 静脉滴入止血，但应用止血药后应勤挤引流管，警惕急性心脏压塞的发生。ACT 检查证实有残余肝素时补充鱼精蛋白。血小板明显减少 $<50\times10^9$/L 或功能紊乱时补充血小板。

（4）呼吸机加用 PEEP 模式：正压呼吸时将呼气末压从 5cmH_2O 逐渐增加到 10cmH_2O，胸内正压可以减少渗血。但 PEEP 过高可能会影响静脉回流，需监测循环系统的情况。

（5）二次开胸止血：二次开胸指征为：①引流液多，第 1 小时引流量>10ml/kg，或连续 3 小时引流量成人>150～200ml/h，小儿>4ml/(kg·h) 无减少趋势；②大量输血补液后血压仍不能稳定，怀疑有活动性出血者；③胸部 X 线正位片显示大量胸腔积血或纵隔明显增宽者；④怀疑有急性心脏压塞者。

二、上消化道出血

1. 病因

（1）应激性溃疡：常见于老年患者、有胃或十二指肠溃疡病史的患者。发生部位常位于胃幽门部和十二指肠。

（2）凝血机制紊乱：与长期服用阿司匹林以及心脏瓣膜置换术后抗凝有关。

（3）术后低血压产生内脏低灌注。

2. 症状和诊断　少量出血时症状不明显；出血量 100ml 时可见柏油样便；胃内积血>300ml 时常致呕血；出血量>1500ml 时

出现失血性休克症状，脸色苍白、脉搏频弱、血压下降。最可靠的确诊方法是急诊胃镜检查，不仅可以确定出血部位和溃疡大小，且同时可以进行局部电凝止血或涂抹止血药。危重患者不能确诊时可用锝标记红细胞扫描，此法比血管造影更加灵敏且无损伤。

3. 治疗

（1）保守治疗

①输血补液：及时等量补血是治疗出血性休克的基本方法。在血压＜90mmHg、心率＞120/min、血红蛋白＜70 g/L、血细胞比容＜30％时必须紧急输血；中心静脉压＞15cmH_2O时应停止补液；血压＜80mmHg时应同时用多巴胺等血管活性药物维持心、肾、脑等主要脏器的灌注。

②药物止血：常规静脉注射各种止血剂。

③局部止血：口服凝血酶、云南白药或8mg去甲肾上腺素＋冰盐水100ml分次口服，可促进止血。

④胃镜下治疗：对小动脉出血可行多极电凝、激光电凝及出血周围注射1∶10000去甲肾上腺素，广泛渗血时向出血面喷洒1∶1000去甲肾上腺素溶液；在胃镜直视下局部喷洒巴曲酶1～2U，或静注或肌注1～2U，形成凝血活酶并增加血小板黏附能力和凝聚力，常在用药后12～48小时内止血。

⑤双囊三腔管压迫止血：食管或胃贲门部出血时可用双囊三腔管压迫止血，胃囊压力为60～90mmHg，食管囊压力为15～30mmHg为宜，压迫时间不超过72小时。

⑥抗酸治疗：静脉注入奥美拉唑80mg，以后8mg/h静滴维持。也可用雷尼替丁150mg静脉滴入，止血后改为口服，维持2～4周，同时口服硫糖铝保护胃黏膜。

（2）手术治疗：对保守治疗无效、大出血休克和怀疑胃肠穿孔的应紧急手术治疗。

三、心脏压塞

心脏压塞临床分为两种：术后7天以内发生的为急性心脏压塞，7天以后发生的称迟发性心脏压塞。下面进行分别介绍。

1. 急性心脏压塞　急性心脏压塞是体外循环心内直视手术后

的严重并发症，绝大多数患者在术后 24 小时以内发病，病情变化快，需要紧急二次开胸。

（1）原因：止血不彻底或凝血机制紊乱，术后出血速度过快时可以在心包内形成血块堵塞引流管内口；其次是用较强的止血剂后，血块淤留在心包内堵塞引流管；最后是挤压引流管不及时，血液在引流管内凝块堵塞，心包内积血 150～250ml 以上即可引起心脏压塞症状。因此要加强引流管的护理，每隔 10～15 min挤压一次引流管，或用-15～-20cmH_2O 的负压持续吸引。注意引流管水柱的波动范围和引流液流出的速度，如果大出血中间突然引流液停止、液平面波动消失，而低心排出量症状继续加重时则应考虑急性心脏压塞的可能。心包切开后缝合过紧也可压迫心脏而出现急性心脏压塞症状。

（2）症状和诊断

①急性心脏压塞的症状主要为低心排出量综合征，脉快无力、血压下降、脉压＜20mmHg，烦躁不安，中心静脉压可能升高，但在血容量不足时可以正常或偏低，部分患者出现奇脉和心电图改变。

②床旁超声心动图可以发现心包积血或血块，为确诊急性心脏压塞的主要检查。其他检查：化验血红蛋白、血细胞比容均下降。

③在高度怀疑急性心脏压塞而不能确诊时，可以拆除剑突下数针缝线，做心包内手指探查，发现血块时用手指掏出，心包内压力降低后症状立即缓解，可以为手术争取时间。心包穿刺对急性心脏压塞的意义不大。

（3）治疗

①开胸止血、心包减压：急性心脏压塞一经确诊，就应迅速开胸止血和心包减压。病情允许时进手术室经原切口再次开胸。对于血压测不到或心搏骤停的患者，应即在 ICU 病房就地开胸减压，以免丧失抢救时机。

②二次开胸止血后继续机械辅助呼吸保证供氧，保持呼吸道通畅，纠正酸中毒，持续静滴血管活性药维持血压并强心、利尿，病情稳定后才能逐渐停药。

③术前抢救：在第二次开胸之前必须积极有效地进行抗低心排出量治疗，目的是为手术争取时间。首先要补充血容量，在提高中心静脉压的同时动脉压也相应地上升。其次是增强心肌的收缩力，常规用毛花苷 C、异丙肾上腺素、多巴胺维持血压；静滴碳酸氢钠和肾上腺皮质激素，纠正酸中毒，提高机体对儿茶酚胺的反应。最后要改善呼吸，增加吸入氧浓度，增加通气量，提高动脉血氧分压。在送手术室途中亦应保持正压辅助呼吸，以防缺氧而引起心脏停搏。

2. 迟发性心脏压塞

(1) 原因：主要原因是拔除心包引流管后立即抗凝或抗凝过量所致，心包腔内缓慢积血和渗出液积聚、拔除心外膜临时起搏导线出血、心包切开综合征等亦是不可忽略的原因。

(2) 症状和诊断

①术后病情好转后又出现“心衰”症状，胸闷气短、肝大尿少、颈静脉怒张，可以出现奇脉，用强心利尿药效果不良。如果是瓣膜置换后的抗凝患者，必须做凝血酶原时间测定，如果延长到正常对照的 2 倍以上则必须警惕有迟发性心脏压塞的可能。

②胸部正位 X 线摄影见心脏阴影扩大呈烧瓶状即可诊断。

③超声检查：心脏超声显示有中度以上心包积液。

(3) 治疗

①最简单而有效的办法是心包穿刺放液减压，但不能排除血块。穿刺部位一般在剑突下。

②心包引流术：经原切口下部放置引流管，液体排净后拔管。

③再次开胸；怀疑继续渗血或心包内残存血块难以排除的患者，需再次开胸减压清除血块。

④在引流或穿刺减压同时进行强心、利尿和全身支持疗法。全身和局部注射抗生素防止感染，改善机体状况，调整或暂停抗凝治疗。

⑤若是心包切开综合征可给予吲哚美辛。吲哚美辛 25mg，bid 或泼尼松片 5mg，bid×7d。

四、低心排综合征

低心排综合征（LCOS）是心脏手术后最常见的并发症，其发生率为 2%～6%。正常人的心脏指数为 2.5～4.0L/(min·m²)，低于 2.5L/(min·m²)为低心排出量，低于 2.0L/(min·m²)时出现血压下降，周围组织灌注不良等临床症状，称为低心排综合征。

1. 影响心脏排血量的因素　心脏的排出量取决于心搏量和心率。心搏量与心肌收缩力和心脏前负荷成正比，与心脏后负荷成反比。

（1）心脏前负荷：由血容量和心肌顺应性决定。心房压或心室充盈压高时心室舒张期容量增加，心搏量亦增多。术中出血、体外循环过度稀释后大量利尿或低血浆蛋白导致胶体渗透压降低、使用血管扩张药引起的低血容量，心脏压塞、张力性气胸、PEEP 过大引起的回心血量减少，都可以导致心脏前负荷减少。

（2）心肌收缩力：取决于心肌纤维的长度以及缩短的速率和能力。心胸比＞0.7，心功能Ⅲ～Ⅳ级的患者术前心肌已有病变，手术中心肌的创伤，体外循环时心脏缺血缺氧、心肌抑顿、心肌缺血或梗死，冠脉痉挛或桥血管痉挛、代谢紊乱等因素都能降低心肌的收缩力而出现心源性低血压。

（3）心脏后负荷：大剂量应用缩血管药促使周围小动脉收缩、容量过多、左心室流出道梗阻而致排血阻力增加，心排血量减少而氧耗量增加。

（4）心律失常：心率过快或过慢、心脏节律失常均影响心脏排出量，严重的心律失常可导致血流动力学不稳定。

（5）心脏畸形矫正不满意：如法洛四联症术后右心室流道残余狭窄或残余漏，肺动脉分支和左心室发育不良而出现低心排出量症状。

（6）其他：复温不够、电解质紊乱、酸中毒以及术中、术后的药物影响都可能妨碍心脏的排出量。

2. 低心排的症状和诊断

（1）一般状态：末梢灌注差，表现为面色灰白、皮肤呈花斑纹，肢端发绀，四肢厥冷，脉快无力，气促气短，尿量减少，中心温度与周围温度相差＞3℃。

(2) 血流动力学检查

①血压：收缩压＜90mmHg，脉压＜20mmHg，若是高血压患者，只要比术前下降30mmHg，虽然＞100mmHg亦属低心排出量。

②心脏指数＜2.0L/(min·m²)，肺小动脉楔压＞20mmHg，周围血管阻力＞1500dyn/(s·cm²)。

(3) 尿量＜20ml/h或＜0.5ml/(kg·h)

(4) 血乳酸水平＞20mg/dl。

注意与心律失常、心力衰竭、呼吸系统病变、液气胸等疾病相鉴别，必须严密监测各器官的病情变化，综合分析，及时修正治疗方案。

3. 治疗

(1) 机械辅助呼吸：机械通气，保证氧供和氧合，改善缺氧状态，防止酸中毒。

(2) 合理补充血容量：补充容量使中心静脉压不低于10cmH_2O或保持肺动脉楔压18～20mmHg。血细胞比容＜30％时需输全血；比容＞30％时输血浆或白蛋白，提高血浆胶体渗透压，减轻组织水肿。

(3) 控制心律失常：应当尽量保持房室同步，心率维持在90～100次/分，应用抗心律失常药物控制心律失常，快速房颤时应控制心室率。

(4) 应用血管活性药：心肌收缩力下降是低心排出量的主要原因，适当应用血管活性药物是改善心输出量的基本方法。

①多巴胺：是抗低心排出量最常用的有效药物，一般用5～10μg/(kg·min)，持续静脉滴入，可与其他强心药和血管扩张剂合用。

②多巴酚丁胺：是治疗心力衰竭和抗低心排出量的重要药物，能增加心脏排血量，常与多巴胺联合应用。从5～10μg/(kg·min)开始，最大量可达30～40μg/(kg·min)。

③异丙肾上腺素：用于心率较慢，周围组织灌注不良的患者，从小量0.01μg/(kg·min)开始。

④肾上腺素：多巴胺治疗无效的患者可应用此药，常与血管

扩张药合用，用量一般为 0.05～0.2μg/(kg·min)。

（5）强心剂：毛花苷 C0.2mg 静注，2～4 小时重复 1 次；米力农有正性肌力作用和扩张周围血管作用，能增加心排出量，首次静注 50μg/(kg·min)，＞10min，以后 0.375～0.75μg/(kg·min) 维持。

（6）血管扩张剂：常用扩血管药硝普钠改善周围循环，常与多巴胺等血管活性药合用，血容量不足的患者必须先补充血容量，然后从小量［0.1μg/(kg·min)］开始，逐渐增加剂量。肺动脉高压危象的患者因肺小动脉阻力突然增高而引起急性右心衰竭，血液滞留在静脉系统而左心系统由于前负荷不足而致心排血量迅速减少。这种低心排出量的治疗主要是扩张肺小动脉。

①前列腺素 E1：前列腺素 E1 以 0.1～0.2μg/(kg·min)的速度静脉滴入。以扩张肺动脉、肺静脉和周围血管，但过快时出现低血压和心率减慢。

②吸入一氧化氮：NO 吸入肺泡后迅速扩散到肺血管肌层，在 NO 合成酶的作用下激活鸟苷酸环化酶，环磷酸鸟苷浓度升高使平滑肌产生松弛反应而降低右心室后负荷。NO 入血后迅速失活，对体循环毫无影响，是治疗肺动脉高压的理想药物。

（7）其他：纠正电解质和酸碱失衡，控制心律失常，明确有无心脏压塞、是否有手术缺陷、有无呼吸系统病患，并针对病因进行积极治疗。

（8）辅助循环：重症患者必须用主动脉内球囊反搏或体外膜肺（ECMO）来改善循环和呼吸功能。个别心肌损害严重的病例，只有借助心室辅助泵才能维持循环，这类患者预后不良。

（9）预后：LCOS 的预后取决于以下 3 个因素。

①低心排出量的严重程度：心脏指数＞1.5 L/(min·m^2)的患者抢救成功率高，而＜1.5 L/(min·m^2)的患者治疗相当艰难。

②发生原因：如果由于血容量不足、心律失常等引起的低心排出量，在补足容量或纠正心律失常后很快恢复。如果有手术缺陷，如法洛四联症左心室和肺动脉分支发育不良或术后有残余阻塞和残余漏，则治疗难度相当大。

③治疗方法：低心排出量早期发现并及时得到正确治疗，重

症低心排出量适时用主动脉内球囊反搏和ECMO支持呼吸循环，急性心脏压塞及时再次开胸，则能大大提高抢救的成功率。诊断和治疗不及时，长时间缺血缺氧的低心排出量患者预后不良。

五、心律失常

心律失常是指心脏冲动的频率、节律、起源部位、传导速度或激动次序的异常，是心脏手术后常见的并发症。

1. 发病因素　心脏手术后心律失常的发病因素很多，最主要的有以下几种：

（1）术前情况：大心脏、心肌供血不足和术前有心律失常患者术后往往出现心律失常。

（2）代谢紊乱：术后低心排出量的患者由于组织缺氧、酸中毒、低钾、低镁等水电解质平衡失调，导致心肌细胞的自律性增加，出现心律失常。

（3）手术损伤：体外循环转流时间过长时心肌出现再灌注损伤。心脏切口或牵拉，压迫心肌组织，心肌和传导组织发生水肿、出血等病理改变，或冠状动脉分支损伤等术后可出现房性期前收缩、室性期前收缩、心动过速或传导阻滞等心律失常，水肿吸收后多能自然恢复。如果传导束在术中被切断或缝线直接损伤，则成为永久性传导阻滞。

（4）温度的影响：高热时因代谢增高而使心率加快；反之，低温使心肌的兴奋性和传导速度受到抑制而心率缓慢。

（5）药物作用：应用儿茶酚胺类药物时心肌细胞和传导束的兴奋性和传导性增高，使心率增快，也可诱发期前收缩。而应用β受体阻滞剂的患者，术后可发生心率缓慢。长期服用双氢克尿噻等排钾性利尿剂的患者可因低钾、低钙而出现期前收缩。长期用洋地黄类药物的患者致传导阻滞和室性期前收缩。

（6）精神因素：精神紧张、焦虑不安或疼痛时交感神经兴奋而心率加快。

2. 常见心律失常的处理　心内直视手术后心律失常最常见的是快速性心律失常，其次是心律不齐，而缓慢性心律失常则相对较少。

（1）窦性心动过速：正常窦性心率为60～100次/分，窦性心动过速时心率＞100次/分，多在100～150次/分，偶有高达200

次/分。刺激迷走神经可使其频率逐渐减慢，停止刺激后又加速至原先水平。最常见原因为术后低血容量、低血钾、低氧血症、高热、疼痛、躁动和儿茶酚胺类药物等引起心率增快。治疗方面首先是病因治疗，纠正缺氧、低钾、低血容量和代谢增高等诱因，然后选择毛花苷 C 0.2mg 静脉注射，无效时可考虑应用维拉帕米和β受体阻滞剂（如艾司洛尔），但在低心排出量和心衰引起的心动过速忌用。

（2）心房扑动：心室率常在 150 次/分左右，规则，心房率成（3～4）：1 比例传导时心室率慢而规则。心电图在Ⅰ、Ⅱ、aVF 导联上心房波呈规则锯齿样改变的 F 波，F 波 250～350 次/分，QRS 波形正常，心室率常为心房率的一半。房扑最有效的治疗方法是直流电复律，治疗方面首先应针对原发疾病进行治疗。最有效终止房扑的方法是直流电复律，功率为 25～50W。其次是心房起搏，频率应大于心房率 20%～30%，起搏电流为 5～10mA，常能使房扑转变为窦性心律。也可转为房颤后再控制心室率，此法能使大多数典型心房扑动转复为窦性心律或心室率较慢的心房颤动。钙通道阻滞剂维拉帕米或地尔硫䓬，能有效减慢房扑的心室率。超短效的β受体阻滞剂艾司洛尔，亦可用作减慢房扑时的心室率。若上述治疗方法无效，或房扑发作频繁，可应用洋地黄制剂（地高辛或毛花苷 C）减慢心室率，但常需较大剂量才能达到目的。用药后，房扑通常先转变为房颤，停药后再恢复窦性心律。若单独应用洋地黄未能有效，联合应用β受体阻滞剂或钙通道阻滞剂可有效控制心室率。

（3）心房颤动：房颤的诊断比较容易。典型的体征是心律完全不规则、心音强弱不等、脉搏短绌。心电图：正常的 P 波消失，为振幅和频率绝对不规整的 f 波替代，f 波 350～600 次/分不等，R－R 间期绝对不等，QRS 群也相互各异。

治疗主要是控制心室率，安静时心室率保持在 70～80 次/分，轻度活动时不超过 100 次/分。首选药为洋地黄类药物，静注毛花苷 C 0.2～0.4mg，以后根据病情每 4～6h 注射 0.2mg。24h 总量可达 1.2mg；房颤合并预激综合征时禁用洋地黄，可用普罗帕酮缓慢静注或静滴，首次量为 70mg，必要时 8h 后重复 1

次；也可用胺碘酮静注，一般不用维拉帕米或β受体阻滞剂。对于药物治疗无效而心室率快的患者，可以用直流电转复心律，一般用R波控制的同步电击，电流量由50～100ws开始，逐渐加大，电复律比药物复律的成功率高且安全度大。术前无房颤而术后发生者，电转复后85%可维持窦性心律，但洋地黄中毒和严重心衰的患者不宜电复律。

(4) 阵发性室上性心动过速：90%的室上速为房室结内折返或房室旁路折返，常常突然发作、突然停止，心率150～250次/分，心电图P波可能埋藏于QRS波内，QRS波群的形态和窦性心律相似。洋地黄中毒引起的室上速常在70～130次/分。当心室率>150次/分时，心室充盈不足而致心搏量减少，因心肌供血不足和氧耗量增加而出现心悸、晕厥和心力衰竭症状，严重者可致低血压和急性肺水肿。治疗时必须分析室上速的有关因素进行病因治疗和对症治疗，使室上速终止和不再复发。如患者心功能与血压正常，可先尝试刺激迷走神经的方法。颈动脉窦按摩（患者取仰卧位，先行右侧，每次5～10s，切记勿双侧同时按摩）、Valsalva动作（深吸气后屏气、再用力作呼气动作）、诱导恶心、将面部浸没于冰水内等方法可使心动过速终止，但停止刺激后，有时又恢复原来心率。初次尝试失败，在应用药物后再次施行仍可望成功。首选治疗药物为腺苷（6～12mg快速静注）、起效迅速，副作用为胸部压迫感、呼吸困难、面部潮红、窦性心动过缓、房室传导阻滞等。由于其半衰期短于6s，副作用即使发生亦很快消失。如腺苷无效可改静注维拉帕米（首次5mg，无效时隔10min再注5mg）或地尔硫䓬（0.25～0.35mg/kg）。上述药物疗效达90%以上。如患者合并心力衰竭、低血压或为宽QRS波心动过速，尚未明确室上性心动过速的诊断时，不应选用钙拮抗剂，宜选用腺苷静注。

对伴有心功能不全患者首选静注洋地黄（如毛花苷C 0.2～0.4mg静注，以后每2～4小时0.2～0.4mg，24小时总量在1.2mg以内）可终止发作。β受体阻滞剂也能有效终止心动过速，但应避免用于心力衰竭、支气管哮喘患者。并以选用短效β受体阻滞剂如艾司洛尔50～200μg/(kg·min)较为合适。普罗帕酮1～

2mg/kg静脉注射，能降低心肌的应激性和延长传导，对于心动过速和异位搏动均有良好效果。但有些患者无效或致血压下降时可用甲氧明10～20mg稀释成20ml缓慢静脉注入，同时测量血压，在血压升高时心率反射性突然减慢，注药时血压不得超过160～180mmHg。但老年患者、高血压、急性心肌梗死等禁忌。当患者出现严重心绞痛、低血压、充血性心力衰竭表现，应立即电复律。急性发作以上治疗无效亦应施行电复律，一般从25～50W/S始。应注意，已应用洋地黄者不应接受电复律治疗。

（5）室性期前收缩：是指希氏束以下异位起搏点提前发生的心室激动。正常人多在精神紧张或焦急忧虑时发生，术后则常见于冠心病、瓣膜疾病和先心病等器质性心脏病患者，心肌缺血、洋地黄中毒和低血钾是最常见原因。心电图：提前发生的QRS波群，时限通常超过0.12s、宽大畸形，ST段与T波的方向与QRS主波方向相反。室性期前收缩与其前面的窦性搏动之间期（称为配对间期）恒定。室性期前收缩后出现完全性代偿间歇，即包含室性期前收缩在内前、后两个下传的窦性搏动之间期，等于两个窦性RR间期之和。如果室性期前收缩恰巧插入两个窦性搏动之间，不产生室性期前收缩后停顿，称为间位性室性期前收缩。室性期前收缩可孤立或规律出现。二联律是指每个窦性搏动后跟随一个室性期前收缩；三联律是每两个正常搏动后出现一个室性期前收缩；依次类推。心电图形态可相似或不同，后者称为多源性室早，它和频发室性期前收缩及R-on-T属于危险性室性期前收缩，有发生室颤的可能，出现室性期前收缩时必须停用洋地黄类药物，注意补钾补镁，并给予抗心律失常药治疗。

偶发室性期前收缩，血流动力学正常，可密切观察，暂不予特殊处理。对于连发室性期前收缩，短时间室速或R-on-T室性期前收缩，多有血流动力学改变和猝死的危险，必须紧急处理。常用药物如下：利多卡因：1～2mg/kg加入20ml葡萄糖内于5～10min内静脉注入，无效时再重复使用2～3次，室性期前收缩控制后1～4mg/min速度静脉注入，24小时总量不超过300mg。利多卡因无效时可改用普罗帕酮，不仅抑制心肌的自律性减慢传导速度，而且能提高室颤阈值，是一种广谱的抗心律失常药，通常

1mg/kg加入葡萄糖20ml内缓慢静脉注入，无效时20min再重复1次，一日总量不超过300mg。如室性期前收缩为洋地黄中毒所致，则首选药为苯妥英钠，于20ml生理盐水内加苯妥英钠100mg缓慢静脉注入，无效时5～10min重复1次，24h总量不超过1000mg。

(6) 阵发性室性心动过速：连续3个或3个以上室性异位搏动，速率≥100次/分，持续30s以上时称为室性心动过速，多发生在器质性心脏病患者。诊断：心电图出现连续3个或3个以上宽大畸形的QRS波群，继发ST-T改变，心室率>100次/分时即可确诊。

治疗：室速能引起血流动力学改变，对心肌缺血和充血性心力衰竭的患者更为明显，应该尽快用直流电复律终止室速，恢复心脏的正常功能。药物治疗最常用的有利多卡因或普罗帕酮静注。术后早期患者出现室性期前收缩和室速时必须考虑有低血钾的可能。

(7) 心室扑动和心室纤颤（心搏骤停）：心室扑动和心室纤颤是最凶险的心律失常，原因：主要原因为严重缺氧，冠状动脉灌注不足，酸中毒电解质紊乱，药物中毒和迷走神经反射等，致使心肌收缩无效。心电图：室颤时可见形态、频率和振幅均不规则的QRS波。

处理：①保持呼吸道通畅，气管插管或口对口人工呼吸，保证供氧。②立即电击除颤，室颤2min内除颤的复苏率很高，4min内除颤的长期生存率仍达30%。体外除颤量成人为200～300J，无效时增加到360J，小儿为2～4J/kg；胸内除颤成人为20～60J，小儿减半，无除颤条件时进行不间断的体外心脏按压。术者手压患者胸骨中下1/3处，频率80～100次/分，大量血胸和心脏压塞的患者必须开胸心脏按压。心脏按压的有效指征是股动脉有搏动，口唇和肢端变红，瞳孔缩小，对光反应存在，自主呼吸恢复，心肌张力增加，颤动粗大。③迅速建立静脉通道：静注肾上腺素1mg，甲氧明20mg，增强心肌张力，增加心脑灌注。没有除颤器则用药物除颤，快速静注利多卡因100mg，如无效可每3～5min重复一次，如果总剂量达到3mg/kg仍不能成功除颤，下一步可给予胺碘酮治疗。胺碘酮首次 150mg 缓慢静脉注射（大于 10min），如无效，可重复给药总量达 500mg，随后按 1mg/min 持续静滴 6h，然后可 0.5mg/min 持续静滴，每日总量可达 2.2g，根据需要可维持数天。呼吸重建后再静滴 5%碳酸氢钠 100ml 纠正酸中毒。对于一些难治性多形性室速、尖端扭转型室速、快速单形性室速或室扑（频率＞260 次/分）及难治性心室纤颤，可试用静脉 β 受体阻滞剂。美托洛尔每次 5mg 静脉注射，直至总剂量 20mg；艾司洛尔 0.5mg/kg 静脉注射（1min），继以 50～200μg/min静脉维持；亦可给予硫酸镁 1～2g 静脉注射。由急性高钾血症触发的难治性室颤的患者可给予 10%的葡萄糖酸钙 5～20ml，注射速率为 2～4ml/min。

心脏复跳后切勿中断抢救，应继续静脉滴入异丙肾上腺素、多巴胺等维持心率和血压，保证通气，防止缺氧和呼吸道并发症；头部降温到 28℃以保护中枢神经系统，用血管扩张剂减轻心脏负荷，改善组织灌注。适当用利尿剂防止肾功衰竭。

（8）缓慢性心律失常：心脏术后的心率减慢，小于 60 次/分。常见心脏深低温、手术中牵拉、压迫或直接损伤心肌窦房结和传导束，引起局部水肿缺血所致；高血钾和一些抑制心率的药物，体温过低或刺激迷走神经等导致心动过缓，最常见的有窦性心动过缓和房室传导阻滞。

窦房结及其周围组织缺血、损伤或器质性改变，可致窦房结冲动减慢或不能传导到心房，称为病态窦房结综合征。由于心排出量减少而致脑供血不足，出现头晕、乏力，反应迟钝。心电图呈心率缓慢，活动后心率增快不明显，静注阿托品 0.03mg/kg 后心率仍然＜90 次/分。

治疗：首先要分析心动过缓的发病原因纠正低温、高血钾及有关药物的影响，同时静脉滴入异丙肾上腺素，保持心率＞90 次/分。药物治疗不佳有头晕或阿-斯综合征的患者必须安置入工起搏器。

房室传导阻滞：心房冲动传导至心室跳过程中发生延迟或中断现象称为房室传导阻滞，可发生在房室结、希氏束或左右束支，按阻滞的严重程度分为 1 度、2 度Ⅰ型、2 度Ⅱ型和 3 度 4

种。1度房室传导阻滞多无症状，心电图P－R间期＞0.12s，QRS波群正常。2度Ⅰ型称文氏型，心电图P－R间断进行性延长，直至P波受阻，心室脱漏，QRS波群形态正常。2度Ⅱ型称莫氏型，心电图P－R间期恒定，QRS波正常，有间歇受阻的P波和心室脱漏，心电图有连续2个以上P波受阻时称为高度房室传导阻滞。3度房室传导阻滞称完全性传导阻滞，心房的冲动完全不能传导到心室，心电图特征为P波与QRS波群无关。房率＞室率，QRS波群时限正常或延长。房室结损伤时QRS波群时限＞0.12s，心率40～60次/分，用阿托品或运动时心率能加快。希氏束损伤时QRS波群增宽，心室率＜40次/分，用阿托品或运动时心室率不增快。对于1度、2度房室传导阻滞，在纠正高血钾、洋地黄中毒等有关因素后常能恢复正常。3度房室传导阻滞患者必须起搏治疗，一般先用异丙肾上腺素持续静脉滴入，维持心率80次/分左右，传导束间接受累的患者常在术后数小时到数周恢复正常心律，直接受损伤的患者难以恢复，特别是伴有心绞痛或心衰的患者，必须安置永久性起搏器。

六、急性肺水肿

急性肺水肿是肺毛细血管压＞30mmHg或肺毛细血管上皮通透性增加而使血浆渗过肺膜进入肺泡和细支气管所引起的综合征。

1. 病因　心血管外科术后常见原因为心源性肺水肿，如法洛四联症心内修复术后急性左心室功能不全、瓣膜置换患者急性左心功能不全等。患者心肌收缩力突然降低和（或）左心室负荷明显增加，致左心室舒张末压力和左心房平均压急剧升高，当肺毛细血管压上升＞30mmHg时血浆进入肺间质和肺泡，成为急性肺水肿。

2. 症状　患者发病骤急，烦躁恐惧精神紧张，面色苍白，呼吸急促、被迫端坐位，之后四肢厥冷，末梢发绀，咳白色发亮的泡沫痰，逐渐变成粉红色或血清样稀薄痰液，愈咳愈多，严重时从气管涌出，阻塞呼吸道以致窒息，患者脉搏细速，血压下降，很快陷入昏迷状态。检查时见患者呼吸极度困难，两肺广泛干湿啰音；血气分析PaO_2及$PaCO_2$都明显下降；胸部X线片后期能看到肺门增宽呈蝴蝶形，两肺野呈毛玻璃样改变或网状阴影。

3. 治疗

（1）患者取坐位，双腿下垂，以减少静脉回流。

（2）吸氧：立即高流量鼻管给氧，对病情特别严重者应采用面罩呼吸机持续加压给氧，使肺泡内压增加，一方面可以使气体交换加强，另一方面可以对抗组织液向肺泡内渗透。

（3）注射吗啡 0.1～0.2mg/kg，既能镇静止咳，减轻呼吸困难和耗氧量，又能扩张血管，减少心脏前后负荷，改善心功能。必要时每间隔 15min 重复一次，共 2～3 次。

（4）强心药：心衰和室上速的患者立即静注毛花苷 C 0.2～0.4mg，增强心肌收缩力并减慢心率，对急性心肌梗死，在急性期 24 小时内不宜用洋地黄类药物。对于二尖瓣狭窄所致肺水肿，洋地黄类药物也无效。后两种情况如伴有心房颤动快速室率则可应用洋地黄类药物减慢心室率，有利于缓解肺水肿。同时静脉滴入多巴胺和多巴酚丁胺，以 2～10μg/(kg·min)速度维持。血管扩张剂：硝普钠为动、静脉血管扩张剂，静注后 2～5min 起效，一般剂量为 1～5μg/(kg·min)滴入，根据血压调整用量，维持收缩压在 100mmHg 左右。对原有高血压者血压降低幅度（绝对值）以不超过 80mmHg 为度，硝普钠含有氰化物，用药时间不宜连续超过 48 小时。硝酸甘油主要扩张小静脉，降低回心血量，使肺血管压降低，患者对本药的耐受量个体差异很大，可先以 10μg/(kg·min)开始，然后每 10min 调整一次，每次增加 5～10 pg/(kg·min)，以血压达到上述水平为度。

（5）利尿：立即静注呋塞米 20mg，于 2min 内推完，10min 内起效，无效时再加倍给药，以减少静脉回心血流量，最大剂量可达 5mg/kg。除利尿作用外，本药还有静脉扩张作用，有利于肺水肿缓解。

（6）辅助呼吸：连接呼吸机后用 PEEP 呼吸模式，有血清样渗出物时 PEEP 短时间内可超过 20cmH_2O，直到呼吸平稳，血清样痰消失，呼吸音基本正常为止，以后要逐步缓慢地降低压力，每次 3～5cmH_2O，切忌减压过快而致肺水肿再发。

（7）东莨菪碱：东莨菪碱能降低心脏前后负荷，降低血管渗透性，抑制气管分泌，解除支气管痉挛。镇静大脑皮质，扩张毛细血管，降低肺毛细血管的静水压和改善微循环，用法：每次15～30mg。静注0.3～0.9mg，直到病情稳定，血清样痰消失才能逐渐延长给药的间隔时间，此药疗效持久，不良反应小，有效率达90%。但必须早用和足量用，逐渐缓慢减量，不要急于停药，以防反跳而治疗失败。

(8) 肾上腺皮质激素：能够增强心肌收缩力，改善微循环和增加利尿，解除支气管痉挛和降低肺毛细血管的通透性，是抢救肺水肿的常用药。用法：首次用地塞米松10～20mg静脉滴入，以后每6小时静注5～10mg。病情稳定后即可停药。

(9) 氨茶碱可解除支气管痉挛，并有一定的正性肌力及扩血管利尿作用，可起辅助作用。

(10) 病因治疗：急性症状缓解后，应着手对诱因及基本病因进行治疗。风湿性心脏病严重二尖瓣狭窄的急性肺水肿、人工瓣膜急性功能障碍的患者，只有心脏手术才可挽救患者的生命。

七、肺动脉高压危象

肺动脉高压危象是指在原来肺动脉高压的基础上，因缺氧等因素引起肺血管剧烈收缩，肺动脉阻力增加而致右心室后负荷突然增高，右心室排血障碍而产生急性右心衰竭，静脉系统淤血，而左心室则由于回心的氧合血骤然减少而出现低心排出量症状，全身灌注不足致组织缺氧，其死亡率达50%以上，必须重视预防。

1. 诱因　首先最常见原因为缺氧、酸中毒，如呼吸机使用不当、呼吸道并发症、吸痰时间过长等；其次是镇静药用量不足，患者躁动不安、高热等耗氧量增加；最后是用药不当，快速进入收缩血管的儿茶酚胺，或突然中止血管扩张药物进入等。

2. 诊断　患者烦躁、呼吸增快、发绀缺氧、静脉扩张、肺动脉压、右心室、右心房压均突然升高，出现心率加快，血压下降等严重低心排出量症状。

3. 治疗

(1) 消除发病诱因：如缺氧、躁动和药物因素等。

(2) 绝对镇静或用肌肉松弛剂。

(3) 调整呼吸机：吸纯氧，过度通气。

(4) 血管扩张药：持续应用静脉滴入前列腺素 E，剂量 0.1～0.2μg/(kg·min)，解除肺血管痉挛性收缩。

(5) 抗低心排治疗：用强心利尿药物，增强心肌收缩力，增加心排出量（参见低心排出量综合征）。

八、纵隔感染

体外循环心内直视手术常规采取胸骨正中切口，所以容易发生纵隔感染，其发生率为 0.97%～2%。文献报道，纵隔感染死亡率高达 14%～47%，需引起重视。

1. 原因

(1) 术中污染；手术过程中空气中的细菌污染切口，切口暴露时间越长，污染机会越大，加之体外循环导致机体抵抗力下降，易导致纵隔感染。

(2) 术后继发性出血及二次开胸止血：术后继发性出血者胸骨后常有血凝块并有皮下血肿，而血液是细菌良好的培养基。术后继发性出血常常需要二次开胸止血，增加切口污染的机会，加重组织损伤，降低组织愈合能力，有利于细菌繁殖。

(3) 胸骨愈合不良：胸骨固定不紧时胸骨可以浮动，过紧则易将胸骨勒断，特别在心搏骤停进行胸外按压的患者常有胸骨断裂。胸骨止血涂抹骨蜡过多时吸收困难，胸骨骨膜电灼太广时胸骨难以愈合。用乳内动脉旁路移植的患者胸骨血供不足而愈合能力下降，其感染率明显增高。

(4) 气管切开：气管切开属污染切口，气管切开处的细菌容易侵入相邻的纵隔而发生感染，纵隔感染的患者 60%是气管切开者。

(5) 病原菌：最常见的是革兰阳性菌，尤以金黄色葡萄球菌和表皮葡萄球菌常见，占 70%～80%，其次是白色葡萄球菌和绿脓杆菌，有时为 2 种以上细菌混合感染。

2. 症状和诊断　体外循环心内直视手术后患者，如果出现持续发热，白细胞升高，同时伴有切口局部充血、水肿明显、胸骨叩痛，应考虑纵隔感染的可能性。X 线胸片及 CT 示纵隔影增宽，检查均有助于纵隔感染的诊断，但其临床意义仅供参考，应用有限。一旦有脓液自切口溢出，局部水肿将有所消退，但充血持续存在，且脓液源源不断，难以拭尽，应及时拆除局部缝线，仔细检查切口深部。如果确定脓液来自胸骨后，胸骨面松动，有剪刀样活动，则可明确诊断。

3. 治疗

(1) 全身治疗及支持疗法：静脉滴入广谱抗生素，分泌物做细菌培养同时涂片镜检，当时即可检出细菌并及时给药，待培养做药敏试验后再调整抗生素种类，并加强支持疗法，增强抵抗力。

(2) 局部处理：心脏手术后纵隔感染一旦诊断明确，应及时行纵隔清创冲洗引流，彻底清除异物及失活组织，并放置冲洗管及引流管，以备术后灌洗引流。

①封闭式灌洗法：全麻下自原胸部正中切口进胸，清除切口内线结、血凝块、骨蜡等全部异物，必要时切除剑突，吸尽胸骨后脓液，用刮匙搔刮皮肤切缘及胸骨断端，去除失活组织及局部肉芽组织，依次用过氧化氢、苯扎溴铵、碘附、大量温生理盐水反复冲洗，直至冲洗液澄清。胸骨上窝安置冲洗管，两侧肋缘下安置心包、纵隔引流管各1根，并予固定，以备术后冲洗。用钽丝妥善固定胸骨，紧密缝合胸骨前肌，逐层缝合皮下组织及皮肤，消灭无效腔，必要时加减张缝合。封闭式灌注法对早期纵隔感染的患者多数能一期愈合。

②开放引流法：对于严重纵隔感染或封闭灌注失败病例可用此法，敞开切口，冲洗创面，去除脓液、坏死的软组织和骨质、松脱的钢丝和感染的肉芽组织，然后创口和纵隔用湿纱布引流经常换药，并使用抗生素控制感染，待出现清洁的肉芽面后，再二期缝合切口或二期愈合。这种疗法的优点是没有引流不畅所造成的无效腔，随时可处理各处的感染灶。其缺点是：a. 患者的痛苦较大，病程较大；b. 胸骨移动、胸廓不稳定，影响衰竭或肺部并发症；c. 胸骨、纵隔组织和心脏长期显露，易使心脏缝线和代用品遭受继发性感染的威胁，常可导致心脏、大动脉切口大出血或心内膜炎等。因此开放引流法的治疗失败率较高，目前仅适用于纵隔炎出现于手术后2～3周胸廓较稳定的病例，以及病情严重

合并有骨髓炎而不能耐受麻醉再行手术的病例。

③肌瓣充填法：对于纵隔感染侵及胸骨的患者，使胸骨造成了严重的感染，甚至坏死。可部分或全部切除胸骨，同时将胸大肌、腹直肌做部分离断，将肌肉填充到因胸骨切除留下的间隙之中，然后一期缝合。其优点是愈合时间短、胸廓稳定性好，呼吸功能良好，避免换敷料的并发症，减少精神创伤。此法可以早期下床活动、恢复较快，可用于闭合冲洗效果不佳的患者。

九、急性呼吸衰竭

1. 原因 急性呼吸衰竭属于低氧血症（Ⅰ型），慢性呼吸衰竭则属于二氧化碳蓄积（Ⅱ型），术后急性呼衰的主要原因是由于功能障碍而累及呼吸系统。主要有：

(1) 左向右分流的先天性心脏病患者，到严重肺动脉高压阶段，肺小动脉由痉挛、血管内膜增厚到坏死阻塞和纤维化，发生呼吸功能障碍。

(2) 法洛四联症患者肺毛细血管周围组织增厚、肺顺应性差、肺内动静脉分流量增加，术后肺血突然增加，左心室功能不足时肺血管充血而引起呼吸衰竭。

(3) 严重二尖瓣病变：因肺淤血、肺间质性和肺泡性肺水肿而致肺顺应性下降。肺通气和灌注比例失调，导致呼吸功能不全。

(4) 手术创伤：手术使胸廓完整性受到破坏，体外循环时内环境破坏、水电解质和酸碱失衡、肺微栓和再灌注损伤引起肺炎和全身性炎症反应，严重者出现死亡率极高的灌注肺。

(5) 胸腔大量积液积气或大面积肺不张时呼吸面积减少也可出现呼吸困难，声门水肿时出现吸气性呼吸困难，支气管痉挛时呈呼气性呼吸困难，严重时都可导致呼吸衰竭。

2. 症状 急性呼吸衰竭由于缺氧、酸碱失衡以及多器官功能不全引起呼吸困难时出现发绀，呼吸加快、鼻翼扇动、辅助呼吸肌活动增强，呼吸费力，烦躁不安甚至昏迷。心血管系统早期表现为心率加快，血压上升，严重时心律减慢而血压下降，酸中毒时血钾升高，心脏传导阻滞，乃至心脏骤停。肝肾功能损害时出现尿少，腹胀、恶心呕吐等症状。

3. 诊断　呼吸衰竭的患者除一般检查以外还必须检查：

（1）胸部X线片：可以出现肺弥散性浸润，这种改变也可出现于肺炎、肺水肿和纤维化等疾病，局限性阴影可能为肺不张和肺炎。

（2）血气分析：在平常呼吸状态下 PaO_2＜60mmHg 和（或）$PaCO_2$＞50mmHg 时即可诊断为急性呼吸衰竭。

4. 治疗急性呼吸衰竭的抢救　首先要增加动脉血氧分压，保护心、脑和肾等重要器官的功能，保证通气量，改善换气功能。

（1）迅速气管插管：清除呼吸道分泌物，保持呼吸道畅通。

（2）机械通气辅助呼吸：呼吸机可以保证通气量，改善换气功能，增加动脉血氧张力，减少呼吸肌做功，增加心肌供氧量。此外可用高频通气治疗呼吸衰竭，安全简便，也是抢救危重患者的一种有效方法。

（3）体外膜肺（ECMO）：静脉-静脉转流法呼吸辅助可以满足患者代谢所需氧的1/3，效果满意。

（4）纠正酸碱失衡和电解质紊乱：呼吸性酸中毒时以过度通气予以纠正，代谢性酸中毒时在保证供氧、改善肾功能后酸性代谢产物可从尿中排出。但是pH＜7.2时可以酌量静输碳酸氢钠溶液，以防高血钾。

（5）其他：支气管痉挛的患者静脉滴入氨茶碱用0.9mg/(kg·h)维持，每日量不得超过1000mg，也可以用异丙托溴铵加水雾化吸入。患者烦躁与呼吸机不同步时，可用镇静剂和肌松剂减少氧耗和呼吸机做功，防止呼吸机并发症，控制感染，加强全身支持疗法等。

十、急性肾衰竭

急性肾衰竭（急性肾衰），是指各种原因引起肾功能急骤、进行性减退而出现的临床综合征。

1. 病因　心脏手术后急性肾衰竭是较常见的并发症，主要为肾前性、肾实质性肾衰，其中75％为肾小管坏死。坏死原因主要为肾缺血或肾中毒，或两者兼有。

（1）肾缺血

①体外循环转流时间过长、灌注压偏低使肾处于低灌注状

态，非搏动性血流脉压差小，血管舒张压高，使肾血流和滤过率降低。

②手术后因血容量不足、心功能不全而致严重低心排出量综合征使肾血流减少。严重低心排出量大剂量多巴胺和肾上腺素等儿茶酚胺类药物，使肾小球动脉痉挛性收缩，肾素-血管紧张素系统活性增高，造成肾血管进一步收缩，肾功能迅速恶化。

③大量输入库血和体外循环转流中的微栓（血栓、气栓、硅油栓、脂肪栓等）易广泛的肾小动脉栓塞，造成肾缺血，引起肾小管细胞坏死。

（2）肾中毒：体外循环转流时间过长和负压心内吸导致红细胞破坏溶血，过多的血红蛋白（血清血红蛋白＞150mg/L）引起血红蛋白尿，此时如肾灌注不足，血红蛋白沉积于肾小管，阻塞肾小管而使肾小管内压和肾小球囊内压增高，导致肾小球滤过停止。

2. 症状和诊断　急性肾衰竭一般分为少尿期、多尿期和恢复期3个阶段。

（1）少尿期：患者每日尿总量少于400ml称少尿期，尿比重在1.015以下，尿渗透压280～350osm，尿蛋白阳性，镜下可见红细胞和粗大的上皮细胞管型。但也有些患者可没有少尿，尿量在400ml/d以上，称为非少尿型急性肾衰竭，其病情大多较轻，预后较好。然而，不论尿量是否减少，随着肾功能减退，临床上均可出现一系列尿毒症表现，如出现水潴留、氮质血症、酸中毒和电解质紊乱等。

水潴留：组织液体潴留而致组织水肿、心衰、浆膜腔积液，甚至肺水肿和脑水肿。

氮质血症：氮质代谢产物潴留而出现尿毒症症状，如呕吐、消化道出血，重者抽搐昏迷。

酸中毒：代谢产生的非挥发性酸不能从尿排出而致代谢性酸中毒，出现心律失常、血压下降，可因呼吸循环中枢麻痹而死亡。

电解质紊乱：肾排泄钾减少，酸中毒、组织分解过快导致K^+从细胞内向体液中转移，出现高钾，还伴随着高镁、高磷以及低钙、低钠和低氯等多种电解质紊乱。其中高钾血症是急性肾衰导致死亡的主要原因。

感染：感染是急性肾衰竭另一常见而严重的并发症。急性肾衰时常引起呼吸系统、泌尿系统和切口感染，感染出现高代谢状态，使肾功能障碍更加严重，成为死亡的重要原因。

多个脏器衰竭：在急性肾衰竭同时或在疾病发展过程中还可合并多个脏器衰竭，患者死亡率可高达70%。

(2) 多尿期：肾小管细胞再生，修复，肾小管完整性恢复。肾小球滤过率逐渐恢复正常或接近正常范围。少尿型患者开始出现多尿表现，每日尿量可达3000～5000ml。在多尿期虽然水中毒症状缓解，但是氮质血症和代谢性酸中毒仍未恢复，应继续监测血的肌酐尿素氮，注意电解质和水的平衡，防治感染。

(3) 恢复期：肾功能改善后尿量恢复，血肌酐、尿素氮也渐趋正常，但需数月后才能完全恢复。

3. 治疗　急性肾衰竭的治疗包括以下方面：治疗原发病、适时的替代疗法、防治并发症和支持疗法。

(1) 治疗原发病：急性肾衰竭首先要纠正可逆的病因，如果急性肾衰由于严重低心排出量等血流动力学改变引起，则首应纠正低心排出量综合征，改善心功能，改善肾血流灌注。停用影响肾灌注或肾毒性的药物。

(2) 透析治疗：重症患者倾向于早期进行透析，其目的是：①尽早清除体内过多的水分、毒素；②纠正高钾血症和代谢性酸中毒以稳定机体的内环境；③有助于液体、热量、蛋白质及其他营养物质的摄入；④有利于肾损伤细胞的修复和再生。

1) 透析的适应证：凡属高分解代谢型血尿素氮每日增高＞8.9mmol/L或25mg/dl应做透析治疗；其他如尿毒症、水钠潴留、血钾＞6.5mmol/L、血肌酐528.4～707.2mmol/L或(6～8mg/dl)，血尿素氮＞28.6mmol/L (80mg/dl)、代谢性酸中毒以及血HCO_3^-＜10mmol/L，补碱后难以纠正等改变。只要出现其中一项，即可做透析疗法。

2) 透析疗法的选择：急性肾衰竭的透析治疗可选择间歇性血液透析(IHD)、腹膜透析(PD)或连续性肾替代治疗

（continuous renal replacement therapy，CRRT）。血液透析的优点是代谢废物的清除率高、治疗时间短，但易有心血管功能不稳定，尤其是症状性低血压，且需要应用抗凝药，对有出血倾向的患者增加治疗的风险。腹膜透析无需抗凝并且很少发生心血管并发症，适合于血流动力学不稳定的患者，但其透析效率较低，偶有发生腹膜炎的危险。CRRT 包括连续性动静脉血液滤过（CAVH）和连续性静脉血液滤过（CVVH）等，适用于多器官功能衰竭患者，具有血流动力学稳定，每日可清除水分 10～14L，保证静脉内高营养。但要注意监护，注意肝素用量。有关急性肾衰竭的肾替代治疗方法，至今尚无足够资料提示 PD 好还是 CRRT 更好，但在血流动力学不稳定的患者使用 CRRT 较为安全。

（3）防治并发症和支持疗法

①少尿期：重点要维持体液平衡，控制水和钾、钠的摄入。每日补液量应为显性失液量加上非显性失液量减去内生水量。由于非显性失液量和内生水量估计常有困难，每日大致的进液量可按前一日尿量加 500ml 计算。发热患者只要体重不增加可增加进液量。血钾超过 6.5mmol/L，心电图表现为 QRS 波增宽等明显的变化时，应予以紧急处理，包括：a. 钙剂（10％葡萄糖酸钙 10～20ml）稀释后静脉缓慢（5min）注射；b. 11.2％乳酸钠或 5％碳酸氢钠 100～200ml 静滴，以纠正酸中毒并同时促进钾离子向细胞内流动；c. 50％葡萄糖溶液 50ml 加胰岛素 10U 缓慢地静脉注射，可促进糖原合成，使钾离子向细胞内移动；d. 口服离子交换（降钾）树脂（15～30g，每日 3 次）。以上措施无效，应及时进行透析。

②消化道潜血反应阳性时警惕消化道出血，可用制酸剂雷尼替丁或西咪替丁。

③饮食：严格限制蛋白质，保证热量 30～40kJ，尽量鼓励患者进食，同时给予静脉高营养，用多种氨基酸 250ml，50％葡萄糖 500ml，各种维生素以及 20％脂肪乳剂 500ml 静脉滴入。补充钙剂和 B 族维生素。

④其他治疗：贫血时多次少量输新鲜血液，防止感染和控制

高血压等，进行细菌学监测，但不主张预防性应用抗生素。

4. 预后　患者的预后与原发病及并发症严重程度有密切关系，心脏大手术后急性肾衰的死亡率高达50%～80%，合并多官功能衰竭、败血症等并发症者预后不良。

十一、神经系统并发症

体外循环心内直视手术后因大脑器质性损害而出现神经状和精神错乱。近年来，虽然体外循环转流技术和手术方法不提高，但其总的发生率仍在10%～20%。

1. 病因　造成脑损害的主要原因是脑栓塞、脑缺血缺氧和内出血。

(1) 脑栓塞：体外循环的栓子来源主要来自术中的气栓和织碎片。

①气栓：是体外循环心内直视手术后多见的栓塞原因，多于术中左心和主动脉根部残留气体未完全排出，气体经颈总动脉进入脑动脉，其次是体外循环机器操作失误也可将气体泵入体内。此外，复温过快，血中氧释放而成微小气泡也是气栓的来源。

②组织碎片：手术过程中左心房血栓、组织碎片、瓣膜钙斑或生物脱落、人工心肺机形成的微血栓、脂肪颗粒以及输入陈旧库血都可能引发脑栓塞。

(2) 脑缺血缺氧：体外循环灌注压、流量偏低使脑处于低灌状态，非搏动性血流脉压差小，使脑血流降低，或使用低温停循对脑灌注甚为不利，导致脑缺血缺氧。脑细胞对细胞肿胀变性，后细胞坏死。

(3) 颅内出血：体外循环转流中灌注压过高（>100mmHg）引起脑内小动脉破裂出血，上腔静脉回流不畅时颅内静脉压高，也可引起脑出血和脑水肿。应用高渗性药物或大量利尿剂可致脑组织收缩，硬脑膜血管被牵拉撕裂（尤其是新生儿）而致血。此外，其他因素如凝血机制紊乱、缺氧和酸中毒等都可能发脑出血。

2. 症状　由于脑损伤的部位和范围不同，出现的临床症状也各相异。临床常见有抽搐型、昏迷型和精神错乱型3种：

(1) 抽搐型：表现为间歇性肢体抽搐，但发作频率和持续时间各异，重者可频繁或持续性发作甚至昏迷。而抽搐不伴有昏迷者，其预后较好。

(2) 昏迷型：表现为术后无清醒期或清醒后又陷入昏迷，此型多属于弥散性脑组织缺血缺氧所致。昏迷伴有偏瘫等定位症状的患者多为脑栓塞或脑出血患者，经治疗后可以清醒，但可能残留后遗症。深昏迷并伴有偏瘫的患者常为严重脑缺氧或脑水肿所致，预后不良。

(3) 精神错乱型：临床上常见，表现为抑郁、嗜睡或反应迟钝。也可表现为躁狂，焦虑、精神错乱或幻觉、谵妄，此类患者多为轻度脑缺氧或脑内微栓栓塞，经治疗后预后良好。

3. 诊断　中枢神经系统并发症的诊断关键是明确病因，这对下一步治疗及预后的判断有重要意义。弥散性缺氧导致的脑损伤常表现为昏迷而无偏瘫，脑栓塞或脑出血，气栓导致的脑损伤有定位症状，组织碎片所致的脑栓塞不易完全恢复，常进行性加重。

检查双侧瞳孔大小是否对称、对光反应是否灵敏，各种正常生理反射是否存在，有无病理反射出现，判定脑损害的程度，必要时做头颅 CT 或脑血管造影。

4. 治疗

(1) 对于思维障碍型患者可口服或静注安定 10mg；对于狂躁谵妄的患者，如果血压正常，可用氯丙嗪 25～50mg 口服，3～4 次/日。

(2) 抽搐型患者：首选药是安定 10mg 缓慢静注，必要时在 20～60min 后重复用药，此药作用时间不长，其次是用苯巴比妥钠 0.2g 肌注，以后 6～8h 后重复给药一次，抽搐控制后改口服。

(3) 昏迷患者的治疗

①控制脑水肿：可选用 a. 甘露醇：可使血浆渗透压在短时间内明显升高，形成血管与脑组织间的渗透压差，当甘露醇从肾排出时可带走大量水分，约 8g 甘露醇可带出 100ml 水分；用药 20～30min 后颅内压（ICP）开始下降，可维持 4～6 小时；通常用 20%甘露醇 125～250ml，每 6～8 小时一次，疗程 7～10 天。如有脑疝形成征象可快速加压经静脉或颈动脉推注，但症状缓解是

暂时的，只能为术前准备提供时间。冠心病、心肌梗死、心力衰竭和肾功能不全者宜慎用。b. 利尿剂：呋塞米较常用，常与甘露醇合用可增强脱水效果，每次 40mg，每日 2～4 次，静脉注射。c. 甘油：宜在症状较轻或重症的病情好转期使用，10%复方甘油溶液 500ml，每日 2 次，静脉滴注，3～6 小时滴完；脱水、降颅压作用较甘露醇和缓，用量过大或输液过快时易发生溶血。d. 10%人血白蛋白：50～100ml，每日 1 次，静脉滴注，对低蛋白血症患者更适用，可提高胶体渗透压，作用较持久。e. 地塞米松：可降低毛细血管通透性，维持血脑屏障功能，用药后 12～36 小时才显示抗脑水肿作用。因易并发感染或促进上消化道应激性溃疡，影响血压和血糖的控制，故不主张常规使用。对病情危重者可早期短时间应用，10～20 ml/d，静脉滴注。

②降温：低温可使脑细胞的氧耗量降低，从而维持脑供氧、需平衡，起到脑保护作用。提高脑细胞对缺氧的耐受性，一般降到 33℃即可，持续 3～4 天，然后逐步复温，全身降温方式可用冰袋置于颈、腋、腹股沟等大血管经过的部位。头部用“冰帽”重点降温。降温应及早进行，若延迟到 6 小时后方才开始降温通常无效。

③其他治疗：维持呼吸循环功能稳定，防治感染，营养支持等疗法。颅内出血者，停用抗凝药，明确出血部位者及早手术。脑栓塞，脑缺血缺氧性损伤者，病情许可，及早进行高压氧治疗。

第 13 章

体外循环与术中心肌保护

心脏手术绝大部分需要在心脏停跳下进行。因此需要一种技术和装置来替代心肺功能，这就是体外循环（cardiopulmonary bypass，CPB）。体外循环是指用一种特殊装置暂时代替人的心脏和肺工作，进行血液循环及气体交换的技术。这一装置称为人工心肺装置或体外循环装置。体外循环时，静脉血经上、下腔静脉引入人工肺进行氧合并排出二氧化碳，氧合后的血液又经人工心泵入体内动脉系统，从而既保证了手术时清晰的手术野，又保证了心脏以外其他重要脏器的供血，是心脏大血管外科发展的极其重要的保证。1953 年，美国 Gibbon 首先应用于临床，成为心血管外科的里程碑事件。本章简述有关内容。

体外循环基本装置包括血泵、氧合器、变温器、贮血室、滤过器及监测设备六部分。

①血泵：即人工心，是代替心脏排出血液，供应全身血循环的装置。以滚压式泵为常用，靠调节泵头转动挤压泵管排出血液。部分医院应用离心血泵，成本相对较高，二者的临床结果没有明显的区别。静脉引流一般通过虹吸作用或主动吸引完成。转流中采用肝素抗凝（3mg/kg），使 ACT 大于 480s；应用抑肽酶时，ACT 可延长至 600～800s。转流中需定时追加肝素，转流结束后，按 1∶1 比例的鱼精蛋白中和肝素。转流中的流量常温下一般在 1.8～2.4L/(kg·m^2)。低温时可相应减低流量。体温 18～20℃时，停循环 45min 一般是安全的，超过 60min 易产生神经系统并发症。

②氧合器：即人工肺。代替肺使静脉血氧合并排出二氧化碳。目前使用的主要有两种类型。a. 鼓泡式，血液在被氧气吹散过程中进行气体交换，血液中形成的气泡用硅类除泡剂消除，鼓泡肺对血液破坏较大，已较少应用。b. 膜式氧合器，由聚丙烯中空纤维或硅胶膜制成，血液和气体通过半透膜进行气体交换，血、气互相不直接接触，血液有形成分破坏少。转流中通过气体

流量的调节将动脉氧分压维持在85～250mmHg，避免过高氧分压带来的氧毒性。二氧化碳分压通过进入氧合器的气体流量和血流量进行调节。目前术中CO_2的处理偏向pH稳态（温度校正）或先pH稳态后Alpha稳态（没有温度校正）。

③变温器：是调节体外循环中血液温度的装置，可作单独部件存在，但多与氧合器组成一体。变温器的水温与血温差应小于10～14℃，水温最低15℃，最高不得超过42℃。血温最高不超过38.5℃。

④贮血室：是一容器，内含滤过网和去泡装置，用作贮存预充液，心内回血等。

⑤滤过器：滤过体外循环过程中可能产生的气泡、血小板凝块、纤维素、脂肪粒、硅油栓以及患者体内脱落的微小组织块等。

⑥监测设备：包括温度、流量、HCT、Hb、电解质、血气等项目。目前的设备已经能对这些项目全部实行实时监测，使体外循环更加安全。

体外循环虽然是心脏手术顺利实施的保证，但由于体外循环的非搏动性血流，机械性溶血，预充液的稀释，异物表面接触，微栓形成等因素，它并不是一个正常的循环状态。对机体有诸多不能完全避免的不良反应。主要有以下方面：

1. 血液系统　红细胞破坏，游离血红蛋白升高。血小板激活，数量减少。Ⅶ因子激活，凝血因子消耗，术后易出血。其他如补体激活，白细胞激活导致系列炎性反应。

2. 重要器官的损伤　除心脏外，肺、肾、脑是CPB相关损伤最常见的靶器官，其临床意义也很重要。这些器官的损伤常常成为心脏手术后并发症和死亡的主要原因之一，尤其新生儿，婴幼儿和老年人和危重患者更易发生。其损伤机理是多方面的。

3. 内分泌系统　CBP可导致内源性儿茶酚胺明显增加，胰岛素和甲状腺素水平减低，导致相应的病理生理反应。

4. CPB相关的全身炎症反应（SIR）　机制是多方面的，过程复杂。补体激活，白细胞激活，各种致炎因子和血管活性物质的释放，凝血血栓的异常等都与SIR有关。

5. 酸碱平衡和电解质代谢性酸中毒和低血钾是最常见的

改变。

心脏直视手术时，心脏的血液供应中断，如心脏不加保护，常温缺血 15min 就可导致不可逆损伤。目前术中心肌保护最主要的是采用心脏停搏液。心脏停搏液分为晶体心脏停搏液和血液心脏停搏液两大类。以后者应用为多，它是由晶体心脏停搏液与自体血以 1∶4 或 1∶8 比例混合而成。心脏停搏液有很多配方，但其最主要成分是高钾，含量达 10～25mol/L，能使心脏在舒张期停跳。晶体心脏停搏液都是低温灌注。血液心脏停搏液的温度可以是低温也可以常温或者微温，大部分应用低温心脏停搏液（冷血心脏停搏液）。心脏常温下停跳后，即可减少 80％的心肌耗氧量，如果加上局部低温，氧耗量的减少可达 90％～95％。降低心肌温度的办法有两个。一个是通过灌注冷心脏停搏液降温和（或）心脏表面放置冰屑。心脏停搏液在升主动脉阻断后可经升主动脉根部或冠状动脉开口顺行灌注。首次灌注量一般 20ml/kg，3～5min 灌完。以后每隔 20～30min 重复灌注首次剂量的一半，其钾浓度也减半。也有采用持续灌注的，但并未提供更好的保护，而且干扰术野，影响操作。另一个灌注途径是经冠状静脉窦插管逆行灌注停搏液，灌注压力不超过 40mmHg，流量 150ml/min 左右。逆行灌注对右心保护相对较差，但特别适合冠脉近段梗阻的病例。就低危病例而言，单纯的逆行灌注足以提供良好的心肌保护。也有联合采用上述两种方法的。目前，国内外以顺行间断灌注冷血心脏停搏液最常用。可以保证安全完成绝大多数心内直视手术。

另外有少数外科医生采用体外循环下心脏不停跳或低温室颤，不阻断主动脉的心肌保护方法施行心内手术。还有少数医生采用体外循环下，间断阻断升主动脉，不用心脏停搏液进行冠脉旁路移植手术，其临床效果与应用心脏停搏液比较无明显差异。近 10 余年来，不用体外循环的冠脉旁路移植手术已被公认为具有心肌损伤小的优点，已逐渐被心脏外科医生认可。

总之，心肌保护方法众多，医院与医院之间、医生与医生之间、不同的病种之间、不同的年龄之间所采用的方法均不尽相同。但其总的目的是尽可能地减轻心肌缺血再灌注损伤。